U0198349

急危疑难典型案例

主 编 姜笃银 史继学

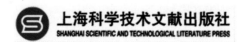

上海科学技术文献出版社
SHANGHAI SCIENTIFIC AND TECHNOLOGICAL LITERATURE PRESS

图书在版编目（CIP）数据

急危疑难典型案例/姜笃银，史继学主编. —上海：
上海科学技术文献出版社，2022
　　ISBN 978-7-5439-8453-0

　　Ⅰ. ①急… Ⅱ. ①姜… ②史… Ⅲ. ①急性病—疑难
病—病案Ⅳ. ①R459. 7

　　中国版本图书馆 CIP 数据核字（2021）第 201456 号

策划编辑：张　树
责任编辑：应丽春
封面设计：李　楠

急危疑难典型案例

JIWEI YINAN DIANXING ANLI

主　　编：姜笃银　史继学
出版发行：上海科学技术文献出版社
地　　址：上海市长乐路 746 号
邮政编码：200040
经　　销：全国新华书店
印　　刷：朗翔印刷（天津）有限公司
开　　本：787mm×1092mm　1/16
印　　张：19. 5
版　　次：2022 年 1 月第 1 版　2022 年 1 月第 1 次印刷
书　　号：ISBN 978-7-5439-8453-0
定　　价：246. 00 元
http://www.sstlp.com

急危疑难典型案例
编委会

编 委

（按姓氏笔画排序）

于杰滨　山东大学第二医院
于波涛　青岛市中心医院
王文文　山东大学第二医院
王　刚　山东大学齐鲁医院
王　梅　山东中医药大学附属医院
王兴蕾　山东大学第二医院
王晓越　山东中医药大学附属医院
王培培　菏泽市立医院
毛　冉　山东大学第二医院
毛存华　山东中医药大学附属医院
尹作民　青岛市中心医院
史继学　山东第一医科大学第二附属医院
付子扬　菏泽市立医院
冯宝宝　山东第一医科大学附属省立医院
司　敏　山东第一医科大学附属中心医院
巩会平　山东大学第二医院
吕绪鲁　山东大学第二医院
朱文哲　山东大学第二医院
朱　进　泰州市第四人民医院
朱正禹　山东大学第二医院
任凤芹　山东第一医科大学附属中心医院
任田田　山东第一医科大学附属中心医院
刘　岩　山东省胸科医院
刘景艳　深圳市第四人民医院萨米国际医疗中心
孙　强　山东大学第二医院
纪曰玲　山东大学第二医院
李永涛　菏泽市立医院
李兴国　山东大学第二医院
李守聚　菏泽市立医院

李　超　山东大学第二医院
李　超　菏泽市立医院
李　强　山东第一医科大学附属中心医院
杨海燕　烟台市烟台山医院
邱占军　山东中医药大学附属医院
张一辰　山东第一医科大学附属中心医院
张友来　南昌大学第一附属医院
张文英　山东大学第二医院
张亚萍　山东大学第二医院
张成森　青岛市中心医院
张兴国　山东第一医科大学附属省立医院
张　虎　青岛市中心医院
张佳东　山东大学第二医院
张洪强　山东大学第二医院
张　艳　烟台市烟台山医院
张　颖　山东大学第二医院
陈长静　山东大学第二医院
陈宝玲　山东大学第二医院
邵明举　山东大学第二医院
范少华　山东第一医科大学附属中心医院
赵丽娟　山东大学第二医院
赵　洁　山东大学第二医院
柏　慧　泰州市第四人民医院
钟　霞　山东省胸科医院
段晶晶　山东大学第二医院
姜　珊　山东大学第二医院
姜笃银　山东大学第二医院
宫成霞　山东大学第二医院
宫红敏　山东第一医科大学附属中心医院
耿秀霞　泰州市第四人民医院
夏震宇　山东大学第二医院
党　珍　山东大学第二医院
徐洪云　山东大学第二医院

徐琳琳　山东大学第二医院
高广会　山东大学第二医院
高鹏辉　山东大学第二医院
郭家健　山东大学第二医院
桑栋栋　山东第一医科大学附属省立医院
曹松华　山东大学第二医院
隋文娟　山东大学第二医院
葛山山　山东大学第二医院
程岳雷　山东第一医科大学第二附属医院
焦　亚　山东大学第二医院
谢　伟　山东第一医科大学第二附属医院
谢兆宏　山东大学第二医院
蔡　健　山东大学第二医院
阚玉杰　山东大学第二医院

责任编辑

巩会平　袁延巧

选题策划

崔志军　姜笃银

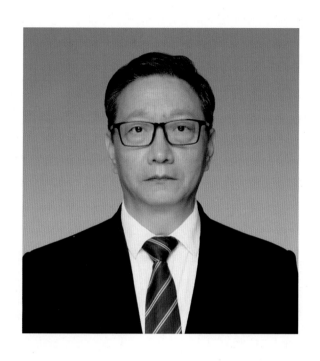

第一主编简介

姜笃银，医学博士，主任医师，教授（二级），博士研究生导师。山东大学第二医院急诊医学中心兼整形美容烧伤科主任，急诊医学党支部书记。

学术任职：中华医学会科学普及分会常务委员、组织修复与再生分会委员，中国医学救援协会常务理事，中国老年医学学会烧创伤分会常务委员，中国康复医学会再生医学与康复专业委员会常务委员，中国研究型医院学会美容医学分会常务委员、创面防治与损伤修复专业委员会常务委员及糖尿病足学组副组长、生物材料临床应用分会常务委员，中华预防医学会组织感染与损伤预防与控制专业委员会压疮防治学组副组长，中国生物医学协会皮肤黏膜再生分会常务委员，中国医疗保健国际交流促进会烧伤医学分会常务委员，山东省医学会创伤学分会副主任委员、组织修复与重建学组组长，山东省中西医结合学会急救医学分会副主任委员，山东省医师协会急救医学医师分会副主任委员，山东省医师协会第二届烧伤科医师分会副主任委员，山东省预防医学会第四届理事会中毒与急病救治委员会理事、主任委员，国家级继续医学教育项目（烧伤外科）评审专家，国家卫生健康委能力建设和继续教育创面修复专家委员会委员，科技部重点项目评审专家和教育部长江学者（通讯）评审专家，中国期刊源遴选专家，《中华烧伤杂志》、《中华损伤与修复杂志》（电子版）、《中华创伤杂志》（英文版）、《中华医学杂志》等刊物（通讯）编委。

专业特长：病理性瘢痕的预防与治疗，急、慢性创面的修复与再生，大面积烧伤救治。

学术成就：主要从事急慢性创面修复与再生、干细胞再生、组织工程皮肤与真皮替代物和病理性瘢痕等基础研究和临床治疗。先后在医学核心期刊上发表论文210余篇（其中SCI收录30篇），主编《特殊人群创面管理与新技术应用》和副主编《现代瘢痕学》等专著10部，参编著作12部；主持和完成国家自然科学基金面上项目4项，并主持完成多项省市级课题，获国家科技进步二等奖2项，省部级科技进步一、二、三等奖各2项。

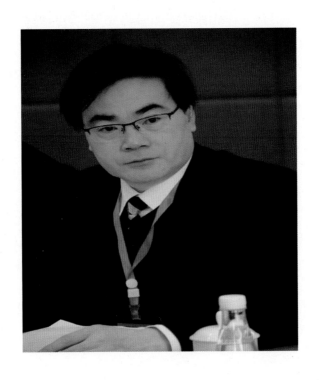

第二主编简介

史继学，主任医师、教授，硕士研究生导师。山东第一医科大学急诊医学、法医学教研室主任，山东第一医科大学第二附属医院急诊医学科主任，山东省临床中毒研究重点实验室主任，山东省急诊医学重点专科、临床中毒诊治精品特色专科学术带头人，省级创新工作室。中国毒理学会中毒与救治专业委员会副主任委员，中国急诊医师协会、中国研究型医院学会等三家常务委员；亚洲急危重症协会、中国中西医结合学会、中华医学会等六家急诊分会委员，山东省医学会、中西医结合学会、医师协会、预防医学会、卒中学会等13家急诊分会副主任委员。

《中华劳动卫生与职业病杂志》《中华危重症医学杂志》《中华卫生应急杂志》等9家杂志编委。主编著作15部、教材7部，获国家专利5项，发表论文180余篇，10余项成果获省、市科技进步奖。目前承担国家、省市级研究课题11项，参与制定专家共识28项。主持国家级继续医学教育项目2项、省适宜技术推广项目2项、市级1项。曾先后获"中国急诊医学特殊贡献奖/坚守奖/引领者""中国卫生应急贡献奖/重大贡献奖""全国优秀专业基地主任""山东省急诊医学杰出贡献奖""山东省急诊医师/中西医结合急救特殊贡献奖""山东中毒救治/卫生应急救援突出贡献奖"等荣誉。

序　言

急救医学是一门不以系统器官为定界，而是以病情急缓和程度界定临床活动的全新医学专业，同时又是处理和研究各种急危重症的专业。它包括急救医学、危重病医学、灾难医学、毒物学、复苏学、创伤等。它不涵盖疾病处理的全部过程，而是把重点放在疾病的紧急救治阶段、稳定生命体征和维护重要脏器的功能等。随着科技的进步，急诊医学也步入了快速发展阶段，当代急诊医学中心已经发展成为集急诊、急救与重症监护于一体的综合诊疗中心，各项急救技术如床旁快速检测（POCT）、床旁超声、纤支镜、血液净化、ECMO 等在目前的急性救治过程中发挥着越来越重要的作用。

急救医学同样是一门要求综合素质非常高的学科，面对病情复杂而危重的患者，临床医师能够迅速做出准确诊断并给予恰当处理，这就要求急诊医师具有广泛的临床知识、丰富的临床经验，并紧跟专业前沿更新，同是还要求临床医师具有较强的临床沟通能力。在这当中，临床经验非常重要，但一个人的经验和经历是有限的，有鉴于此，本书邀请了多位在急诊一线工作多年的专家、学者依据各自的临床实践经验和体会，撰写了各自真实的典型案例，并从临床出发，对其作了比较全面的阐述与讲解。见微知著，管中窥豹，时见一斑，希望能够对读者产生较好地引导作用，并有利于以后的临床工作。

2021 年 2 月

前　言

　　随着医学科学技术的进步和人民生活水平的提高，在医疗需求增长的同时，急诊工作范围不断增大，特别是面对突如其来的疫情，给急诊医学带来更大的挑战。急诊医学是一门交叉的临床医学专业，各种急性心脑血管疾病、感染、中毒、休克、创伤及自然灾害频发，临床共性是病情变化迅速，"异常"往往隐匿于"正常"之中，及时正确的救治可最大限度地避免不良结局。近些年来，急诊抢救的方法和技术不断推陈出新，促使急诊医学快速发展。山东大学第二医院急诊医学中心组织省内外从事急诊医疗和护理事业的专业人员，结合自己长期的急救实践经验和训练有素的理论思维，以病例分析的形式描述了各种常见的急危重症的临床特征及处理原则，所提供的病例均为编者在临床工作中提炼出的能够反映疾病某一特征的病例，力求从不同角度阐述疾病的救治思路及处理方法，目的是通过我们"如何做？怎么做？为什么这样做？"为广大的急诊医务工作者提供参考，突出临床实用性。

　　本书共分为五个章节，收录包括内科急症、外科急症、感染性疾病、急救技术及护理集锦在内的诸学科案例共计66篇，辑成了《急危疑难典型案例》一书，以飨医界同道。在编写本书过程中，得到很多同人的鼓励、鞭策和支持，谨在此表示感谢。由于编写人员水平的限制，在编写过程中难免会出现偏差和不成熟之处，恳请各位专家同人不吝赐教，不胜感激之至。

2021 年 2 月

目 录

第一章　内科急症

病例 1　高龄急性心肌梗死救治 1 例

一、概述

急性心肌梗死（acute myocardial infarction，AMI）是急性胸痛中常见病、多发病之一，且发病率高、死亡率高。《中国心血管病报告 2018》指出：1990—2016 年急性心肌梗死死亡率总体呈上升态势[1]，心血管病在城乡居民总死亡原因中占第 1 位。因此，对于急性胸痛患者及时识别和正确处理至关重要。近年来，我国大力推行胸痛中心的建设，对于急性心肌梗死的诊断处理主张早期识别、早期干预，可以极大程度挽救患者的坏死心肌，改善预后和降低病死率。

二、病例报告

（一）病史摘要

1. 主诉　彭某，女性，86 岁。因"阵发性上腹痛 2 天多，加重 4 小时"于 2018 年 11 月 9 日 8：35 来我院就诊。

2. 现病史　患者 2 天多来出现无明显诱因上腹部疼痛，伴有头晕，无胸闷、胸痛。疼痛部位在剑突下，发作性，每次持续 10 分钟左右，与活动和翻身有关。无肩背部放射痛，无咳嗽、咳痰，无反酸、烧心，无腹痛、腹泻，无便秘。未做特殊诊治。近 4 小时上述症状加重，持续不缓解，急来我院就诊。

3. 既往史　高血压史 3 年（口服尼莫地平治疗，血压控制可）；糖尿病病史 3 年（口服格列美脲治疗，血糖稳定）；脑梗死病史 3 年，慢性胃炎史 10 余年。否认胆结石、胆囊炎病史。3 年前左股骨干骨折行骨折内固定术。无吸烟饮酒史。

（二）入院查体

体温 36.2℃，脉搏 120 次/分，呼吸 18 次/分，血压 125/68mmHg。急性病容，表情痛苦，自主体位，神志清楚，言语清晰，查体欠合作。皮肤黏膜无黄染；头、颈、胸未见异常。双侧呼吸运动对称，触觉语颤正常，叩诊清音，双肺呼吸音低，双肺底闻及湿性啰音，无胸膜摩擦音。心前区无隆起，心尖搏动正常，未触及震颤，心浊音界无扩大，心率 135 次/分，心律绝对不齐，心音有力，各瓣膜听诊区无杂音，无心包摩擦音。腹部柔软平坦，腹部无压痛及反跳痛。肝脾肋下未及，肝区无叩痛，Murphy's 征阴性。腹部未闻及血管杂音。左侧大腿外侧见手术瘢痕，双下肢无水肿。

（三）诊疗经过

患者到达急诊后，即予以建立静脉通道、心电监护、吸氧，进行血常规、凝血四项、心肌损伤标志物等化验，急行心电图检查。血常规示：白细胞 $11.38 \times 10^9/L$，中性粒细胞 $10.11 \times 10^9/L$，血红蛋白117g/L，血小板 $183 \times 10^9/L$。肌钙蛋白 T 1.02ng/ml，肌酸激酶同工酶20.19ng/ml。8：35心电图：房颤伴快速心室率，$V_1 \sim V_6$ ST段弓背向上抬高（病例1图1）。初步诊断为急性广泛前壁ST段抬高型心肌梗死（STEMI）。急诊立即予以阿司匹林0.3g嚼服、瑞舒伐他汀100mg口服、替格瑞洛180mg口服、低分子肝素钙6400U皮下注射、胺碘酮控制心室率。急请心内科医师会诊，经与患者家属沟通后家属同意行急症冠状动脉血管造影术（PCI）。于2018年11月9日9：40在心导管室行急症冠状动脉血管造影术。急症冠脉造影术中见前降支近段闭塞（病例1图2），回旋支近段狭窄80%～90%（病例1图3），右冠状动脉开口40%～50%狭窄。予前降支2mm×20mm球囊扩张后造影显示无明显残余狭窄，远端血流TIMI 2级（病例1图4），术后立即收入心血管内科监护病房。

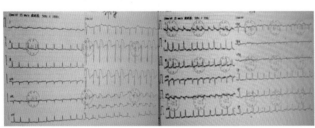

病例1图1　发病时心电图

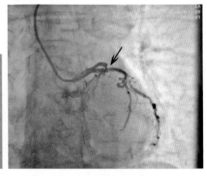

病例1图2　前降支血管完全闭塞

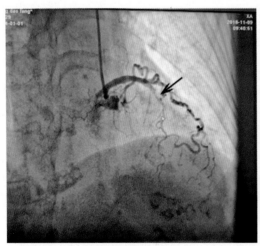

病例1图3　回旋支血管80%～90%狭窄

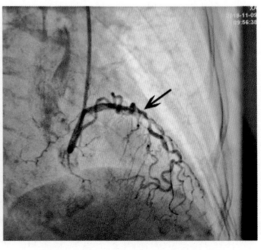

病例1图4　球囊扩张后冠脉血流图

入院诊断:

1. 冠状动脉粥样硬化性心脏病,急性前壁 ST 段抬高型心肌梗死,心功能 Ⅱ 级（Killip）。

2. 高血压病（2 级 很高危）。

3. 心律失常 心房颤动。

4. 2 型糖尿病。

5. 脑梗死后遗症。

6. 左股骨干骨折内固定术后。

住院诊疗经过:于 2018 年 11 月 9 日 16：21 检查床边心脏超声示左室节段性运动不良,二尖瓣反流（中度）,主动脉瓣反流（轻度）,左心功能减退,射血分数（EF）42%。11 月 10 日复查心电图见 $V_1 \sim V_6$ ST 段较前下降（病例 1 图 5）。化验心肌损伤标志物:11 月 10 日 7：34 测肌钙蛋白 T 1.92ng/ml,11 月 11 日 7：54 测肌钙蛋白 T 2.28ng/ml。入院后给予心电监护,吸氧,监测血糖,完善检查。予以阿司匹林、氯吡格雷和依诺肝素、曲美他嗪、贝那普利、美托洛尔、呋塞米和螺内酯、瑞舒伐他汀、胰岛素、兰索拉唑、替普瑞酮等综合治疗。住院治疗 14 天,患者病情好转,一般情况改善,于 2018 年 11 月 23 日出院。

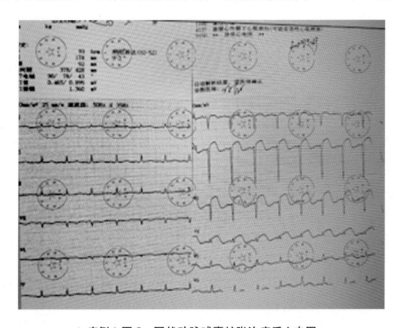

病例 1 图 5　冠状动脉球囊扩张治疗后心电图

三、病例分析及讨论

急性心肌梗死典型表现为胸骨后压榨性疼痛,但是也有腹痛、恶心、呕吐等消化道症状的不典型表现,特别是老年人甚至无疼痛表现。因此对于老年人,疼痛症状不典型或者无疼痛患者,临床医生需要提高对急性心肌梗死的警惕性,及时行心电图和心肌损伤标志物检查,避免误诊漏诊。由于心肌损伤标志物的升高在急性心肌梗死发生后需要一段时限,因此对所有疑似心肌梗死患者,在院前或者急诊时应尽早进行心电图检查。

院前心电图检查可以明显缩短患者再灌注时间，降低患者短期死亡率[2]。

急性心肌梗死发生后，心肌细胞由心内膜向心外膜进行性坏死，心肌总缺血时间决定 STEMI 的心肌梗死面积和预后。因此，一旦诊断急性心肌梗死，越早开通闭塞的冠脉血管，越能尽可能多地挽救坏死心肌，改善患者预后[3]。对于闭塞冠脉血管的开通，临床上最常用的方法是溶栓、急症冠脉支架植入术等。

对于 STEMI 高龄患者，在溶栓方面，年龄超过 75 岁，既往脑卒中史是溶栓禁忌证[4]。但是对于大面积 STEMI，及时开通冠脉血管是治疗的关键措施。该患者属于高龄，合并高血压、糖尿病及脑卒中史，基础疾病多，冠脉血管病变重，如不能静脉溶栓和及时开通闭塞的冠脉，患者后续心功能不全的发生概率大大增加，影响预期寿命。对于该患者存在溶栓禁忌证情况下，进行急症 PCI 手术或者导管引导血管内溶栓是最好的开通冠脉方法。因此，该患者在确诊 STEMI 后 55 分钟内及时进行了急症 PCI 术，对闭塞的血管进行了球囊扩张，恢复了冠脉血流，从而挽救了患者濒死心肌细胞。尽管患者高龄，基础疾病多、病情复杂，经过及时开通冠脉灌注，患者术后恢复良好，达到了较好治疗效果。因此高龄 STEMI 患者尽管存在各种基础疾病，可能有溶栓治疗禁忌证的情况下，仍需要多学科协作，积极寻求急症 PCI 开通冠脉，挽救患者生命。

（深圳市第四人民医院萨米国际医疗中心：刘景艳）

参 考 文 献

［1］胡盛寿，高润霖，刘力生，等.《中国心血管病报告 2018》概要［J］. 中国循环杂志，2019，34（03）：209－220.

［2］Nam J，Caners K，Bowen J M，et al. Systematic review and meta－analysis of the benefits of out－of－hospital 12－Lead ECG and advance notification in ST－segment elevation myocardial infarction patients［J］. Ann Emerg Med，2014，64（2）：176－186.

［3］国家卫生计生委合理用药专家委员会，中国药师协会. 急性 ST 段抬高型心肌梗死溶栓治疗的合理用药指南（第 2 版）［J］. 中国医学前沿杂志（电子版），2019，11（1）：40－65.

［4］中华医学会心血管病学分会，中华心血管病杂志编辑委员会. 急性 ST 段抬高型心肌梗死诊断和治疗指南［J］. 中华心血管病杂志，2015，43（5）：380－393.

病例 2　急性心肌梗死合并腹腔干夹层 1 例

一、概述

急性胸痛是急诊室常见的主诉之一，致死性胸痛主要包括主动脉夹层、肺动脉栓塞和急性心肌梗死等。随着胸痛中心的建设，急性胸痛的救治比例在逐渐增加，同时救治时间也在逐渐缩短。所以，急救医生对于急性胸痛的鉴别诊断能力显得尤为重要。在致死性胸痛中，由于病因不同，错误的诊断就会形成不利于疾病的治疗方案。因此，对于急性心肌梗死特别是合并夹层或者单纯主动脉夹层的诊断显得尤为重要。

二、病例报告

（一）病史摘要

1. 主诉　王某某，男，68岁。主因"胸痛1天余"于2019年4月17日入院。

2. 现病史　1天前无明显诱因始出现胸痛，位于心前区，自诉空虚感，双拳于胸前紧拉样感觉，呈持续性，无明显放射，伴有胸闷、憋气，伴有出汗。无发热、寒战，无头痛头晕，无咳嗽咳痰，无腹痛、腹胀、腹泻及恶心呕吐等。在外院考虑急性冠脉综合征，检查行心电图未见明显异常，心肌酶学正常，腹部CT示腹主动脉呈现椭圆形，不除外主动脉夹层。未服用药物，直接来我院急诊就医。患者近一个月来精神、睡眠、食欲尚可，大小便正常，体重无明显减轻。入院后复查心电图无动态改变。血肌钙蛋白I升高（4月17日19:25，0.19ng/ml），第二天明显升高。

3. 既往史　患者既往体健，否认高血压、糖尿病等慢性病史；无外伤、中毒史及药物过敏史；无烟酒嗜好。

（二）入院查体

体温36.7℃，心率110次/分，呼吸16次/分，血压152/88mmHg。发育正常，营养中等，急性病容，神志清楚，查体合作。全身皮肤未见皮疹，无皮下结节，全身皮肤无黄染，无皮下出血点。浅表淋巴结未触及肿大。双眼睑无充血，巩膜无黄染，瞳孔等大等圆，对光反射灵敏。鼻腔通畅，口唇淡红，牙龈无溢血/萎缩，舌苔厚白，伸舌居中，无震颤，口腔黏膜完整，咽部充血，扁桃体无肿大。颈部软，运动无受限，颈静脉无怒张，气管居中，甲状腺略肿大，无震颤。胸廓无畸形，运动无受限，胸壁无水肿，肋骨无压痛，双乳对称，无红肿压痛；呼吸运动对称，语颤两侧相等，两肺叩诊呈清音，听诊呼吸音清，双肺未闻及啰音，无胸膜摩擦音。心前区无异常搏动，心界无扩大，心率110次/分，节律整齐，心音有力，心脏各瓣膜听诊区未闻及杂音，无心包摩擦音。腹部平坦，皮肤颜色正常，腹壁静脉无曲张，腹软，全腹无压痛，无反跳痛，未触及肿块，肝右肋、剑突下未触及，脾左肋下未触及，Murphy's征阴性，肝上界右锁骨中线第五肋间，肝脾区轻叩痛，移动性浊音阴性，肠鸣音5次/分，未闻及血管杂音。肛门及外阴未见异常。脊柱无畸形，双肾区无叩痛，四肢关节无红肿及运动障碍，双下肢无水肿。生理反射存在，病理反射未引出。

（三）诊断依据

1. 病情特点

（1）中年男性，急性起病，病程一天余。

（2）患者胸痛持续不缓解。疼痛位于心前区，自诉发紧、撕样感觉，伴有大汗。

（3）否认高血压、糖尿病等病史。

（4）查体无明显腹部体征，无压痛反跳痛，无血管杂音。

（5）实验室和辅助检查：心电图无异常，D-二聚体0.43ng/ml，肌酐65mmol/L，肌钙蛋白I 9.58ng/ml（正常值<0.05ng/ml）。

2. 诊断思路　该患者发病症状为胸痛为主，入院后出现腹痛，疼痛呈撕裂样，造成了很大的迷惑性。患者中老年男性，突然急性胸痛发病，首先不排除急性冠脉综合征、主动脉夹层或肺动脉栓塞。结合胸痛性质，主动脉夹层往往表现为持续性撕裂样的胸骨后疼痛、强镇痛药物不能够缓解，伴有上下游走的性质，以及患者现病史及心电图变化，患者来院时心电图无明显的 ST 抬高的表现，肌钙蛋白轻度升高，不能够明确诊断为急性冠脉综合征。该患者持续性撕裂样疼痛，虽然血压不高，结合腹部 CT 平扫示主动脉增粗，不除外主动脉夹层可能。如果不能够排除夹层的存在，不能应用双联抗血小板治疗。患者心率持续在 90～110 次/分，因心率快，就我院目前的 CT 型号，冠脉 CTA 不能够保证顺利完成。所以首先单给予主动脉 CTA 检查，结果示腹主动脉夹层（病例 2 图 1）。但是患者入院时表现为胸痛，持续复查心电图，没有动态改变。入院后第 2 天，患者胸痛症状缓解，心电图仍无明显变化，复查肌钙蛋白明显增高。给予 GRACE 评分，结合病史考虑患者为高危 ACS 患者，建议 24 小时内行冠脉造影检查。请血管外科会诊后慎重给予双抗及肝素等治疗。冠脉造影结果示三支冠脉均表现为全程瘤样扩张（病例 2 图 2），犯罪血管为第 1 对角支（D1），导丝通过后给予单纯球囊扩张，造影示犯罪血管虽然血流偏慢但已显影，为防止无复流直接结束手术回 EICU 保守治疗。术后 5 天，患者恢复良好，从普通病房出院。术后给予拜阿司匹林、替格瑞洛双联抗血小板及降血脂、ACEI（血管紧张素还原酶抑制剂）、β 受体阻断剂等治疗。

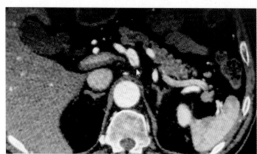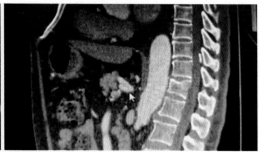

病例 2 图 1　强化 CT 示腹腔干开口后夹层形成

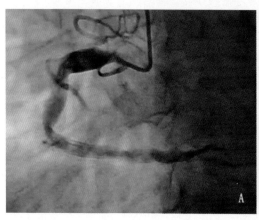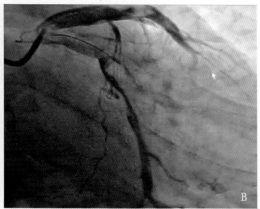

A－右冠状动脉造影；B－左冠状动脉造影（导丝到达病变近端）

病例 2 图 2　冠状动脉造影图像

（四）诊疗经过

入院后给予冠脉造影提示第 1 对角支病变，给予球囊扩张后结束手术。术后患者进入 EICU 继续给予拜阿司匹林 0.1g、1 次/日，替格瑞洛 90mg、2 次/日，立普妥 40mg、1 次/小时，代文 80mg、1 次/日，倍他乐克 12.5mg、2 次/日及低分子肝素 4000U 皮下注射 1 次/12 小时，术后前三天曾给予小剂量替罗非班治疗，予去甲肾上腺素提升血压。术后患者恢复良好，心电监护示生命体征平稳，心率维持在 80～100 次/分，血压监测高压波动于 110～130mmHg。第 3 天停用血管活性药物转入普通病房。第 6 天患者出院。

三、经验总结

自发性孤立性内脏动脉夹层（spontaneous isolated visceral artery dissection，SIVAD）是一种很少见的疾病，经常出现在颈动脉和肾动脉中，内脏动脉如腹腔动脉或肝动脉很少出现。自发性孤立性腹腔干动脉夹层（spontaneous isolated dissection of the celiac artery，SIDCA）是其中的一种，随着 CT 技术的改进，该疾病被越来越多地报道[1~3]。然而，SIDCA 的病因、自然发展史及预后情况等都未被完全阐明。据相关文献报道，SIDCA 可能与动脉粥样硬化、肌性纤维增生、中层囊性坏死、结缔组织疾病等有关[4]。SIDCA 多见于中年男性，男女发病率约为 5:1，平均发病年龄 55 岁，其中吸烟者发病率较高。目前，对于 SIDCA 的最佳治疗策略还没有达成一致的专家共识。SIDCA 治疗包括观察随访、使用抗凝药物和（或）抗血小板药物，进行保守治疗、开放性手术、血管腔内介入治疗。据文献报道，观察随访或药物保守治疗的预后结果是可接受的[5]，但是仍存在夹层进展导致腹腔脏器灌注不良、动脉瘤扩张或破裂等风险。开放性手术则需要进行复杂的血管重建，会使患者的发病率和病死率上升[6]。伴随腔内微创介入技术在血管疾病中的发展，腔内介入修复治疗也被应用于有症状的 SIDCA 患者[7]。然而，目前被报道的接受腔内裸支架或覆膜支架的病例有限（文献中均不超过 10 例），对腔内治疗的预后也没有进行充分的评估和分析。

冠状动脉扩张症是指各种原因引起的冠状动脉扩张，其直径超过相邻正常冠状动脉的 1.5 倍及以上[8]，其发病率为 1.2%～4.9%[9]，是较为少见的心血管疾病之一。冠状动脉扩张症的治疗方案主要包括药物治疗、介入治疗和外科手术治疗，但是对最佳治疗方案目前仍存在争议。冠状动脉扩张属于形态学诊断，在不同病因下，冠状动脉扩张症可表现为冠状动脉瘤或冠状动脉弥散性扩张。其主要病因为动脉粥样硬化（占 50%），主要表现为冠状动脉瘤样扩张；先天性疾病和炎性动脉疾病以冠状动脉弥散性扩张为主，扩张范围超过冠状动脉长度的 50%。介入治疗相关、吸毒（可卡因）和感染以冠状动脉瘤为主，而川崎病是远东地区冠状动脉瘤的最主要病因。冠状动脉扩张症的治疗方法包括药物治疗、介入治疗和外科手术三大类。其中，药物治疗可以分为针对病因治疗和针对病理生理学机制治疗[10]。

（青岛市中心医院：尹作民　于波涛　张　虎）

参 考 文 献

[1] Di Musto P D, Oberdoersler M M, Criado E. Isolated celiac artery dissection[J]. J Vasc Sur 92015, 61 (4): 972 – 976.

[2] DiMusto P D, Oberdoerster M M, Criado E. Isolated celiac artery dissection[J]. Ann Vasc Surg, 2014, 60 (4): 1188.

[3] Zhou B, Zhang T, Zhang X M, et al. Endovascular treatment of isolated spontaneous celiac artery dissection[J]. Vascular, 2012, 20(2): 118 – 120.

[4] Yasuhara H, Shigematsu H, Muto T. Self – limited sponlaneous dissection of themain frunk of the superior mesenteric artery[J]. J VascSurg, 1998, 27(4): 776 – 779.

[5] Amabile P, Ouaissi M, Cohen S, et al. Conservative treatment of spontaneous and isolated dissection of the mesenteric aneries[J]. Ann Vasc Surg, 2009, 23(6): 738 – 744.

[6] Takayama T, Miyata T, Shirakawa M, et al. Isolated spontaneous dissection of the splanchnicaneries[J]. J Vasc Surg, 2008, 48(2): 329 – 333.

[7] Choi J Y, Kwon 0 J. Approaches to the management of spontaneous isolated visceral artery dissection[J]. Ann Vasc Surg, 2013, 27(6); 750 – 757.

[8] Swaye P S, Fisher L D, Litwin P, et al. Aneurysmal coronary artery disease[J]. Circulation, 1983, 67 (1): 134 – 138.

[9] Hartnell G G, Parnell B M, Pridie R B. Coronary artery ectasia. Its prevalence and clinical significance in 4993 patients[J]. Br Heart J, 1985, 54(4): 392 – 395.

[10] Subodh D, Ana M, Jimmy D, et al. Coronary artery ectasia – A review of current literature[J]. Current Cardiology Reviews, 2016, 12(4): 318 – 323.

病例3　急性心肌梗死合并室颤急诊 PCI 救治 1 例

一、概述

近年来，全球心肌梗死的发病率在逐年增加，已成为威胁人类健康和引起死亡的主要疾病之一[1]。急性心肌梗死(AMI)是心血管常见病，可合并快速性心律失常，尤其是心室颤动(ventricular fibrillation, VF)是最常见、最严重的并发症，是 AMI 发病 24 小时内高病死率的主要原因。VF 在发病初期，尤其是前 3 天最多见。急性心肌梗死常发生在院外，可因严重的恶性心律失常而发生猝死，极少数患者可在急性心肌梗死超急性期内到达医院进行救治，在发生室颤后第一时间给予除颤并开通闭塞冠脉，对降低急性心肌梗死病死率至关重要。经皮冠状动脉介入治疗(percutaneous coronary intervention, PCI)是目前治疗冠心病最有效的方法，具有创伤小、恢复快、治疗效果好的优点。其主要目的在于使闭塞的冠状动脉再通，恢复血流灌流，抢救濒死心肌，缩小梗死面积，提高生存率。

下面是一例典型急性 ST 段抬高型心肌梗死(广泛前壁)合并室颤、心肺复苏术后急诊 PCI 治疗抢救成功患者。现将患者救治过程分享,希望对广大临床工作者有一定的帮助。

二、病例报告

1. 病例摘要

(1)患者陈某,男,42 岁。因"突发心跳、呼吸骤停 20 分钟"于 2018 年 6 月 10 日 20:30 来诊。

(2)患者 20 分钟前开车时突发意识丧失,心跳、呼吸骤停,具体伴随症状不详,路人急打 120,120 医务人员到达后急行心电图检查示直线。给予持续胸外心脏按压及药物抢救治疗,20 分钟后到急诊内科。

(3)既往高血压、过敏性鼻炎病史,否认药物过敏史。吸烟 20 年,有每天烟酒不良嗜好。否认家族遗传病史。

2. 急诊查体 血压测不出,昏迷状态,双侧瞳孔约 5mm,对光反射消失,双侧颈动脉搏动消失。胸廓无呼吸运动,呼吸音消失,心音消失,心电图示心室颤动(病例 3 图 1)。紧急给予气管插管呼吸机辅助通气、胸外按压、电除颤、肾上腺素静脉推注等积极抢救措施。20:33 复查心电图示逸搏心律(病例 3 图 2)。20:40 心电图示急性 ST 段抬高型广泛前壁心肌梗死(病例 3 图 3)。20:50 复苏成功,恢复自主呼吸及心跳,血压 110/70mmHg(去甲肾上腺素泵入),昏迷状态,经口气管插管接呼吸机辅助通气,模式 ASV(PEEP:5cmH$_2$O,FiO$_2$:100%)。双侧瞳孔直径约 4mm,对光反射迟钝。双肺呼吸音粗,未闻及干湿性啰音。心率 110 次/分,律尚齐。腹软,无压痛反应,肠鸣音弱。双侧锥体束征阳性。急请心内科介入医师会诊,诊断明确为急性心肌梗死导致呼吸心跳骤停,同家属病情告知,有开通血管的必要性且家属积极要求介入治疗。于 21:35 入导管室行冠脉造影示前降支近段 100% 闭塞(病例 3 图 4)。21:50 球囊扩张术,于前降支植入支架一枚(病例 3 图 5)。术后转入重症医学科。入重症医学科查体:体温 36℃,脉搏 124 次/分,呼吸 26 次/分,血压 132/90mmHg[去甲肾上腺素 0.8μg/(kg·min)泵入],气管插管接呼吸机辅助通气(ASV,PEEP:5cmH$_2$O;FiO$_2$:80%)。昏迷状态,眼睑不肿,球结膜轻度水肿,双侧瞳孔等圆等大,直径约 5mm,对光反射灵敏,结膜反射消失,双肺呼吸音粗,双肺未闻及明显干湿性啰音。心率 124 次/分,律齐,心音低钝,各瓣膜听诊区未闻及杂音。腹软,无压痛反应,肝脾肋下未及,肠鸣音弱。四肢皮温略低,双下肢无水肿,四肢张力正常,四肢肌力不配合。两侧巴宾斯基征(+)。

3. 入院诊断

(1)急性广泛前壁 ST 段抬高型心肌梗死,左冠状动脉支架术后,心律失常、心室颤动,心源性休克,心功能Ⅳ级(Killip 分级)。

(2)心跳呼吸骤停,心肺复苏术后。

(3)缺氧缺血性脑病。

(4)高血压病(3 级、高危)。

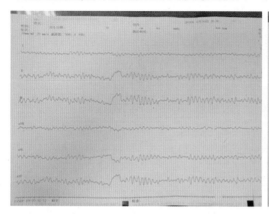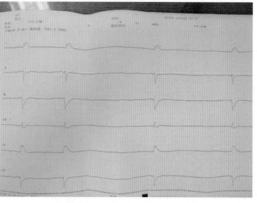

病例3图1　急诊首查心电图　　　　病例3图2　20∶33复查心电图

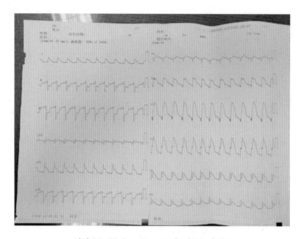

病例3图3　20∶40复查心电图

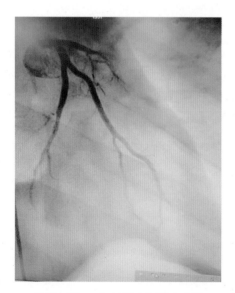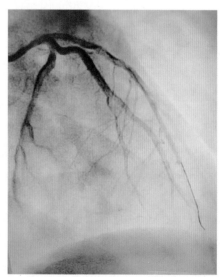

病例3图4　入导管室行冠脉造影　　病例3图5　球囊扩张术：前降支植入支架一枚

4. 诊疗经过 患者行冠状动脉造影示 LM 正常，LAD 近段 100% 闭塞，前向血流 TIMI 0 级，LCX 开口及近段不规则，远段 50% ~ 60% 节段性狭窄，前向血流 TIMI 3 级，RCA 近段不规则，前向血流 TIMI 3 级，未见侧支循环。诊断：冠心病，双支病变（LAD、LCX），急性 ST 段抬高型心肌梗死，梗死相关动脉为 LAD。对 LAD 行介入干预，经动脉鞘置入 6FJL3.5 指引导管至左冠状动脉口，经指引导管送入 NS 冠脉导丝通过病变置于 LAD 远端，经导丝送 Maverick 2.5mm×15mm 球囊至病变处，以 6~8atm×10 秒反复扩张，沿 LAD 导丝送海利欧斯 2.5mm×38mm 支架至病变处，以 16atm×15 秒扩张次释放支架，再沿 LAD 导丝送入 Quantum Maverick 2.75mm×15mm 球囊于支架内，由远至近以 14~22atm×5 秒反复扩张，重复造影示支架扩张好，无明显残余狭窄及夹层，前向血流 TIMI3 级。术中用药：肝素 7000U，碘克沙醇 320 共 100nml。术后患者心电监护示窦性心律，心室率 99 次/分，经动脉鞘管测量有创血压为 97/69mmHg，以 STARCLOSE 闭合右股动脉闭合血管成功。入住重症监护室后急诊完善相关检查。血常规：白细胞 $32×10^9/L$，中性粒细胞百分比 87%，血红蛋白 175g/L，血小板 $346×10^9/L$。肌酸激酶同工酶 106.1μg/L，肌红蛋白 2618.00μg/L，肌钙蛋白 T 956ng/L。血气分析：pH 7.42，PCO_2 32mmHg，PO_2 84mmHg，血钾 2.8mmol/L，血乳酸 6.7mmol/L，NT-proBNP 1730pg/ml，降钙素原 8.9ng/ml。复查心电图 ST 段较前明显回落（病例 3 图 6）。入住 ICU 给予重症监护、气管插管呼吸机辅助通气、抗血栓、保护心肌等治疗。患者于 2018 年 6 月 11 日 4:25 出现喘憋及血氧饱和度下降至 85%，心率升至 130 次/分，气管插管内吸出大量粉红色稀薄痰液，行床旁心脏超声检查示心肌收缩力下降，射血分数（EF）指数明显减少。考虑急性心肌梗死导致急性左心衰竭，给予调整呼吸机参数增加 PEEP、吸氧浓度及应用强心药物左西孟旦 12.5mg/24h 持续泵入，患者喘憋好转，血氧饱和度高达 95% 以上。入院后第二日完善心脏超声示左室壁节段性运动不良，左室收缩及舒张功能减低，射血分数（EF）44%。患者入院后出现间断性发热，体温最高 38.2℃，给予完善影像学检查，留取相关培养，诊断为"肺部感染、菌血症"，痰培养示敏感的金黄色葡萄球菌、多重耐药鲍曼不动杆菌，血培养为屎肠球菌，先后给予哌拉西林钠他唑巴坦钠、头孢哌酮钠舒巴坦钠、万古霉素抗感染治疗，经积极痰液引流、营养支持治疗患者肺部感染控制良好。另外心肺复苏术后，给予亚低温脑保护、营养神经、减轻脑水肿、减轻炎症反应等相应积极对症处理，患者意识状态逐渐改善：6 月 13 日呈浅昏迷状态，有躁动；6 月 14 日神志恍惚，对言语呼唤有反应，但无法做指令性动作；6 月 15 日神志转清，可配合简单查体；6 月 17 日停用呼吸机，拔除气管插管；6 月 18 日开始行高压氧治疗。在此期间复查心肌损伤标志物、心电图及心脏超声均较前明显好转，于 2018 年 7 月 8 日康复出院，遗留短期记忆力下降，最终回归社会。

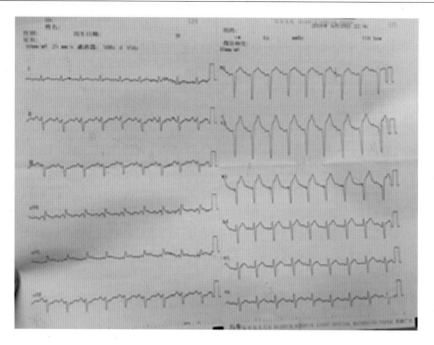

病例 3 图 6　复查心电图 ST 段较前明显回落

三、病例分析及讨论

急性冠状动脉综合征（acute coronary syndrome，ACS）是在冠状动脉粥样硬化斑块侵袭或者破裂的前提下，以完全或不完全闭塞性血栓形成为病理基础的一类临床综合征，一般症状是发作性胸闷、胸痛，可迅速进展为恶性心律失常、心力衰竭，甚至猝死，严重威胁患者的生命[2]。急性 ST 段抬高型心肌梗死是急性冠脉综合征的一种表现类型，且极其容易引起猝死。在引起猝死的原因中，心源性猝死是导致猝死的重要原因，约占猝死原因的 80%。而冠状动脉病变在心源性猝死中占到极其重要的比重，在动脉粥样硬化的基础上、在诱因的相互作用下发生急性冠状动脉痉挛或微循环栓塞，引起心肌急性缺血，造成局部电生理紊乱，导致暂时的严重心律失常，特别是心室颤动，直至发生心源性猝死。相关研究表明[3]，由冠状动脉变化引起的心源性猝死最常发生在左前降支狭窄Ⅲ级者，这与左前降支狭窄Ⅲ级时隐性冠心病有关；而当冠脉狭窄程度达到Ⅱ级时，同时伴有冠状动脉畸形，更易发生冠心病心源性猝死。对于本例患者，中年男性、高血压病史，且长期吸烟、饮酒史可能是导致冠状动脉粥样硬化的最主要原因，冠状动脉造影示病变为前降支 100% 闭塞，迅速出现室颤、意识丧失，若送医不及时很快会在院外发生心源性猝死。

对于急诊科医生来说单纯急性心肌梗死的诊断及治疗方案相对明确，但对于急性心肌梗死导致呼吸、心跳骤停复苏成功后的治疗可能存在一定的疑惑。2017 年欧洲急性心肌梗死治疗指南表示：心搏骤停后的患者如果 ST 段抬高，行选择经皮冠状动脉介入治疗（percutaneous coronary intervention，PCI）。由于心搏骤停患者中冠状动脉闭塞的发生率高，且心搏骤停后心电图判读困难，建议对高度怀疑进行性心肌梗死或无反应的幸存者进行紧急冠脉造影(2 小时内)。对于没有 ST 段抬高的患者,在急诊室或 ICU 进行快速评估以排除非冠脉病因,并可进行超声检查。床旁急诊超声具有便携、快捷、可重复、无创的优点,这是急诊工作的重要武器,可以为临床提高快速、准确的治疗方向。该例患者复苏成功后心电图示急性 ST 段抬高型心肌梗死(广泛前壁),需急诊 PCI 治疗,开通血管受益巨大。但是对于急诊冠脉造影及 PCI 治疗患者,也特别需要关注患者神经功能的预后情况,对于非目击的心搏骤停、院前急救团队到达不及时且没有院外进行基本生命支持,初始存在不可电击复律心律,以及超过20 分钟的高级生命支持不能恢复自主循环的,都提示患者神经功能恢复的概率渺茫。

对心肺复苏后患者行亚温治疗是一种有效的脑保护及恢复神经功能的重要措施。一项研究表明亚低温治疗可以降低脑组织代谢,抑制氧自由基产生,减少耗氧量和炎性因子产生,降低脑水肿发生率,促进患者意识恢复;同时能够减少钙离子内流,抑制内源性物质损伤脑组织,保护神经元和血脑屏障,改善患者预后[4]。该例患者入住 ICU 后第一时间给予亚低温治疗及相应脑保护治疗,为患者意识的恢复提供重要的条件保障,且后期患者病情改善后,积极给予高压氧治疗,也为患者脑功能的恢复起到重要作用。

本例患者入院时已出现呼吸停止、意识丧失,给予正确地电除颤及心肺复苏,使患者恢复自主心跳和呼吸,为急诊成功 PCI 提供了手术时机。患者发病后及时就医,为成功抢救创造了条件基础。冠状动脉内支架置入,实现梗死相关冠状动脉的有效开通,可使病情迅速稳定,改善心功能及近、远期预后,最后入住 ICU 通过综合治疗最终康复出院。这例患者的抢救成功离不开每一个医疗环节的共同参与,从路人拨打电话呼救、120、急诊科、心内介入团队再到 ICU,是整个医疗团结协作的结果。总之,对于急性心肌梗死合并室颤病例切记不可轻视,医务人员应掌握急性心肌梗死并心室颤动的发生特点,评估神经功能预后,准确判断病情,及时采取应对措施,操作规范,是提高救治成功率的关键。

(山东第一医科大学附属中心医院:司 敏 李 强)

参 考 文 献

[1] Arbab – Zadeh A, Nakano M, Virmani R, et al. Acute Coronary Events [J]. Circulation, 2012, 125(9): 1147 – 1156.

[2] 方唯一,仇兴标. 最新 ACC/ESC 血小板糖蛋白Ⅱb/Ⅲa 抑制剂相关指南解读[J]. 中国介入心脏病学杂志, 2014, 22(12): 814 – 816.

[3] 高亚坤,张玉辉,刘颖,等. 冠心病患者左心室室壁平均位移与左前降支狭窄率关系研究[J]. 中华实用诊断与治疗杂志, 2015, 29(2): 146 – 147.

[4] 鲁靖,刘励军,朱建良. 国内外心脏骤停亚低温治疗开展现状分析[J]. 上海医学, 2014, 37(4): 354 – 356.

病例 4　急性下壁心肌梗死伴心源性休克 1 例

一、概述

急性下壁心肌梗死是急性心肌梗死中较常见的一种，发病急剧，但通过及时的治疗预后相对良好。急性下壁心肌梗死犯罪血管往往来自右冠状动脉或回旋支，理论上也可以来自巨大前降支的远端，患者往往合并各种致死性心律失常及心源性休克。发生心源性休克的原因主要是来自血容量不足，有别于前壁心肌梗死，积极的补液对于早期治疗是有效的。因此，早期识别下壁心肌梗死和及时的处理相当重要。

二、病例报告

(一)病史摘要

1. 主诉　王某某，男，72 岁。主因"胸闷憋气 2 小时"于 2019 年 3 月 5 日 14：28 来诊。

2. 现病史　患者于 2 小时前在爬 7 楼后突然出现胸闷、憋气、气短，伴有大汗淋漓，伴有头昏，无头晕及意识不清，肢体无抽搐，无胸痛，无发热、咳嗽及腹部不适等，症状持续 20 余分钟休息后缓解，未自行服用药物治疗。被家人重视才送往急诊科就诊。患者来诊后再次出现上述症状，伴有全身发绀，直接推入抢救室。患者近 1 个月来精神、睡眠、食欲尚可，大小便正常，体重无明显减轻。

3. 既往史　患者既往有冠状动脉粥样硬化性心脏病、高血压、2 型糖尿病病史，具体控制情况不明。3 年前曾因不稳定性心绞痛行冠状动脉支架植入术；否认肝炎、伤寒、结核病史；无外伤、中毒史及药物过敏史。吸烟 30 余年，平均 10 支/日，已戒烟 2 年余；无嗜酒。

(二)入院查体

体温 36.4℃，心率 32 次/分，呼吸 18 次/分，血压 90/60mmHg。发育正常，营养中等，急性病容，神志欠清楚，能够回答简单问题，查体不能主动合作。全身皮肤紫斑无黄染，湿冷，无皮下结节，无皮下出血点。浅表淋巴结无肿大。双眼睑无充血，巩膜无黄染，瞳孔等大等圆，对光反射灵敏。鼻腔通畅，口唇淡红，牙龈无溢血、萎缩，舌苔厚白，伸舌居中，无震颤，口腔黏膜完整，咽部充血，扁桃体无肿大。颈部软，运动无受限，有颈静脉怒张，气管居中，甲状腺无肿大，无结节、震颤。胸廓无畸形，运动无受限，胸壁无水肿，肋骨无压痛，双乳对称，无红肿、压痛，无肿块，呼吸运动对称，语颤两侧相称，两肺叩诊呈清音，听诊呼吸音清，双肺未闻及啰音，无胸膜摩擦音。心前区无异常搏动，无抬举性冲动及细震颤，心界不扩大，心率 32 次/分，节律不齐，心音有力，心脏各瓣膜听诊区未闻及杂音，无心包摩擦音。腹部平坦，皮肤发绀，无腹壁静脉曲张，腹软，全腹无压痛，无反跳痛，未触及肿块，肝右肋、剑突下未触及，脾左肋下未触及，墨菲征阴性，肝上界右锁骨中线第五肋间，肝脾区轻叩痛，移动性浊音阴性，肠鸣音5次/分，未闻及血管杂音。肛门未见异常。脊柱无畸形，棘突无压痛，双肾区无叩痛，四肢关节无红肿及运动障碍，双下肢无水肿，无静脉曲张。生理反射存在，病理反射未引出。

（三）诊断依据

1. 病情特点

（1）中老年男性，急性起病，病程2小时。

（2）胸闷憋气于活动后出现，持续20余分钟不能够缓解，伴有大汗、头昏眼花。

（3）既往患者有冠状动脉粥样硬化性心脏病、冠状动脉支架治疗术后、高血压病、2型糖尿病病史；有吸烟史。

（4）查体：血压90/60mmHg，神志欠清，全身皮肤发绀、湿冷，颈静脉怒张，双肺未闻及啰音；心率32次/分，无杂音；双下肢不肿，静脉无曲张。

（5）实验室和辅助检查：无。

2. 诊断思路　该患者胸闷憋气突然发病，伴有低血压休克，于活动后出现，不排除张力性气胸和肺栓塞。立即推入抢救室，给予心电监护、血氧检测，采血检查。血氧饱和度测不出。立即给予去甲肾上腺素和异丙基肾上腺素，同时给予了阿托品治疗。阿托品治疗后心率没有明显增快，心电图检查示交界性心率，ST - T改变，心率30～40次/分（病例4图1），再次给予肾上腺素治疗，建立三个静脉通路，准备深静脉置管维持生命体征。通过肺部听诊呼吸音均等，立即排除气胸可能性，考虑心包积液、肺栓塞、主动脉夹层、心肌梗死、心肌炎等，紧急时刻不能够排除心脏疾患、肺疾患等一系列疾病。

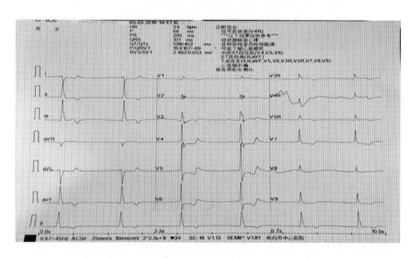

病例4图1　抢救后心电图检查（2019 - 03 - 05 14：41）

抢救后患者生命体征稳定，给予床旁超声检查。超声胸骨左缘长轴切面未见明确的心包积液，无明显的室壁运动异常，特别是下壁，同时主动脉也未见明显扩张（病例4图2）。心尖四腔心切面，可见室壁运动正常有力，右心室较左心室大（病例4图3），提示右心室、右心房明显增大，但是估算肺动脉压力不高，肺动脉压力约16mmHg（病例4图4）。给予胸痛三联CTA（主动脉、肺动脉、冠状动脉）检查。

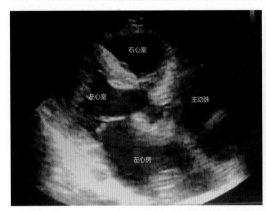

病例4图2　胸骨旁左室长轴切面

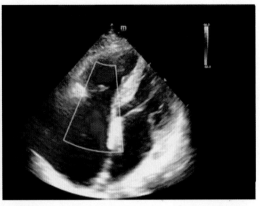

病例4图3　心尖四腔心切面(加CW血流)

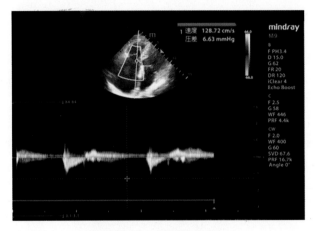

病例4图4　估测肺动脉压力

　　肺动脉CTA示左右肺动脉通畅,未见明显血栓影(病例4图5)。三维重建完成后立即实施冠状动脉造影检查。造影示右冠状动脉自开口后完全闭塞(病例4图6),诊断明确,给予PPCI(直接经皮冠状动脉成形术)治疗。

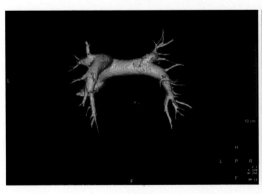

左肺动脉

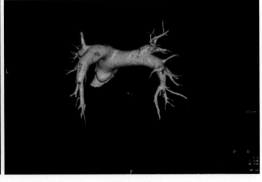

右肺动脉

病例4图5　肺动脉CTA结果

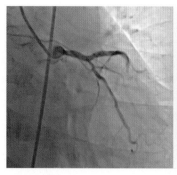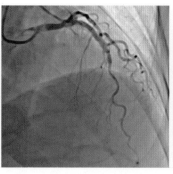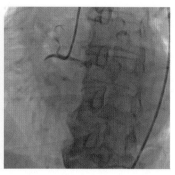

病例 4 图 6　冠状动脉造影结果

3. 诊治经过　入院后立即给予采血化验，肌钙蛋白快检 <0.05ng/ml，并行超声检查、肺动脉 CTA 未见异常后，立即给予拜阿司匹林 300mg、替格瑞洛 180mg、阿托伐他汀（立普妥）80mg 一起嚼服。后紧急行冠脉造影检查，行冠脉造影期间危急值：pH 7.13，血钾 1.7mmol/L，血氯 86mmol/L；给予补钾纠酸等治疗。术中应用 JR4.0 6F GC，SION 导丝，应用 MINI TREK 2.0mm×15mm 球囊于 RCA（右冠状动脉）病变处以 12~16atm 扩张后可见血栓挤到远端（病例 4 图 7）。再次应用更大球囊 TREK 2.5mm×20mm 以 8atm 挤压斑块后出现无复流，并且 RCA3 第二转折处也发现固定的血栓影像（病例 4 图 8），反复扩张此处血栓，血栓不见消失。给予硝普钠冠脉内注入后，发现冠脉内血栓负荷重，给予阿替普酶 10mg 冠脉内注入 4 次，冠脉血流恢复，但未见斑块消退，远端血流达不到 TIMI 3 级。给予血栓局部（第 2 转折处）EXCEL 2.75mm×24mm 以 8atm 扩张支架植入（病例 4 图 9），植入后可见血流 TIMI 3 级，斑块被切割后到达后降支和后侧支远端。患者血压心率靠去甲肾上腺素、异丙基肾上腺素维持，RCA 中段病变未给予处理，术后加强抗凝抗血栓治疗，返回 EICU。

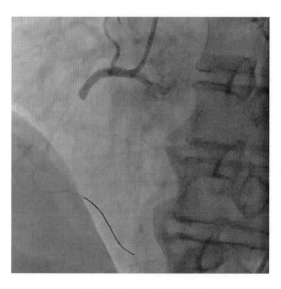

病例 4 图 7　球囊挤压后

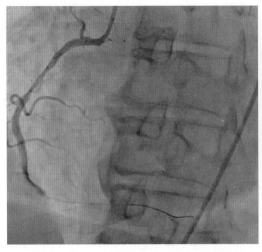 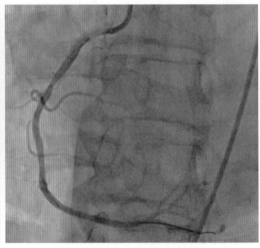

病例 4 图 8　无复流并可见远端固定血栓影　　　　病例 4 图 9　支架植入术后

术后患者心率恢复，停用异丙基肾上腺素，血压 1 天后逐渐稳定，去甲肾上腺素逐渐停用，应用替罗非班持续泵入至术后 72 小时。5 天后患者转入普通病房，第 7 天患者出院，无明显胸闷憋气等症状，心电图恢复正常（病例 4 图 10）。

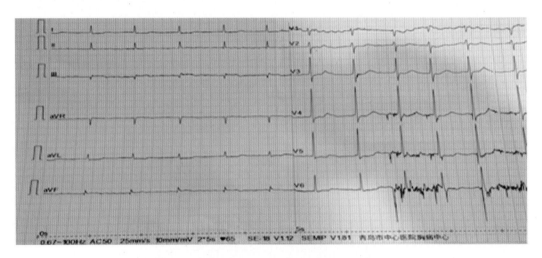

病例 4 图 10　出院心电图

三、经验总结

急性心肌梗死是当今世界范围内主要的致死和致残的原因之一。当我们怀疑一例患者是急性心肌梗死时，心电图是第一个不可或缺的检查方法。急性心肌梗死中，下壁心肌梗死占全部患者的 40%～50%，大部分患者是因为右冠状动脉堵塞引起的，其次是左回旋支。很少因前降支堵塞引起下壁心肌梗死[1]。合并右心室心肌梗死的患者，右冠状动脉堵塞一般预后会比回旋支堵塞预后更差[2,3]。识别心电图中的犯罪动脉仍然是心脏病学中一个有趣的问题，这个问题已经被探索了 30 多年。从 ECG 中早期准确识别冠状动脉犯罪血管可以帮助医生预测心肌风险，并指导有关血运重建的策略[4~6]。其实再也没有比再灌注治疗前的 ECG 能够更方便和早期识别犯罪血管的更好方法。ST 抬高型心肌梗死中仅使用Ⅲ导联 ST 抬高 > Ⅱ导联 ST 抬高这一条，预测 RCA 为犯罪血管具有高准确性(灵敏度 0.91[0.88 ~ 0.94]和特异性 0.69[0.53 ~ 0.81])[7]。因为右心室主要由 RCA 血液供应，当 RCA 被阻塞时，ST 段的空间矢量被改变，从而导致了这种心电图变化[8]。毕竟心肌血供还有左右优势的影响，所以用心电图推断犯罪血管只能够用作参考，造影才是诊断急性心肌梗死犯罪血管的金标准。而心电图的重要作用除了直接推断犯罪血管之外，还在于当造影发现多支血管病变等不能够直接推断犯罪血管的时候，结合造影能对确定心肌梗死犯罪血管提供很好的证据。

患者胸痛来诊时，胸痛发作时的状态、胸痛的性质、既往危险因素以及心电图变化都是不可或缺的诊断因素。心电图在一些年轻人中间往往也会表现出 ST 段抬高，往往是弓背向下的，诊断心源性的可靠性极差。这个时候综合考虑势在必然。比如笔者亲历过敏性休克导致的心肌供血不足诱发心绞痛，在准备造影之前进行了一次不常规的碘过敏试验，结果为阳性，这样的患者在铺巾以后会发生的可怕情况大家可想而知。对于心肌梗死的诊断，心肌酶学、肌钙蛋白变化以及造影结果等都非常重要，所以对于胸痛中心来说，床旁检测设备就显得相当重要。目前市场上床旁检测设备五花八门，检测值标准也不统一，所以要根据不同的设备做好不同的质控。对于院前已经给予心电图检查的患者，院内接诊时再次给予心电图复查是非常有必要的，往往心电图有动态变化时，无需等待心肌标志物的结果。但是对于下壁心肌梗死的患者，有一部分患者是因为 A 型主动脉夹层撕裂冠状动脉开口所导致，一定要进行合理的鉴别，这时候三联 CTA(冠状动脉、肺动脉、胸主动脉)就显得非常重要。如果是主动脉夹层患者进行了负荷"双抗"治疗，对于术中术后凝血功能的挽救也是难题。

下壁心肌梗死的患者心电图诊断和犯罪血管的指向往往是最难的，合并前壁抬高者注意排除应激性心肌病以及绝对的右冠脉优势导致的右冠闭塞等。下壁合并右心室心肌梗死的患者应该注意排除肺栓塞的可能。有前间壁 ST 段抬高的患者一定要记得仔细观察下壁导联，往往因为肢体导电性能、心电图机采样率等问题，肢体导联的变化不如胸前导联容易观察到。但是笔者喜欢比较Ⅲ导联和Ⅱ导联 ST 段抬高的高低，比如本例，如果Ⅲ导联抬得更高，那么右冠状动脉的可能性是极高的。右冠状动脉病变在急性心肌梗死的患者中操作相对来说简单，但是往往术中问题极多，比如说无复流、缓慢心律失常等等，血流开通以后建议操作要慢，让血流充分地流入冠脉血管。经过合理处理，右冠状动脉病变导致的急性心肌梗死一般预后较好。

(青岛市中心医院：于波涛　张成森)

参 考 文 献

[1] Parikh A,Shah P. New insights into the electrocardiogram of acutemyocardial infarction. In Gersh BJ,Rahimtoola SH(eds). AcuteMyocardial Infarction,2nd ed[J]. New York:Chapman & Hall,1997,163 – 188.

[2] Willis H J, Correale E, Battista R, et al. Electrocardiographic patterns in acute inferior myocardial infarction with and without right ventricle involvement: Classification, diagnostic and prognostic value, masking effect[J]. Clin Cardiol, 1999, 22(1): 37 - 44.

[3] Berger P B, Ryan T J. Inferior myocardial infarction. High - risk subgroups[J]. Circulation, 1990, 81 (2): 401 - 411.

[4] Eskola M J, Holmvang L, Nikus K C, et al. The electrocardiographic window of opportunity to treat vs. the different evolving stages of ST - elevation myocardial infarction: correlation with therapeutic approach, coronary anatomy, and outcome in the DANAMI - 2 trial[J]. Eur Heart J, 2007, 28(24): 2985 - 2991.

[5] Zimetbaum P J, Josephson M E. Use of the electrocardiogram in acute myocardial infarction[J]. N Engl J Med, 2003, 348: 933 - 940.

[6] Cheng K H, Chu C S, Lee K T, et al. Electrocardiographic algorithms for predicting the complexity of coronary artery lesions in ST - segment elevation myocardial infarction in ED[J]. Am J Emerg Med, 2008, 26(1): 10 - 17.

[7] Liang Hao, Wu Lan, Li Yingchen, et al. Electrocardiogram criteria of limb leads predicting right coronary artery as culprit artery in inferior wall myocardial infarction: A meta - analysis[J]. Medicine (Baltimore), 2018, 97(24): e10889.

[8] Kosuge M, Kimura K. Implications of using the cabrera sequence for diagnosing acute coronary syndrome [J]. Circ J, 2016, 80(5): 1087 - 1096.

病例 5　年轻男性急性胸痛 1 例

一、概述

急性胸痛是急诊科最常见的疾病之一，其起病急，可危及生命。不同病因导致的胸痛，症状相似，又有不同特征。因此，仔细地询问病史、详尽的查体、完善的实验室检查，甚至丰富的临床思维，是对急性胸痛患者急诊救治的关键。现将一例年轻男性患者胸痛的诊疗过程与大家分享。

二、病例报告

（一）病史摘要

1. 主诉　患者林某，男，37 岁。主因"胸痛 1 小时"于 2020 年 5 月 9 日入院。

2. 现病史　患者无特殊进食情况。自诉平日可因无明显诱因间断出现胸闷伴有胸痛，持续时间较短，未在意。1 小时前患者睡醒后出现胸痛，位于心前区，胸痛呈闷痛，持续约 20 分钟，无明显放射痛。无发热、寒战，无头痛头晕，无咳嗽咳痰，无腹痛、腹胀及腹泻等，恶心呕吐 1 次，呕吐物为胃内容物。未服用药物。呼叫 120 到场后给予心电图检查示下壁导联抬高，直接送来我院急诊。患者近 1 个月来精神、睡眠、食欲尚可，大小便正常，体重无明显减轻。

3. 既往史　既往体健，否认肝炎、伤寒、结核病史。否认高血压、糖尿病病史。无外伤史，无中毒史，无药物过敏史。无烟酒嗜好；肥胖，体重持续 100kg 以上。

（二）入院查体

体温 36.6℃，心率 75 次/分，呼吸 17 次/分，血压 140/75mmHg，血氧饱和度 98%。发育正常，营养中等，急性病容，神志清楚，问答切题，查体合作。全身皮肤未见皮疹，无皮下结节，全身皮肤无黄染，无皮下出血点。浅表淋巴结不大。双眼睑无充血，巩膜无黄染，瞳孔等大等圆，对光反射灵敏。鼻腔通畅，口唇淡红，牙龈无溢血、萎缩，舌苔厚白，伸舌居中，无震颤，口腔黏膜完整，咽部充血，扁桃体无肿大。颈部软，运动无受限，颈静脉无怒张，气管居中，甲状腺无肿大及结节、震颤。胸廓无畸形，呼吸运动无受限，胸壁无水肿，肋骨无压痛，双乳对称，无红肿、压痛，无肿块；呼吸动度对称，语颤两侧相称；两肺叩诊呈清音，听诊呼吸音清，双肺未闻及啰音，无胸膜摩擦音。心前区无异常搏动，无抬举性冲动及细震颤，心界不扩大，心率 75 次/分，节律整齐，心音有力，心脏各瓣膜听诊区未闻及杂音，无心包摩擦音。腹部膨隆，腹型肥胖，皮肤颜色正常，无腹壁静脉曲张，腹软，全腹无压痛，无反跳痛，未触及肿块；肝右肋、剑突下未触及，脾左肋下未触及，墨菲征阴性，肝上界右锁骨中线第五肋间，肝脾区轻叩痛，移动性浊音阴性，肠鸣音 5 次/分，未及血管杂音。肛门未见异常。脊柱无畸形，棘突无压痛，双肾区无叩痛，四肢关节无红肿及运动障碍，双下肢无水肿。生理反射存在，病理反射未引出。

（三）实验室和辅助检查

心电图示 Ⅱ、Ⅲ、AVF 导联 ST 段弓背向上抬高 0.1~0.4mV。

（四）诊断依据

1. 病情特点

（1）青年男性，急性起病，病程 1 小时。

（2）胸痛持续 20 分钟，未应用药物治疗。

（3）否认高血压、糖尿病等病史。无外伤史。

（4）查体无明显胸部体征，无压痛、反跳痛，无血管杂音。

（5）实验室和辅助检查：心电图示 Ⅱ、Ⅲ、AVF 导联 ST 段弓背向上抬高 0.1~0.4mV。

2. 诊断思路　该患者发病前无发热病史，无胃肠道症状。既往无高血压、下肢深静脉血栓及手术病史。无长期久坐史。青年男性，表现为急性胸痛发作，血氧饱和度 98%。患者心电图检查示下壁心肌梗死（心电图示 Ⅱ、Ⅲ、AVF 导联 ST 段弓背向上抬高 0.1~0.4mV）（病例 5 图 1）。结合症状、心电图表现，诊断急性心肌梗死明确，需要排除主动脉夹层撕裂右冠开口及肺动脉栓塞。再反过来看，患者没有高血压病史，来诊时没有高血压及四肢血压不对等的状况，同时胸痛的症状不符合主动脉夹层的疼痛性质，主要表现在疼痛可以自行缓解，不考虑主动脉夹层。肺动脉栓塞患者可以出现右室劳损的心电图表现，但以 S Ⅰ Q Ⅲ T Ⅲ 表现为主，同时患者往往因为胸闷憋气等症状导致心率较快，很少见有心率小于 80 次/分的急性肺动脉栓塞患者。即便被诊断肺栓塞也不影响患者"双联抗血小板"及抗凝治疗。当然 D-二聚体及血气分析在此时就起到了相当重要的作用，结合心肌酶学及肌钙蛋白检查很容易诊断。但是，过于依靠化验及其他辅助检查结果会大大地浪费救治时间。综上考虑，建议患者行直接冠脉造影检查。

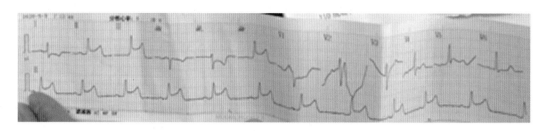

病例 5 图 1　院前心电图

（五）初步诊断

冠状动脉粥样硬化性心脏病。

急性下壁心肌梗死。

心功能Ⅰ级（Killip 分级）。

（六）诊治经过

经患者同意后直接进行冠脉造影检查，术前复查心电图示下壁导联 ST 段回落、T 波倒置，更加坚信了冠脉病变，考虑急性下壁心肌梗死可能性大。

入院 25 分钟，冠脉造影已经结束，如病例 5 图 2 所示。患者血压 145/95mmHg，立即给予硝酸甘油 300μg 通过造影导管冠脉内注射，复查冠脉造影如病例 5 图 3 所示，冠脉未见明显异常，此时仍不能够除外右冠状动脉病变，反复调整 3 次公用导管未成功，患者冠脉开口较低，立即换用 JR4.0 造影导管造影成功，右冠状动脉造影大致正常，再次给予硝酸甘油 200μg 后复查造影如病例 5 图 3B 所示。综合冠脉造影结果，未见明显血栓及溃疡、斑块等病变，冠脉表现为极度痉挛状态，考虑患者诊断急性非 ST 段抬高型急性冠脉综合征（NSTACS），结合患者心电图表现为一过性抬高，考虑为极高危，应于 2 小时内行冠脉造影检查。以上诊治符合治疗原则。反复询问患者无吸毒等特殊嗜好，无特殊药物应用史。术后停用拜阿司匹林及替格瑞洛，给予合贝爽 90mg、2 次/日治疗。

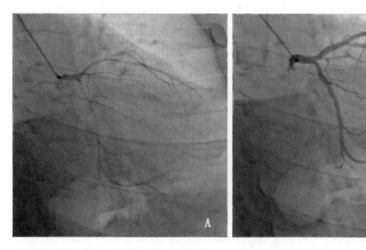

A－应用硝酸甘油前，左冠状动脉造影结果；B－应用 300μg 硝酸甘油后，左冠状动脉造影结果

病例 5 图 2　冠脉造影检查

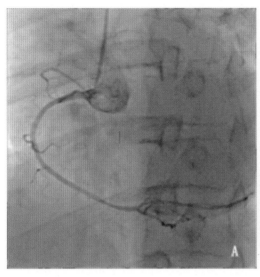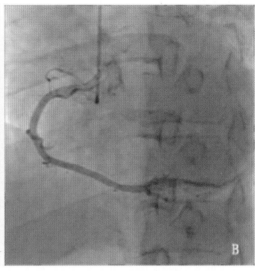

A－左冠脉内应用300μg硝酸甘油后右冠脉造影结果；B－右冠脉内追加200μg硝酸甘油后右冠脉造影结果

病例5图3　复查冠脉造影

（七）出院诊断

急性冠脉综合征。

不稳定性心绞痛。

心功能Ⅰ级（Killip分级）。

三、经验总结

冠状动脉痉挛（coronary artery spasm，CAS）[1]指各种原因所致的冠状动脉一过性收缩，引起血管不完全性或完全性闭塞，从而导致心肌急性缺血，产生心绞痛、心律失常、心肌梗死及猝死的临床综合征。它对心肌缺血性疾病的诊断、治疗及预后判断具有重要的临床意义。发作频繁、症状严重者，伴有心律失常、房室传导阻滞、心力衰竭者，以及对硝酸盐类及钙拮抗剂类药物治疗效果不佳者预后较差。虽然内皮功能障碍和血管平滑肌细胞的高反应性已经与CAS相关联，所述基本机制仍不清楚[2]。

一般认为，多血管痉挛患者应无限期使用CCBs，因为这些患者往往有致命性心律失常（室性心动过速、室颤、高房室传导阻滞或心搏停止），即使无症状，也有较高的猝死风险[3,4]。有学者建议，对于此类患者可以尝试间歇应用硝酸酯类药物，和（或）联合他汀类药物[5~7]、血管紧张素转换酶抑制剂/血管紧张素受体阻断剂[8,9]、维生素C和维生素E[10,11]、肼苯哒嗪等。

（青岛市中心医院：尹作民　于波涛）

参 考 文 献

[1] 王楠. 冠状动脉痉挛的诊疗分析[J]. 医师在线, 2019, (16): 31-32.

[2] Zhao X, Tian J, Ye Z, et al. Evaluation of therapeutic agents targeting the pathogenesis of coronary artery spasm: A mini review[J]. Current Vascular Pharmacology, 2020, 18.

[3] Takagi Y, Yasuda S, Tsunoda R, et al. Clinical characteristics and long-term prognosis of vasospastic angina patients who survived out-of-hospital cardiac arrest: Multicenter registry study of the Japanese Coronary Spasm Association[J]. Circ Arrhythm Electrophysiol, 2011, 4(3), 295-302.

[4] Ahn J M, Lee K H, Yoo S Y, et al. Prognosis of variant angina manifesting as aborted sudden cardiac death[J]. J Am Coll Cardiol, 2016, 68(2): 137-145.

[5] Rikitake Y, Liao J K. Rho GTPases, statins, and nitric oxide[J]. Circ Res, 2005, 97(12): 1232-1235.

[6] Yasue H, Mizuno Y, Harada E, et al. Effects of a 3-hydroxy-3-methylglutaryl coenzyme: A reductase inhibitor, fluvastatin, on coronary spasm after withdrawal of calcium-channel blockers[J]. J Am Coll Cardiol, 2008, 51(18): 1742-1748.

[7] Ishii M, Kaikita K, Sato K, et al. Impact of statin therapy on clinical outcome in patients with coronary spasm[J]. J Am Heart Assoc, 2016, 5(5): e003426.

[8] Hirai N, Kawano H, Yasue H, et al. Attenuation of nitrate tolerance and oxidative stress by an angiotensin II receptor blocker in patients with coronary spastic angina[J]. Circulation, 2003, 108(12): 1446-1450.

[9] Choi B G, Jeon S Y, Rha S W, et al. Impact of rennin-angiotensin system inhibitors on long-term clinical outcomes of patients with coronary artery spasm[J]. J Am Heart Assoc, 2016, 5(7): e003217.

[10] Kugiyama K, Motoyama T, Hirashima O, et al. Vitamin C attenuates abnormal vasomotor reactivity in spasm coronary arteries in patients with coronary spastic angina[J]. J Am Coll Cardiol, 1998, 32(1): 103-109.

[11] Motoyama T, Kawano H, Kugiyama K, et al. Vitamin E administration improves impairment of endothelium-dependent vasodilation in patients with coronary spastic angina[J]. J Am Coll Cardiol, 1998, 32(6): 1672-1679.

病例6　DeBakey Ⅰ型主动脉夹层

一、概述

主动脉夹层的发生是由于血流经撕裂内膜由主动脉腔(真腔)进入主动脉壁中层(假腔)而形成。主动脉夹层剥离面通常在主动脉壁的中层。急性主动脉夹层常常迅速导致患者死亡，能存活的患者会继续发展为具有多种临床表现的慢性主动脉夹层。

主动脉夹层的分型主要依据夹层的部位和范围。根据部位和范围分型后，可根据夹层发生的时间细分为不同亚型:通常急性夹层指夹层发生于2周内的患者;慢性夹层指夹层发生 2 个月以上的患者,最近提出亚急性夹层的概念,指病程介于 2 周到 2 个月的患者[1]。

　　临床上常用的分型方法有两种:DeBakey 分型和 Stanford 分型(病例 6 图 1),DeBakey 分型主要依据夹层的部位和范围,这种分型的优点是将四种不同病变形式的主动脉夹层区分开。与之不同的是,Stanford 分型是一种功能分型:所有累及升主动脉的夹层都视为 A 型,而不管其原始破口位于何处。支持 Stanford 分型的观点认为,主动脉夹层患者的临床表现主要取决于是否累及升主动脉;反对的观点认为,由于患者总体的异质性,简单的临床分类难免带有局限性,同样是 A 型的患者,如夹层远端累及的范围不同,其差别可能会很大。DeBakey Ⅰ 型与 Stanford A 型夹层累及升主动脉,主动脉弓与降主动脉;DeBakey Ⅱ 型夹层只累及升主动脉,这部分类型包括在 Stanford A 型的分型中;DeBakey Ⅲ 型夹层与 Stanford B 型夹层是指夹层始发于降主动脉或胸腹主动脉(无论其主动脉弓部的累及情况),进一步根据是否累及腹主动脉可以将其分为 a 和 b 亚型。

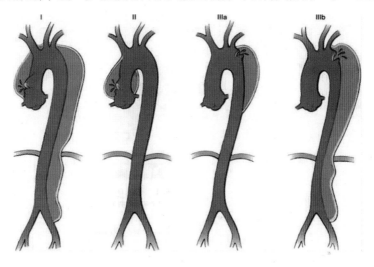

病例 6 图 1　主动脉夹层分型

二、病例报告

(一)病历摘要

1. 主诉　患者田某某,男性,53 岁。突发胸背部疼痛 1 天余。

2. 现病史　患者一天余前无明显诱因突然出现心前区疼痛,压榨样痛,疼痛剧烈,休息后不缓解,伴四肢酸胀无力,伴胸闷、气短,无大汗,无恶心呕吐,无咳嗽咳痰,无呼吸困难,就诊于当地医院。考虑“急性前间壁心肌梗死”,给予服用阿司匹林肠溶片300mg、替格瑞洛 180mg 负荷量。当地医院行静脉溶栓治疗,给予阿替普酶(15mg、50mg、35mg)分次静脉泵入,治疗效果不佳。为进一步诊治来我院,行主动脉强化 CT 提示主动脉夹层(DeBakey Ⅰ 型),遂以“主动脉夹层(DeBakey Ⅰ 型)”收治入院进一步治疗。患者自发病以来无恶心呕吐、咳嗽咳痰、腹泻便秘、乏力盗汗,神志清楚,精神正常,食纳尚可,睡眠质量可,大小便无异常,近期体重无变化。

3. 既往史　患者高血压病史多年,不规律口服降压药;否认糖尿病、冠心病等慢性病病史；否认肝炎、结核等传染病病史及其密切接触史；否认重大外伤、输血史；多年前因鼻炎在外院手术治疗；否认食物、药物过敏史，预防接种史随社会。

4. 个人史　生于原籍，无外地久居史。否认疫水疫区接触史；否认毒物、粉尘、放射性物质接触史；否认毒麻药品等不良嗜好。否认冶游史；否认重大精神创伤史。吸烟史：10 支/天，30 余年；饮酒史：15ml/d，30 余年。

5. 婚育史　29 岁结婚，育有 1 子，配偶及孩子均体健。

6. 家族史　家族中无类似病史及遗传病史。

（二）入院查体

体温 36.7℃，脉搏 69 次/分，呼吸 12 次/分，血压 135/67mmHg。中年男性，神志清楚，精神正常，发育正常，营养中等，自主体位，查体合作。全身皮肤黏膜无黄染及出血点，颈部、锁骨上、腹股沟等浅表淋巴结无肿大。头颅无畸形，眼睑无水肿、充血及苍白，双侧瞳孔等大等圆，对光反射灵敏。耳鼻未见畸形，口唇无发绀，扁桃体无肿大及化脓。颈软，气管居中，甲状腺无肿大，颈静脉无怒张。腹部平坦，未见肠型及蠕动波，腹壁静脉无曲张，腹软，腹部无压痛及反跳痛，肝脾肋下未及，墨菲征阴性，腹部未触及明显包块。腹部叩诊呈鼓音，移动性浊音阴性，震水音阴性，肠鸣音 2～3 次/分，未闻及血管杂音。脊柱四肢无畸形，活动正常。外生殖器外观无异常。腹壁反射、膝腱反射正常存在，巴宾斯基征、脑膜刺激征阴性。

（三）外院辅助检查

1. 心电图（2020 年 3 月 21 日）　窦性心律，左心室高电压，ST－T 段改变，$V_1 \sim V_4$ 导联 ST 段抬高。

2. 心梗三项（2020 年 3 月 21 日）　cTnI ＜ 0.1ng/ml，MYO 42.34ng/ml，CK－MB 7.34ng/ml。

（四）入院诊断及诊疗计划

1. 入院诊断

（1）主动脉夹层（DeBakey Ⅰ型）。

（2）高血压病 3 级（高危）。

2. 入院诊疗计划　急性Ⅰ型主动脉夹层需要尽快手术。手术目的是恢复真腔血流并且防止主动脉夹层出现灾难性事件，如：主动脉破入心包或胸膜腔，撕裂到冠状动脉开口或主动脉瓣。除了高危患者之外，只要累及到升主动脉，就有手术的指征。如何判断高危患者及高危因素是一个临床难点。比如，患者的年龄通常不被认为是手术的绝对禁忌证，然而大于 80 岁的急性 A 型夹层患者的手术治疗效果较差。患者就诊时的神经系统状况也会影响手术治疗的决定。多数人认为反应迟钝和昏睡状态的患者很少能从手术中获益。就诊时有卒中或偏瘫等并发症的患者不是手术治疗的禁忌证。夹层的真腔或假腔内已形成血栓的患者仍可能发生致死的并发症，应该手术治疗。同样的，亚急性 A 型夹层的患者（即发病 2 周后的患者）也需要手术治疗。

3. 入院辅助检查　主动脉强化 CT（2020 年 3 月 21 日）提示主动脉夹层 DeBakey Ⅰ型。

（五）最终诊断

1. 主动脉夹层（DeBakey Ⅰ型）。

2. 高血压病 3 级（高危）。

三、诊治思路

（一）诊断思路

1. 主动脉夹层　患者一天余前无明显诱因突然出现心前区疼痛，压榨样痛，疼痛剧烈，休息后不缓解，伴四肢酸胀无力，伴胸闷气短。当地医院行静脉溶栓治疗，给予阿替普酶（15mg、50mg、35mg）分次静脉泵入，治疗效果不佳。为进一步诊治来我院，行主动脉强化 CT 提示主动脉夹层（DeBakey Ⅰ型）。

2. 常规的诊断检查　包括血液检查、胸部 X 线片、ECG 等，但这些检查不足以对急性主动脉夹层确诊，心电图大部分无缺血性改变，仅 20% 的急性 A 型夹层患者有心电图缺血性改变。心电非特异性复极化异常占累及冠状动脉开口的主动脉夹层患者的 1/3。心电图可以提示由于长期高血压造成的左心肥厚。急性主动脉夹层患者中 60%~90% 会有胸部 X 片异常。虽然大多数主动脉夹层患者胸片表现可能有一处或几处异常，但是完全正常的胸片表现并不能排除主动脉夹层诊断。血液标本化验包括血常规、电解质、肌酐、心肌酶谱、血型等筛查项目。这些血液检查在临床诊断尚未明确时就已经进行。通常主动脉夹层患者会有轻微的白细胞增高，由于出血的原因可能会出现贫血。患者合并脏器灌注不良的情况下，肝功、肌酐、肌红蛋白、乳酸等的水平会出现异常。

3. 影像学检查　对于明确急性主动脉夹层解剖学特点是必需的，这与临床诊断是否已明确或病情危急程度并无关系。影像学检查要求快速完成并且要最大限度地减轻患者痛苦。目前用于急性主动脉夹层的诊断方法中有两种影像学检查方法符合上述要求：电子计算机 X 线断层摄影术（CT）和超声检查。磁共振成像和主动脉造影、血管内超声，也可以用于急性主动脉夹层的诊断，但因为种种原因只可作为二线诊断方式。针对具体的临床情况选择最合适的检查方式前，应当考虑每种影像学检查方法有不同的优点、缺点和可靠性。每种检查可提供独特的信息，包括原发破口及继发破口的位置、假腔内有无血流或血栓、主动脉瓣的情况、有无心肌缺血及其性质、头臂血管和动脉分支受累及的情况。能够为手术计划和后续治疗提供特殊针对性数据的影像检查方式才是最适合于患者的。

由于螺旋 CT 的普及，使其已经成为诊断急性主动脉夹层最常用的检查。静脉造影剂的使用可能会造成其在某些临床情况下应用受限。但螺旋 CT 可以提供大多数医生所熟悉的图像资料，并且有很高的敏感性和特异性。这项检查可以快速完成，符合急性夹层早期处理要求，胸腔和心包腔等结构也能被清楚地显示。当显示为动脉相时，还可以评价动脉分支血管：评价头臂动脉受累情况的准确度可达到 96%。主动脉夹层诊断的确定必须要具备由于主动脉内膜片分隔开而形成的真假腔，主动脉影像的三维重建不但为诊断提供信息，还可为手术方案的制定提供信息[2]。

（二）鉴别诊断

急性主动脉夹层患者约有 40% 于发病时即刻死亡，发病后能够存活下来的患者一般通过药物治疗使病情稳定，对这部分患者来说，药物等治疗干预可改变主动脉夹层的自然病程，故临床预后最终取决于夹层的类型、就诊时间、患者相关的因素及提供治疗的单位的医疗质量和接诊人的相关经验。

对于病情平稳的患者如果怀疑患有主动脉夹层，评估包括详细的病史及查体，着重发现那些能帮助明确诊断的症状及体征。约30%诊断为急性主动脉夹层的患者最初被误诊为其他疾病，因此需要医生对与本病相关临床表现高度警惕。大多数主动脉夹层患者有剧烈的、不能缓解的胸痛，此类疼痛的患者必须要考虑有主动脉夹层的可能性。这种疼痛通常是患者以往没有经历过的，常会引发焦虑。升主动脉夹层的疼痛通常位于胸骨中部，降主动脉夹层的疼痛多位于肩胛间区。疼痛最剧烈的部位随着夹层正向或逆向扩展会发生改变，这种"迁移性疼痛"应该引起临床的高度警惕。疼痛的性质常描述为"撕裂样"或"撕脱样"。疼痛程度极强而且持续。不伴发疼痛的主动脉夹层也有报道，这类情况通常发生在有动脉瘤的患者。这种情况下，新发夹层的疼痛与原有的动脉瘤的慢性疼痛不易区分。部分患者还会出现与脑、四肢及内脏灌注障碍相关的症状和体征。在最初的疼痛症状后，这些缺血引发的临床表现可能会掩盖真实的主动脉夹层诊断。

既往史中如原发性高血压、主动脉瘤、家族性结缔组织疾病等危险因素有助于协助诊断。违禁药物的使用也逐渐成为有助于早期诊断的重要易患因素。主动脉夹层引起的胸痛的鉴别诊断有心肌缺血、主动脉瘤、急性主动脉瓣反流、心包炎、肺栓塞、胸壁肌肉骨骼疼痛。相关的病例需要考虑到主动脉夹层的可能性，因为不同的治疗方法（如急性心肌梗死的溶栓治疗）将影响到急性主动脉夹层患者的生存率。

（三）治疗措施和方案

1. 外科手术治疗　急性主动脉 A 型夹层的致死率是非常高的。大约50%的急性 A 型夹层的患者在发病48小时内死亡。传统观念认为，急性 A 型夹层在自然病程下有每小时1%的死亡率。然而新的资料显示，某些高风险组应用药物治疗有了不同的预后。有一项研究表明，28%的急性夹层患者因为各种原因接受药物治疗，其住院死亡率为58%。如此高的死亡率提示，存活的急性 A 型夹层患者应尽快地诊断并尽早行手术治疗。

升主动脉及近端主动脉弓夹层的手术入路是通过胸骨正中切口，该切口可以向锁骨上、颈部及向下延长以显露头臂血管或降主动脉，当夹层累及远端主动脉弓时，辨别和保护好左迷走神经及其喉返神经分支和左膈神经。如果 A 型夹层累及弓部（30%）或不清楚是否累及弓部，最好采用远端开放吻合技术置换升主动脉。远端开放吻合技术需要钳夹中段升主动脉，通过顺行和（或）逆行灌注心脏停搏液使心脏停搏，然后切开阻断钳近端发生夹层的升主动脉。这时可以评估并手术修复主动脉瓣，并继续全身降温。如果夹层没有累及主动脉根部，在窦管交界远端5～10mm处横断主动脉。如果夹层累及窦管交界，用1条或2条 Teflon 毡片夹住剥离的动脉壁，以3-0或4-0 Prolene 线将其重新缝合在一起，重建近端主动脉。

当温度降到18～20℃，可以中断灌注，开始短时间停止循环，移开主动脉钳，检查主动脉弓的内膜，然后根据情况做相应的修复（病例6图2）。如果内膜是完整的，可以直接行远端吻合口吻合，并在人工血管上插管、排气、上阻断钳，恢复体外循环全身复温。如果主动脉弓的内膜已累及，可以行半弓重建术（病例6图3）。

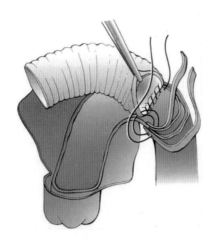

病例6图2 远端主动脉的假腔被封闭，主动脉壁缝合时内外衬垫毡条

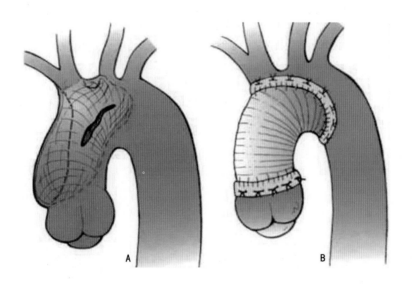

A－主动脉A型夹层累及近端主动脉弓；B－升主动脉与受累及的主动脉弓进行置换，远端主动脉切口衬垫毡条后进行缝合

病例6图3 A型夹层外科手术治疗

2. 止血 主动脉夹层手术常会有大量的出血。严格的血液保护是手术很重要的一方面，应至少准备1个血液回收装置。在手术开始前，应将备好的红细胞、血小板、新鲜冰冻血浆取至手术室。患者手术前状态引起的凝血紊乱、体外循环、深低温停循环都会造成大量的出血。移植血管材料的改进几乎可消除其引起的术中及术后出血。抗纤溶药物如6－氨基乙酸、抑肽酶也是很有用的止血剂。抑肽酶全量或半量使用均有效，尤其在手术前使用最有效。对于应用深低温停循环的病例，我们的做法是在停循环结束后使用。患者常需要输入新鲜冰冻血浆、血小板，甚至冷沉淀物。当全身性凝血紊乱矫正后，

纤维蛋白胶和止血材料如速即纱和明胶海绵也有用。

四、相关进展

1. 发病机制　目前有几种假说都试图解释内膜撕裂（原发破口）使动脉血流在动脉壁中层形成一分裂层的机制。最初的观点认为，由于主动脉中层存在生化异常，正常机械压力作用于动脉壁就会造成内膜撕裂，称之为中层囊性坏死或退行性变。关于主动脉中层的异常与内膜撕裂之间的关系并没有得到足够的科学证据支持。事实上，仅有少数急性主动脉夹层的患者发现有中层退行性变，而且大多数是儿童。因此，近来这种理论的支持者越来越少。

另外，有资料提示主动脉夹层与主动脉壁内血肿存在联系。这种理论的提出者指出，动脉中层的滋养血管出血会形成一管壁血肿，导致舒张期局部区域内膜张力增高，这些部位会出现内膜撕裂。事实上，10%～20%的急性主动脉夹层的患者存在血管壁血肿，提示这可能是夹层的起因。穿透性动脉粥样硬化性溃疡曾被认为是某些病例内膜撕裂的来源，因此，许多人将升主动脉透壁溃疡同夹层一样对待。虽然这确实在这些患者中出现，但透壁溃疡导致全动脉夹层这一机制的支持者逐渐减少。胸主动脉动脉粥样硬化多表现为穿透性溃疡，夹层可发生于整个动脉的概率也不支持这一理论[3]。

主动脉夹层没有确定的单一的病因，目前的研究确定了以下可损坏动脉壁导致夹层的危险因子：高血压、结缔组织病、Ehlers – Danlos 综合征、马方综合征、Turner 综合征、主动脉炎、主动脉囊性中层病变、动脉粥样硬化、胸主动脉瘤、主动脉二瓣化、医源性、外伤、药物、主动脉缩窄、妊娠、先天性主动脉瓣狭窄、多囊肾、库欣综合征。

2. 孙氏手术　对累及主动脉弓部的主动脉夹层患者行主动脉弓替换加支架象鼻手术。由于该手术方式为北京安贞医院孙立忠教授首创，该术式在2005年全美胸心血管外科年会上首次报告，研究成果在 Circulation（IF 14.793）等杂志上发表，故临床称该手术为孙氏手术（Sun's Procedure）。2003 年开始，孙立忠等根据我国主动脉疾病的形态学特点，应用自主研制的支架人工血管，开发应用新的主动脉弓替换和支架象鼻手术。该术式适用于治疗复杂型主动脉夹层、累及主动脉弓和弓降部的广泛主动脉病变，进一步简化了手术过程，在减少术后出血、提高远端假腔闭合率、降低再手术率等方面效果更好。至 2010 年 10 月，全国已临床应用近 4000 例，并于 2010 年初在巴西和阿根廷推广应用，已手术 40 余例，手术死亡率降低至 5% 以下，术后主动脉夹层假腔闭合率超过 90%，取得了很好的临床结果，被公认为是治疗复杂型主动脉夹层以及累及主动脉弓和降主动脉扩张性病变的标准术式。术式的基本方式：主动脉弓替换加支架象鼻手术。基本理念是简化手术，降低手术并发症和死亡率，提高假腔闭合率，减少再次手术率，降低再次手术难度，提高长期效果。孙氏手术操作规范，技术较易掌握，其技术效益、经济效益及社会效益高，值得积极推广。

（山东大学第二医院：孙　强　朱文哲）

参 考 文 献

[1] 中华医学会. 临床诊疗指南心血管分册[M]. 北京：人民卫生出版社，2010.
[2] 中华医学会. 临床技术操作规范心血管外科学分册[M]. 北京：人民军医出版社，2020.
[3] Lawrence H，Cohn，M D. Cardiac Surgery in the Adult[M]. 北京：人民卫生出版社，2016：826 – 850.

病例 7 非典型急性主动脉夹层 1 例

一、概述

急性主动脉夹层（acute aortic dissection，AAD）是指各种原因造成主动脉内膜损伤撕裂，血液通过内膜的破口进入主动脉壁导致血管壁分层，形成主动脉真假两腔分离的一种病理改变[1]。其发病率为每年 1 ~ 3 例/10 万[2]，较其他心血管急症偏低，但发病急、进展迅速、病情凶险、死亡率高[3]，早期识别、快速干预是患者生存的关键。

根据夹层起源及受累部位的不同，DeBakey 分型将其分为Ⅰ型、Ⅱ型和Ⅲ型，1970年，Stanford 根据病变有无累及升主动脉将其分为 A 型和 B 型（详见病例 7 图 1）[4]。AAD 几乎可以影响人体的所有动脉分支或器官，临床表现常多样。AAD 的典型临床表现为前胸后背的撕裂样疼痛，这种典型表现常引起医护人员高度警惕而能尽早确诊，但部分患者没有典型疼痛症状，极易导致误诊漏诊，给尽早明确 AAD 的诊断带来困难[5]。本文以 1 例非典型 AAD 为例，探讨临床非典型 AAD 诊断线索的发现和临床思维，增强对非典型 AAD 的临床疑诊意识，提高非典型 AAD 患者早期诊断率，改善患者预后。

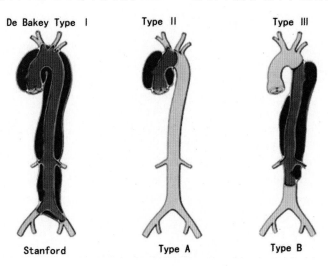

病例 7 图 1 主动脉夹层分型

二、病例报告

1. 病史摘要

（1）主诉：患者刘某某，30岁，男性。因"双下肢乏力伴小便失禁1小时"，于2018年11月17日20：10由120送入我院急诊科就诊。

（2）现病史：患者1小时前因晚餐后自觉颈项部不适，后出现双下肢乏力、麻木，后背部不适，站立不稳，休息后未缓解，继而出现小便失禁；无头晕头痛、无恶心呕吐，无胸痛胸闷，无腰痛不适，急送来我院。

（3）既往史：否认高血压、冠心病、糖尿病等慢性病史。无吸烟饮酒等不良嗜好。

2. 入院查体

体温36.6℃，脉搏69次/分，呼吸30次/分，血压123/59mmHg，血氧饱和度98%（未吸氧）。青年男性，神志清楚，精神紧张，双侧瞳孔等大等圆，直径约3mm，对光反射灵敏；双肺呼吸音清，未闻及干湿性啰音；心音低钝，律齐，未闻及瓣膜杂音；腹软，无压痛及反跳痛；双上肢肌力5级，左下肢肌力3级，右下肢肌力5级，肌张力正常，双侧巴宾斯基征（－）；双上肢血压对称，双侧桡动脉搏动良好，左侧足背动脉搏动减弱。

3. 诊疗经过

患者入院后立即予心电监护、血氧检测，并完善相关检查项目，包括血气分析、ECG、血常规、凝血四项、D-二聚体，心肌酶谱、肌钙蛋白（病例7表1）等。胸部CT、颅脑CT未见明显异常；心电图示：$V_4 \sim V_6$ ST-T改变；予患者氧气吸入，极化液营养心肌治疗。

2018年11月17日23：00，患者诉右下肢麻木不适无明显缓解，并出现腰部不适，胸前区不适，气短。查体：脉搏77次/分、呼吸25次/分、血压143/68mmHg、血氧饱和度97%；四肢肌力、肌张力正常，请骨科医师会诊，建议行腰椎CT；并复查血常规、凝血四项、D-二聚体，心肌酶、肌钙蛋白，心电图，血气分析（病例7表1），心电图较前无明显变化。

病例7表1　患者2018年11月17日20：30与23：00实验室检查情况

指　标		2018年11月17日 20：30	2018年11月17日 23：00
血常规	WBC（×10⁹/L）	10.99	14.38
	N（%）	43.3	90.2
心肌酶	CK（U/L）	97	293
	CK-MB（U/L）	18	10
	CTNI（ng/ml）	0.19	0.20
凝　血	INR	1.27	1.22
	FIB（g/L）	1.78	2.07
	D-D（μg/ml）	＞20	＞20
血气分析	PH	7.273	7.391
	PCO₂（mmHg）	28	34.3
	PO₂（mmHg）	113.6	104.1
	K⁺（mmol/L）	3.45	4.21
	Lac（mmol/L）	14.4	2.0
	BE（mmol/L）	－12.86	－3.83

2018 年 11 月 18 日 08∶00，患者诉胸前区、后背部不适较前明显，查体：脉搏 69 次/分、呼吸 30 次/分、血压 181/71mmHg、血氧饱和度 98%，予乌拉地尔持续泵入降压，并行胸部 + 腹部强化 CT、颅脑 MR 检查。胸腹强化 CT 示（病例 7 图 2）：升主动脉、主动脉弓、降主动脉、腹主动脉及双侧髂动脉腔内线状低密度影，将管腔分为真、假两腔，病变起自升主动脉根部，左侧颈总动脉、头臂干亦示分层改变，下方达髂动脉水平；右肾动脉起自真腔，左肾动脉假腔供血，肾实质灌注极差；颅脑 MR 未见明显异常。明确诊断：主动脉夹层 DeBakey Ⅰ 型/Stanford A 型，遂转入心外科治疗。

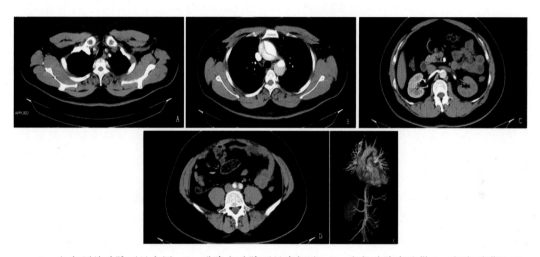

A－左右颈总动脉可见夹层；B－升降主动脉可见真假腔；C－右肾动脉真腔供血，肾实质灌注可，左肾动脉假腔供血，肾灌注差；D－左侧髂动脉假腔供血，右侧髂动脉可见真假腔；E－VR 影像，动脉腔可见真假腔分界，起自升主动脉，下至髂动脉

病例 7 图 2　胸腹强化 CT

三、病例分析及讨论

疼痛是 AAD 最主要和常见的表现[6]，约 90% 的患者表现为突发前胸或胸背部持续、撕裂样或刀割样剧痛，根据病变部位，疼痛还可向肩背部、胸腹部以及下肢等处放射。大多数 A 型 AAD 患者会出现前胸痛，B 型 AAD 患者通常表现为腹痛和背痛[7]。然而，给急诊医师带来巨大挑战的却是疼痛不典型的急性 AAD。

本例患者发病初期表现为"颈项部不适"，后出现"双下肢乏力、麻木，后背部不适，站立不稳，休息后未缓解，继而出现小便失禁"。既往体健的青壮年男性，在无诱因的情况下，短时间内出现神经、运动、泌尿多系统病症并逐渐加重，首次评估时很容易考虑急性脑血管疾病；而入院血压正常，查体表现神志清楚、精神正常、心音低钝、左足背动脉搏动减弱、双侧巴宾斯基征阴性等体征与单纯脑血管疾病不甚相符；显著升高的 D -二聚体提示着凝血功能障碍，上升明显的血乳酸强烈提示可能存在血流灌注不足的组织代谢障碍，加上急促的呼吸频率仿佛与肺栓塞的表现很相似；而双肺呼吸音尚清，氧分压 113.6mmHg 及全身的体征却无法用肺栓塞来解释；如果能有床旁心肺超声，可能提供更丰富的信息。随着时间的推移，患者经基本处理后，症状无缓解且有进展，检测指标改善不明显。此时，必须重新审视这个"幕后元凶"：涉及颈项、胸部（心肺）、腹部、腰部、下肢多部位病变，影响凝血功能，具有缺血性组织灌注不足，用单脏器疾病不能完全解释；不典型 AAD 的表现跃然纸上，血管增强扫描后，果真发现问题所在。

AAD 可累及全身多个系统，呈现不典型的临床表现。若累及头臂干或左颈总动脉，可出现头晕、头痛、晕厥、肢体麻木等缺血症状；夹层压迫颈交感神经常出现 Horner 综合征；压迫喉返神经以声音嘶哑为首发症状，常被误诊为神经系统疾病[8]；若累及一侧上肢动脉可引起双侧上肢或上下肢血压差异较大，脉压差常 >20mmHg[9]；当夹层累及升主动脉根部，影响到主动脉瓣膜时，主动脉瓣听诊区可闻及叹气样舒张期杂音，严重时可出现充血性心力衰竭；若累及肠系膜上动脉可表现为腹痛明显，甚至表现出肠梗阻、肠坏死、腹膜炎表现，被误诊为消化系统疾病[10]；若累及腹主动脉或髂动脉，常以肢体发凉、脉搏减弱等急性下肢缺血为表现；肾动脉供血受累时，多出现血尿、少尿及其他肾功能损伤症状。此外，以麻木、感觉异常等脊髓缺血表现为首发症状的 AAD 患者在临床上也曾有报道[11]，AAD 患者的脊髓受累可能是继发于肋间动脉阻塞，除典型的脊髓综合征外，患者还可能出现麻木、感觉异常，脉搏不足甚至瘫痪。本例患者发病之初虽没有明显脑供血不足的表现，但其诉有颈项部不适，考虑与左右颈总动脉的受累有关，因其尚有真腔血供，症状表现轻微，往往容易忽视；表现较为显著的下肢乏力、麻木、搏动不足、小便失禁考虑与脊髓缺血及髂动脉受累、下肢供血不足有一定关系；就其逐渐上升的血压来看，与其左肾完全由假腔供血、肾实质灌注极差密切相关。由于患者没有表现出 AAD 的典型疼痛表现，因此在第一次评估时很容易漏诊。这就提示我们在没有典型胸腹痛的情况下，各脏器或肢体、神经缺血症状如不能单纯以相应系统疾病来解释时，应考虑到 AAD 的可能。

一般常规实验室检查对于 AAD 的诊断意义较小，累及冠状动脉、出现心肌损伤时，可有酶学的升高。血浆 D - 二聚体是血纤维蛋白溶解后产生的特异性降解产物，在正常患者体内含量很低；在炎症、外伤、肿瘤及多种栓塞性血管疾病中均可显著升高。AAD 患者主动脉内膜破损，在破裂部位激活凝血系统，同时主动脉壁内假腔的形成，易于产生血栓，进而激活纤溶系统，导致血浆 D - 二聚体水平显著升高[12]。血浆 D - 二聚体水平对 AAD 具有较高的特异性，年龄调整后 D - 二聚体（age - adjusted D - dimer, DDadj）（年龄×10ng/ml，最低 500ng/ml）使其阴性预测敏感性高达 96%，如果其 DDadj 在正常范围内，AAD 存在的风险非常低[13]，与主动脉夹层风险评分（aortic dissection detection risk score, ADD - RS）联合应用，更能准确地筛选 AAD 高危可疑患者[14]。此外，血浆 D - 二聚体水平在区分 AAD 和 AMI 方面还有另一种潜在的用途：有研究发现 AAD 患者血浆 D - 二聚体含量明显高于非 ST 段抬高型急性冠脉综合征患者[15]，但其确切的临界值还有待进一步研究。当然，临床关注阴性结果的排除诊断价值时不可忽视其水平升高的临床意义。血浆 D - 二聚体水平升高对于无慢性基础疾病的就诊患者急性血栓形成具有重要提示作用。本例中患者在症状不典型的情况下，过高的血浆 D - 二聚体水平成为急性血栓形成的关键线索，指引着我们进一步的筛查。

心电图检查一般无特异性诊断价值。少数患者出现心包积血时出现全导联 ST - T 改变，或少数近端夹层的内膜破裂下垂物遮盖冠状窦口致急性心肌梗死，呈现下壁心肌梗死的心电图改变外，一般没有特异性变化。有研究发现心电图表现为 AMI 样改变者 A 型夹层的可能性更大，且与患者的不良预后显著相关[4]。如果患者胸痛症状不典型，心电图有损伤性改变，极易误诊为 AMI 而导致严重后果。因此，要时刻以"发散思维"采集患者症状，以"一元论"思考疾病诊断；对于心电图符合心肌梗死但缺乏动态演变，而酶学检查正常的患者出现剧烈胸痛而没有显著心电图改变者，要进一步发散临床诊断思维，必要时联合血浆 D - 二聚体检查、心脏彩超、心脏血管造影(CTA)等检查，以减少漏诊、误诊。本例患者连续 2 次心电图无明显动态变化，且连续 2 次心肌肌钙蛋白未见明显升高，不难与急性心肌梗死鉴别。

高血压、动脉粥样硬化、年龄增长、Marfan 综合征等结缔组织病及医源性损伤、遗传是 AAD 的重要易患因素[16]。本例患者为青年男性，无主动脉夹层的常见危险因素，且缺乏典型胸痛表现，排除此类低危患者的主动脉夹层之前，一定要谨慎检查与主动脉夹层相关的器官并发症，必要时行 CTA 以明确诊断。CTA 以其较高的敏感性和特异性成为疑诊 AAD 患者的首选术前检查手段。当然，对于碘过敏、肾功能损害等 CTA 检查存在禁忌证的患者可选择相同检查效能的 MRI；超声心动图的诊断准确性虽弱于 CTA 和 MRI，但由于其便携性、灵活性，也广泛应用于 AAD 患者的术前、术中和术后的评价。临床实践中应根据病情需要，综合选择合适的辅助检查，以尽快对病情做出综合评价。

四、结语

加强对 AAD 的认知，增强临床疑诊意识，全面问诊，仔细查体，发散临床思维，识别临床典型与非典型症状，时刻与相似疾病鉴别，才能尽早诊断，为进一步治疗争得先机。

（山东中医药大学附属医院：邱占军　王　梅　毛存华）

参 考 文 献

[1] 王豪俊，肖子亚，顾国嵘，等. 床旁超声心动图在 Stanford A 型主动脉夹层诊断和院内死亡风险评估中的价值[J]. 中华心血管病杂志，2017，45(11)：954 - 957.

[2] Baliga R R, Nienaber C A, Bossone E, et al. The role of imaging in aortic dissection and related syndromes[J]. JACC Cardiovascular Imaging, 2014, 7(4): 406 - 424.

[3] Gawinecka J, Schnrath F, Eckardstein A V. Acute aortic dissection: Pathogenesis, risk factors and diagnosis[J]. Swiss medical weekly, 2017, 147: w14489.

[4] 宁兰兰，刘超，欧玉琼，等. 急性主动脉夹层 85 例临床分析及其心电图表现特点[J]. 广州医药，2019，50(5)：21 - 24.

[5] Pape L A, Awais M, Woznicki E M, et al. Presentation, diagnosis, and outcomes of acute aortic dissection: 17 - Year trends from the lnternational registry of acute aortic dissection[J]. Journal of the American College of Cardiology, 2015, 66(4): 350 - 358.

[6] Hagan P G, Nienaber C A, Isselbacher E M, et al. The lnternational registry of acute aortic dissection

（IRAD）：New insights into an old disease［J］. JAMA，2000，283（7）：897 - 903.

［7］ 胡文娥，陈蕾，李子付，等. 以神经系统症状起病的无痛性主动脉夹层四例［J］. 中国脑血管病杂志，2015，12（1）：37 - 39.

［8］ 吴卓乐. 主动脉夹层破裂一例误诊为上消化道出血［J］. 临床误诊误治，2011，24（S1）：26.

［9］ 陈琳，马波民，杨春卿，等. 以腹痛为首发症状的 Stanford B 型主动脉夹层误诊分析［J］. 临床误诊误治，2018，31（4）：11 - 14.

［10］ Bekele E，Kagolanu D C，Kim M，et al. More than just muscle spasms：A rare presentation of aortic dissection［J］. BMJ Case Reports，2017，bcr2016218432.

［11］ Paparella D，Rotunno C，Guida P，et al. Hemostasis alterations in patients with acute aortic dissection［J］. The Annals of Thoracic Surgery，2011，91（5）：1364 - 1369.

［12］ Cui J S，Jing Z P，Zhuang S J，et al. D - dimer as a biomarker for acute aortic dissection：A systematic review and meta - analysis［J］. Medicine（Baltimore），2015，94（4）：e471.

［13］ Nazerian P，Mueller C，Soeiro A M，et al. Diagnostic accuracy of the aortic dissection detection risk score plus D - Dimer for acute aortic syndromes：The ADvISED prospective multicenter study［J］. Circulation，2018，137（3）：250 - 258.

［14］ 于鑫溢，王博，裴宇，等. 血浆 D - 二聚体水平在急性 Stanford A 型主动脉夹层与非 ST 段抬高型心肌梗死鉴别中的意义［J］. 中国现代医学杂志，2020，30（06）：36 - 40.

［15］ 张静，杨梦思，金小芹，等. 不同年龄急性主动脉夹层患者临床特征及院内预后分析［J］. 中国循证心血管医学杂志，2019，11（9）：1104 - 1107.

［16］ 中国医师协会心血管外科分会大血管外科专业委员会. 主动脉夹层诊断与治疗规范中国专家共识［J］. 中华胸心血管外科，2017，33（11）：641 - 654.

病例8 心搏骤停抢救成功1例

一、概述

心搏骤停是指心脏射血功能的突然终止，是心源性猝死的最主要原因。心源性猝死是指急性症状发作后1小时内以意识突然丧失为特征、由心脏原因引起的死亡。心搏骤停可由以下4种情况引起：室颤、无脉性室性心动过速、无脉性电活动和停搏。心源性猝死血流运行立即停止，脑血流急剧减少，可引起明显的循环系统和神经系统症状。具体可表现为：①意识丧失，或全身短暂性抽搐。②心音消失、脉搏触不到、血压测不出。③呼吸断续，呈叹息样或短促痉挛性呼吸，随后呼吸停止。④面色苍白或发绀。⑤瞳孔散大、固定。如果呼吸先停止或严重缺氧，则表现为进行性发绀、意识丧失、心率逐渐减慢，随后心搏停止。

判断心源性猝死时，出现较早而且最可靠的临床征象是意识丧失伴大动脉搏动消失。成人通常是检查颈动脉搏动，亦可触摸股动脉，儿童可检查肱动脉搏动。

治疗心搏骤停，首先应明确诊断并治疗病因；其次是对症治疗，如维持有效循环、呼吸与神经系统的功能，特别是脑灌注。功能锻炼是恢复期的重要措施。

二、病例报告

（一）病史摘要

1. 主诉 患者张某某，女性，53岁。因"剑突下疼痛1小时余，意识不清半小时余"于2020年3月12日入院。

2. 现病史 患者于1小时余前因无明显诱因出现剑突下疼痛，呈持续性，伴恶心、呕吐，呕吐物为胃内容物，无咖啡色样及鲜血样物质，呕吐后疼痛症状稍缓解，继而突发意识不清，呼之不应，无四肢抽搐，无胸闷、胸痛，无心悸，无全身大汗等不适。为求进一步诊治，急拨打"120"来我院急诊就诊。入院后查体，患者昏迷状态，呼之不应，颈动脉搏动未触及，心音消失，呼吸音弱，立即行胸外心脏按压，气管插管，呼吸机辅助呼吸，电除颤2次，予多巴胺、肾上腺素注射液、胺碘酮注射液等处理后，患者心跳逐渐恢复，考虑患者病情危重性建议患者住监护室治疗，告知患者家属患者病情危重性及住ICU相关情况、费用等，患者家属表示理解，同意住EICU治疗，以"心肺复苏术后"收住院。入科时见患者四肢略有抽搐，无口吐白沫。患者自发病以来意识不清，无大小便失禁。

3. 既往史 1周前有狗咬伤病史，未注射狂犬疫苗。否认冠心病、高血压、糖尿病病史。否认肝炎及结核等传染病病史，否认重大外伤史及手术史，否认输血史。否认药物及食物过敏史。预防接种史不详。否认吸烟史及饮酒史。否认冶游史及吸毒史。月经史不详；适龄结婚，育有1女，配偶及女儿均体健。家族史父母已故，死因不详。否认家族中有遗传病、传染病及类似病史。

（二）入院查体

体温36.2℃，脉搏120次/分，呼吸机辅助呼吸，血压125/75mmHg，血氧饱和度96%。

中年女性，昏迷状态，营养中等。皮肤黏膜未见异常，双侧瞳孔等大等圆直径5.0mm，对光反射阴性。双肺呼吸音粗，全肺可闻及干湿性啰音。心前区未触及震颤及心包摩擦感，心界不大，心率120次/分，律齐，各瓣膜听诊区未闻及病理性杂音。腹柔软，肠鸣音4次/分。四肢肌张力高，双侧巴宾斯基征阴性。

（三）辅助检查

动脉血气分析：pH 7.05，PCO_2 34mmHg，PO_2 73mmHg，K^+ 2.9mmol/L，GLU 27.8mmol/L，Lac 15.0mmol/L，HCO_3^- 9.4mmol/L。

影像学检查：颅脑+胸部CT示：①未见颅内出血征象；②双肺炎症。

心脏彩超示：左室壁各节段运动弥漫性减低，左房稍大，主动脉瓣反流（少量），二尖瓣反流（轻度），左室收缩功能、舒张功能不全。

2020年3月18日头胸CT示：①颅脑CT平扫未见明显异常；左侧蝶窦炎。②肺水肿；双侧胸腔积液。③双肺炎症，双肺下叶膨胀不全，较前范围扩大。④升主动脉远段管径增粗。

肌钙蛋白检查见病例8表1。

病例 8 表 1　肌钙蛋白检查

日期(月 - 日)	肌钙蛋白数值(ng/ml)
03 - 12	2.96
03 - 13	8.09
03 - 14	4.22
03 - 15	2.20
03 - 16	1.38
03 - 18	0.59
03 - 20	0.24
03 - 22	0.17

（四）入院诊断

1. 心搏骤停。

2. 心肺复苏术后。

3. 高乳酸血症。

4. 代谢性酸中毒。

5. 2 型糖尿病？

6. 低钾血症。

7. 肺部感染。

（五）入院诊疗计划

1. 予以持续经口气管插管接呼吸机辅助呼吸，应用咪达唑仑注射液持续微量泵泵入镇静，多巴胺注射液、去甲肾上腺素注射液升压。

2. 入院后快速完成床旁采血、留尿、送检血，动态监测心电图、胸主动脉彩超、腹主动脉彩超、心脏彩超等检查。

3. 应用泮托拉唑钠粉针抑酸预防应激性溃疡，胞磷胆碱钠注射液营养脑神经，氨溴索注射液祛痰，胰岛素注射液控制血糖，头孢哌酮钠舒巴坦钠粉针 3g、1 次/12 小时静脉滴注抗感染，补液维持水、电解质平衡等对症综合治疗。

4. 予以股静脉置管，方便继续补液、监测 CVP、应用血管活性药物（多巴胺注射液、去甲肾上腺素注射液）。

5. 必要时行主动脉球囊反搏术，以提高舒张期压力、增加冠脉灌注、增加心肌供养、减少心肌氧耗、减少心脏后负荷、降低心脏做功等。

三、护理措施

1. 严格执行危重患者 EICU 护理常规，予以特级护理，持续心电监护。

2. 加强各路管道护理，积极抗感染，治疗原发病，预防呼吸机相关性肺炎的发生，预防泌尿系统等的感染。

3. 主动脉球囊反搏的护理

（1）传感器的位置和患者腋中线平行，确保压力数值的精确。

（2）定时冲肝素盐水，保证中央腔的通畅，观察"Y"形分叉处回血情况，随时冲洗。

（3）患者倾斜角度大于135°，防止导管打折。

（4）球囊在体内保持搏动，不能停机。

（5）使用加压盐水袋，保证中央腔冲洗的效果。

（6）可以配合辅助比率调整对患者的辅助效果，减少充其量，但是充气量不能低于70%，防止血栓的形成。

（7）采用心电信号触发时，如果信号不好，第一要检查心电连接处的情况。

（8）准备撤机原则：先减药，后减少或者停止主动脉内球囊反搏（intra-aortic balloon pump therapy，IABP）辅助。

（9）在使用IABP的过程中，应持续肝素化保持中央腔的冲洗，每4~6小时追加肝素（0.5mg/kg），维持ACT（激活凝血时间）为1.5~2倍。该组患者由于体外循环术后，凝血机制较差，往往容易出血，所以肝素不应积极，ACT为150秒左右最好。

（10）床旁监护仪和IABP实际监测数值的区别。床旁监护仪的算法：在一个心动周期内压力的最高值是收缩压，最低值是舒张末压；IABP算法：经过IABP辅助后，在整个心动周期内，压力最高值有可能是球囊反搏导管充气生成的反搏压。所以再观察和记录患者血压情况时，只能通过IABP监测到的有创血压值，来评判患者的血流动力学状态，此时再观察监护仪的数值是不准确的。

（11）当患者心率大于150次/分时，应适当降低心率保证最佳的IABP辅助效果。

（12）注意穿刺部位有无渗血等情况，每日消毒换药。

（13）导管的连接不能太紧密，不需要附加的材料紧固连接。

4. 准确记录出入量，观察有无水、电解质紊乱情况。

5. 加强营养支持，进食高热量、高蛋白饮食。

6. 康复训练，协助患者进行患肢关节的功能运动。

7. 心理护理，帮助患者树立战胜疾病的信心。

四、患者转归情况

2020年3月15日脏器功能明显好转。

2020年3月17日患者心率、血压平稳，停用IABP。

2020年3月20日自主呼吸稳定，停用呼吸机治疗。

2020年3月23日转心内科继续治疗。

2020年4月1日出院。

五、病例分析及讨论

几乎在患者发生心搏骤停的同时，我院急诊医护人员立即对患者实施心肺复苏术，并且发动了多学科会诊，在胸外按压及气管插管的基础上，及时应用了多巴胺、肾上腺素注射液、胺碘酮注射液提高除颤成功率，先后进行2次电除颤，使患者恢复心跳。回顾该患者整个抢救过程，有效的心肺复苏是心搏骤停抢救的关键，准确判断、迅速行动、具备医疗专业经验丰富的团队合作使该患者生命得以挽救。

（山东第一医科大学第二附属医院：谢　伟）

病例9 暴发性心肌炎1例

一、概述

暴发性心肌炎是由病毒感染（最常见为柯萨奇B族病毒）所致的心肌严重的炎性损害，是心肌炎最危重的类型，占急性心肌炎总数的4%～5%，死亡率可高达80%[1]。此病起病急、病情进展快，主要表现为猝死、严重心律失常、心源性休克等[2]。成人发病早期病情比较隐匿，不易引起重视，故易发生误诊及漏诊[3]。因此，临床医师需对此病提高警惕性和预见性。

二、病例报告

（一）病史摘要

1. 主诉 患者党某某，男性，38岁，因"发热4天、呼吸困难1天"于2019年9月19日15:00就诊于急诊科。

2. 现病史 患者4天来因着凉后出现发热、头晕、咳嗽，伴胸腹部不适，无心前区疼痛及肩背部放射痛，无恶心、呕吐。就诊于当地医院，检查心肌损伤标志物3项：肌钙蛋白1.1ng/ml，肌酸激酶同工酶23ng/ml，肌红蛋白阴性；血常规：白细胞计数11.1×10⁹/L，中性粒细胞计数8.05×10⁹/L，单核细胞计数0.92×10⁹/L，余大致正常；C反应蛋白12.77mg/L；胸部CT示：重度肺炎（未见报告）。给予输液治疗（具体不详），病情无好转，仍反复发热，体温最高38.5℃，咳嗽、咳痰加重。1天前出现进食后呕吐，呕吐物为胃内容物，伴胸闷、呼吸困难，头痛。再次就诊行心脏彩超示左室射血分数0.43，节段性室壁运动异常，心功能减低；复查胸部CT示"肺炎"进展迅猛；吸氧状态下血氧饱和度77%左右。遂入住ICU，考虑患者"重症肺炎、病毒感染、急性心肌炎、心力衰竭、呼吸衰竭、休克"；给予氧气吸入；莫西沙星、奥司他韦抗感染；平喘、利尿等药物治疗。患者未见明显好转，急转来我院。

3. 既往史 既往体健，否认重大疾病史；有吸烟史10余年，平均每日8～10支；饮酒史10余年，平均每天1～2瓶啤酒。

（二）入院查体

体温36.0℃，脉搏147次/分，呼吸30次/分，血压110/70mmHg，血氧饱和度81%。神志清楚，精神差，发育正常，营养中等，端坐位，查体合作。全身皮肤黏膜无黄染、无出血点或皮疹，肝掌阴性，浅表淋巴结未触及肿大。结膜红润，眼睑无水肿，口唇发绀。呼吸急促，双肺呼吸音粗，可闻及广泛湿性啰音，心率147次/分，心律整齐，心音低钝，各瓣膜听诊区未闻及杂音。腹平坦，无腹壁静脉曲张，无胃肠型及蠕动波，触诊软，全腹无压痛及反跳痛，肝脾肋下未及，墨菲征阴性，肝肾区无明显叩痛，未触及包块，移动性浊音阴性，肠鸣音弱。双下肢无水肿。

(三)诊疗经过

患者入抢救室后,即给予无创呼吸机辅助通气、利尿、抗感染、营养心肌、维持水及电解质平衡等治疗。

1. 辅助检查

(1)2019 年 9 月 16 日(外院)

肾功生化:钠 136.6mmol/L、钾 3.58mmol/L、肌酐 89μmol/L,余未见明显异常。

心肌损伤标志物 3 项:肌钙蛋白 1.1ng/ml、肌酸激酶同工酶 23ng/ml,肌红蛋白阴性。

血常规:白细胞计数 11.1×10⁹/L,中性粒细胞计数 8.05×10⁹/L,单核细胞计数 0.92×10⁹/L,余大致正常;C 反应蛋白 12.77mg/L。

腹部 B 超:肝内稍高回声结节,考虑血管瘤,腹腔胀气。

尿常规:尿酮体 4.0mmol/L。

(2)2019 年 9 月 19 日(本院)

心肌损伤标志物 3 项:肌红蛋白 252.8ng/ml、肌钙蛋白Ⅰ 12.678ng/ml、肌酸激酶同工酶 48.8ng/ml;脑钠肽 2652pg/ml。

血常规:C 反应蛋白 105.36mg/L、白细胞计数 31.07×10⁹/L、中性粒细胞百分比 93.9%、淋巴细胞百分比 2.3%、中性粒细胞数 29.17×10⁹/L、淋巴细胞数 0.71×10⁹/L、单核细胞计数 1.03×10⁹/L、红细胞计数 6.54×10¹²/L、血红蛋白 190g/L;血小板 0.25ng/ml。

肝肾功生化检查:谷草转氨酶 70U/L、肌酐 11.7μmol/L、血糖 9.19mmol/L、肌酸激酶 754.3U/L、乳酸脱氢酶 936.6U/L、钠 133.4mmol/L、酮体弱阳性,余大致正常。

血凝 7 项:D-二聚体 1360ng/ml、凝血酶原时间 14.6 秒、纤维蛋白原浓度 7.55g/L;血氨未见异常。

血气分析:pH 7.46、二氧化碳分压 25mmHg、氧分压 37mmHg、钠 127mmol/L、钾 3.4mmol/L、钙 1.03mmol/L、血乳酸 3.8mmol/L、碱剩余 -3.6mmol/L、血氧饱和度 74%。复查血气(BiPAP 呼吸机辅助通气):pH 7.42、二氧化碳分压 29mmHg、氧分压 44mmHg、钠 128mmol/L、钾 3.7mmol/L、钙 1.04mmol/L、血乳酸 3.7mmol/L、碱剩余 -3.8mmol/L、血氧饱和度 81%、血红蛋白 197g/L。

胸部 CT(外院):双肺炎症。

2. 初步诊断

(1)暴发性心肌炎[心功能Ⅳ级(NYHA 分级)]。

(2)重症肺炎(急性呼吸窘迫综合征)。

(3)电解质紊乱(①低钠血症;②低钾血症)。

(4)高乳酸血症。

(5)低蛋白血症。

(6)心包积液。

(7)酮症。

(8)血红蛋白增高。

(9)肝血管瘤。

3. 治疗经过　初步评估后于 2019 年 9 月 19 日 18：40 收住 ICU 治疗。患者呼吸困难加重，血氧饱和度持续走低，意识不清，给予气管插管接呼吸机辅助通气，纤支镜吸痰、冲洗；连续性肾脏替代治疗（continuous renal replacement therapy，CRRT）；营养心肌、利尿、强心、抗感染、抗炎、营养支持等治疗。2019 年 9 月 20 日 8：47 患者心率快速下降至 36 次/分，立即给予胸外心脏按压、球囊辅助通气；并给予肾上腺素静脉推注、小苏打静脉滴注。9：02 心电监护示室颤，给予非同步电除颤（200J），继续胸外心脏按压；9：30 给予临时起搏器置入；并给予去乙酰毛花苷静脉推注，患者心律一度恢复，但难以维持。征得患者家属同意后行体外膜肺氧合治疗，于左侧股静脉内穿刺置管作为引血端，于左侧股动脉内穿刺置管作为回输端；于 11：10 置管成功并连接管路，启动体外膜肺氧合（extracorporeal membrane oxygenation，ECMO）运转，VA – ECMO 模式[4]。继续床旁血滤、抗感染、抗炎、营养心肌、脑保护、营养及免疫支持治疗，后患者生命体征逐渐平稳，于 2019 年 9 月 25 日撤除 ECMO。间断予以俯卧位通气；9 月 27 日停用镇静药物后神志转清，四肢活动及肌力可。经试脱机后予以拔除气管插管，拔管后自主咳痰能力可，痰少，继续无创呼吸机辅助通气，患者生命体征平稳，未诉明显不适。2019 年 9 月 26 日再次出现发热，体温最高达 38.7℃，予以调整抗感染药物后体温趋于平稳。9 月 29 日复查胸部 CT 提示炎症较前改善，脑钠肽、肌钙蛋白、C 反应蛋白、血常规、左室射血分数等指标均较前好转，遂于 2019 年 9 月 30 日转入心内科普通病房，继续抗感染、营养心肌等药物治疗。2019 年 10 月 3 日痰培养示：鲍曼不动杆菌（4＋）。10 月 8 日患者再次出现反复发热，体温最高达 38.9℃；10 月 9 日拔除尿管及深静脉置管，复查胸部 CT 提示炎症较前好转。2019 年 10 月 9 日血降钙素原正常，白细胞下降；经多次调整抗感染药物，患者体温逐渐下降至正常；无心慌、胸闷、憋气，无恶心呕吐，饮食睡眠可；查体未见明显异常。住院 33 天后于 2019 年 10 月 22 日出院。

4. 出院诊断

（1）暴发性心肌炎［心功能Ⅳ级（NYHA 分级）］。

（2）重症肺炎（急性呼吸窘迫综合征）。

（3）肝血管瘤。

（4）过敏性皮炎。

三、病例分析与讨论

暴发性心肌炎主要由病毒感染诱发，是一种以心肌组织严重水肿和功能障碍为特征的疾病。这种疾病起病隐匿，恶化迅速，患者很快会出现顽固性休克或致死性心律失常，病死率较高，且以猝死为主[5]。多见于青壮年，中国每年发病约 5 万人，尚无国际通行的治疗方案[6]。传统治疗一般以对症为主，包括强心、升血压、补液等，但无法有效降低死亡率[7]。中国心血管病学界已达成《成人暴发性心肌炎诊断与治疗中国专家共识（2017）》，确定了"以生命为依托的综合救治方案"，通过这一方案可及早发现和治疗[8]。

本病例患者系青壮年男性，平素体健，病情进展迅猛，在强有力的现代医疗技术如临时起搏器植入、CRRT、ECMO、呼吸机辅助通气等支持下度过最危险时期，以生命为依托的综合救治方案，争分夺秒，挽救了患者生命。

（山东大学第二医院：王文文）

参 考 文 献

[1] 中华医学会心血管病学分会精准医学学组，中华心血管病杂志编辑委员会，成人暴发性心肌炎工作组．成人暴发性心肌炎诊断与治疗中国专家共识(2017)[J]．中华心血管病杂志，2017，45(9)：742－752.

[2] 胡志硕，冉晓，王照华，等．体外膜肺氧合联合持续肾脏替代疗法治疗暴发性心肌炎1例并文献复习[J]．内科急危重症杂志，2018，24(6)：510－511.

[3] 杨遇春，吴明祥，张治平，等．体外膜肺氧合成功抢救急性暴发性心肌炎1例[J]．内科急危重症杂志，2012，18(5)：311，320.

[4] 陈红勤，迟路湘．体外膜肺氧合术治愈暴发性心肌炎一例[J]．海南医学，2018，29(14)：2058－2059.

[5] 胡大一．提高认识，增强信心，切实降低暴发性心肌炎病死率[J]．中华内科杂志，2018，57(8)：545－548.

[6] 李莹，孙丽杰，郭丽君．暴发性心肌炎的诊治现状及进展[J]．中华医学杂志，2017，97(3)：235－237.

[7] 孙丽杰，郭丽君，崔鸣，等．成年人暴发性心肌炎的相关因素分析[J]．中华心血管病杂志，2017，45(12)：1039－1043

[8] 龙艳红，姚自鹏，孙威，等．成人暴发性心肌炎62例临床分析[J]．中国实验诊断学，2020，24(2)：218－221.

病例 10　心源性猝死 1 例

一、概述

心源性猝死是指由各种心脏原因引起的以意识丧失为先导的死亡，死亡发生在症状出现后1小时内[1]。在我国，心源性猝死的发生率为0.42‰，每年有近55万人死于心源性猝死，居全球之首[2]。它具有突发、难以及时救治和病死率高的特点[3]。因此，应提高临床识别高危患者的能力，及早诊断可能导致心源性猝死的疾病。

二、病例报告

(一)病史摘要

1. 主诉　患者刘某某，男，31岁。主因"突发意识不清5小时"于2020年7月12日11：00入抢救室。

2. 现病史　陪同人代诉患者5小时来自诉身体不适，具体情况不详，给陪同人打电话来院就诊，来院路上突发意识不清。入抢救室时无自主呼吸，无自主心跳，立即给予心电监护、气管插管、机械通气、胸外按压等，约20分钟后恢复自主心跳，心电图示持续室颤。血气分析示：pH 7.21、CO_2分压36mmHg、氧分压350mmHg、碱剩余－

12.5mmol/L、钠134mmol/L、钾5.5mmol/L、血红蛋白180g/L；血糖12.3mmol/L；凝血七项示：D-二聚体>20000ng/ml；血常规示：白细胞13.76×10^9/L，中性粒细胞4.9×10^9/L，中性粒细胞百分比35.6%，血红蛋白178g/L，血小板70×10^9/L。血氨105.18μmol/L，血钾5.7mmol/L，肌钙蛋白、脑钠肽、肝功、肾功大致正常。立即给予胺碘酮、利多卡因、电除颤纠正室颤（共电除颤4次），效果差；给予尼非卡兰持续泵入改善心律失常，抢救约2小时后，患者于13∶54心律转为窦性心律，心电图示急性前壁ST段抬高型心肌梗死。此时患者呈昏迷状态，大便失禁，大便带血，呈鲜红色。病情稍稳定后转入ICU治疗。

3. 既往史　反流性食管炎，胃穿孔病史，行手术治疗，具体不详；否认烟酒等不良嗜好。

（二）入院查体

体温36.7℃，脉搏135次/分，呼吸22次/分，血压121/80mmHg。

青年男性，深昏迷状态，GCS评分3分，经口气管插管接呼吸机辅助通气。发育正常，肥胖体型，被动体位，查体不合作。全身皮肤黏膜无黄染及出血点，颈部、锁骨上、腹股沟等浅表淋巴结未触及肿大。头颅无畸形，眼睑无水肿、充血及苍白，双侧瞳孔等大等圆，直径约5mm，对光反射灵敏。耳鼻未见畸形，口唇无发绀。颈软，气管居中，甲状腺无肿大，无颈静脉怒张。胸廓对称，双侧呼吸动度均等，双肺未闻及干湿性啰音。心前区无隆起，心界不大，心率135次/分，律尚规整，各瓣膜听诊区未闻及病理性杂音。腹部平坦，未见肠型及蠕动波，无腹壁静脉曲张，腹软，腹部无压痛及反跳痛，肝脾肋下未及，墨菲征阴性，腹部未触及明显包块。腹部叩诊呈鼓音，移动性浊音阴性，震水音阴性，肠鸣音2~3次/分，未闻及血管杂音。脊柱四肢无畸形。外生殖器外观无异常。腹壁反射、膝腱反射正常存在，巴宾斯基征、脑膜刺激征未引出。

（三）诊疗经过

1. 入院诊断

（1）意识不清原因待查（①心室颤动；②急性前壁ST段抬高型心肌梗死；③急性脑血管病？）。

（2）心源性休克。

（3）心肺复苏术后缺血缺氧性脑病后遗症。

（4）失代偿性代谢性酸中毒。

（5）高钾血症。

（6）消化道出血。

（7）血小板减少。

（8）反流性食管炎。

（9）胃穿孔治疗后。

2. 入院后辅助检查

心肌损伤标志物3项：肌酸激酶同工酶（CK-MB）>303.0ng/ml↑，肌红蛋白（MYO）>4106.0ng/ml↑，超敏肌钙蛋白I（TnIDx）>78.00ng/ml↑。

肝功肾功生化：丙氨酸氨基转移酶（ALT）357U/L↑，天冬氨酸氨基转移酶（AST）1275U/L↑，尿素（Urea）9.30mmol/L↑，肌酐（Cr）274μmol/L↑，β₂微球蛋白（β₂ - MG）7.61mg/L↑，淀粉酶（AMY）744U/L↑，胰淀粉酶（AMY - P）55U/L↑。血常规 + CRP（急）：白细胞计数27.14×10⁹/L↑，中性粒细胞百分比88.9%↑。

炎症4项：白介素6（IL - 6）162.20pg/ml↑，血清淀粉样蛋白A（SAA）112.4mg/L↑，C反应蛋白（CRP）47.8mg/L↑，降钙素原（PCT）32.520ng/ml↑。脑钠肽（BNP）495.4pg/ml↑。

血凝七项：凝血酶原时间17.8秒↑，纤维蛋白降解产物＞150.00μg/ml↑，凝血酶时间24.30秒↑，D - 二聚体＞20 000.00ng/ml↑，抗凝血酶Ⅲ（ATⅢ）71%↓，凝血酶原时间百分比57.0%↓，纤维蛋白原浓度1.53g/L↓。

3．入院后诊疗　入院后给予重症监护，特级护理；给予主动脉内球囊反搏术、呼吸机辅助通气、亚低温、床旁血滤、积极稳定血流动力学、营养心肌、抗感染、抑酸、肠外营养支持、化痰、护肝、纠正电解质紊乱、维持内环境稳定等。经过积极诊疗，患者于入院后第2天意识转清、能遵医嘱活动，第4天成功拔除气管插管，治疗第15天转入心内科普通病房。

2020年8月3日行心脏彩超：符合冠心病心肌梗死超声改变，二尖瓣反流（轻 - 中度），左室收缩功能减低，心包积液（少—中量）LVEF 0.45。

2020年8月10日行介入手术治疗，手术名称：①冠状动脉药物涂层支架置入术；②经皮冠状动脉球囊扩张成形术；③单根导管的冠状动脉造影术。术后一般情况可，住院33天后出院。

4．出院诊断

（1）急性前壁ST段抬高型心肌梗死。

　　　冠状动脉粥样硬化性心脏病。

　　　心室颤动。

　　　心源性休克。

（2）心肺复苏术后。

　　　缺血缺氧性脑病后遗症。

（3）急性肾损伤（肾性贫血）。

（4）肝衰竭。

（5）肺部感染。

（6）胸腔积液。

（7）失代偿性代谢性酸中毒。

（8）高钾血症。

（9）消化道出血。

（10）血小板减少。

（11）反流性食管炎。

（12）胃穿孔治疗后。

三、经验总结

1. 心源性猝死(sudden cardiac death, SCD)指因心血管原因造成的,突然发病1小时内或距离最后所知稳定状态24小时内的死亡;发病率高、存活率低[4]。在青中年人群中,男性心源性猝死的发生率高于女性,但在老年人中,男女无显著差异。

2. 心源性猝死病因通常由于心脏器质性疾病、恶性心律失常导致[5]。可能与遗传因素有关,不良的生活方式、剧烈运动、情绪激动都可能诱发心源性猝死[6]。

3. 心源性猝死的治疗 被发现后应尽快转运至医院,给予及时、有效的初级心肺复苏和电除颤,尽可能帮助患者恢复自主循环[7]。积极明确原因,必要时行紧急冠脉导管术或药物再灌注治疗,挽救生命的心血管操作决不能因患者昏迷而推迟[8]。积极处理复苏后并发症。

4. 预防 保证规律的作息,培养良好的生活习惯;戒烟戒酒;适当体育锻炼。定期行健康体检,掌握个人健康状况;学习相关急救知识。

(山东大学第二医院:高鹏辉)

参 考 文 献

[1] 葛俊波,徐永健,王辰.内科学(第9版)[M].北京:人民卫生出版社,2018.

[2] 范国辉,张林峰.心源性猝死的流行病学研究进展[J].中华流行病学杂志,2015,36(1):87-89.

[3] 中国研究型医院学会心肺复苏学专业委员会.2016中国心肺复苏专家共识[J].中华灾害救援医学,2017,5(1):1-23.

[4] 胡大一.心血管内科学高级教程[M].北京:中华医学电子音像出版社,2016.

[5] 王少霞.心内科老年患者院内心源性猝死的临床病因分析[J].中外医疗,2013,32(20):100-101.

[6] 刘鹏,刘腾飞,黄颖,等.交感神经与心源性猝死[J].第二军医大学学报,2013,34(9):1003-1007.

[7] Philip J P, FACC M D. Overview of sudden cardiac arrest and sudden cardiac death. UpToDate, 2019,8: 22.

[8] 梅奥医学中心:https//www.mayoclinic.org/diseases-conditions/sudden-cardiac-arrest/in-depth/sudden-death/art-20047571.

病例11 急性脑血管病2例

一、概述

急性脑血管病又称为脑卒中、中风、脑血管意外,是指急性脑血液循环障碍所致的局限性或全面性脑功能缺损综合征,症状持续时间至少24小时。脑卒中分为出血性卒中和缺血性卒中两大类:出血性卒中,顾名思义,即脑血管破裂导致的脑功能障碍,包括脑出血和蛛网膜下隙出血;缺血性卒中又称为急性脑梗死,是指脑血管堵塞导致的脑组织缺血缺氧性坏死，包括脑血栓形成和脑栓塞。

这两类卒中发生后的症状相似，但是治疗措施是不同的，因此发生了脑卒中后，要尽早明确诊断，以便能够正确治疗。急性脑血管病的诊断需要依靠病史、体格检查和辅助检查。颅脑 CT 是重要的检查手段之一，可有效识别出血性卒中，而脑梗死早期多数正常，24 小时后出现低密度灶。颅脑 MRI、DWI、PWI 有助于脑梗死的早期诊断，DSA 可发现狭窄的动脉。

急性脑血管的治疗，要重视早期诊断、及早治疗。急性脑梗死的早期治疗主要是溶解血栓、血管再通、改善循环和脑保护治疗。而脑出血的治疗则以脱水降颅压、调控血压、防止继续出血及促进神经功能恢复为主。

二、急性脑梗死后出血转化 1 例

（一）病例报告

1. 病史摘要

（1）主诉：患者王某某，男性，52 岁。因"突发言语不清、右侧肢体活动不能 5 小时"，于 2019 年 11 月 27 日入院。

（2）现病史：患者 5 小时前（约 15：00）因在工地上突发右侧肢体活动不能，右手不能持物，不能独立行走，伴言语不清，伴意识模糊，无发热，无呕吐，无四肢抽搐，无大小便失禁。急来我院神经内科就诊（就诊时间 15：57），测血压 141/79mmHg，心率 63 次/分；机测血糖 6.5mmol/L；行颅脑 CT 检查未见异常；化验血凝、心肌梗死三项、肾功未见异常。血常规检查，白细胞计数 11.85×10⁹/L，淋巴细胞百分比 51.3%，淋巴细胞计数 $6.08×10^9$/L；血钾 3.35mmol/L；心电图示大致正常心电图。急诊医师考虑"急性脑梗死"，在溶栓时间窗内，向患者家属讲明溶栓风险及获益，家属表示理解，同意溶栓并签字，NIHSS 评分 19 分，于 16：30 给予阿替普酶静脉溶栓治疗；于 17：31 溶栓结束，溶栓结束后患者右侧肢体活动不灵及言语不清无明显改善，NIHSS 评分 17 分，急查颅脑 CTA 示左侧大脑中动脉上干闭塞，为求进一步介入取栓治疗，急诊以"急性脑梗死（静脉溶栓后）"收住神经重症病房。患者自发病以来嗜睡，精神差，未进饮食，近期体重无变化。

（3）既往史：既往体健；吸烟史 30 余年，约 20 支/日；饮酒史 30 余年，约白酒 2 两/天。否认糖尿病、心脏病病史；否认肝炎、结核病史；否认外伤史，否认药物、食物过敏史。

2. 入院查体　体温 36.5℃，脉搏 72 次/分，呼吸 14 次/分，血压 127/73mmHg，嗜睡状态，查体欠合作，皮肤浅表黏膜未见黄染、瘀斑，浅表淋巴结未及肿大。气管居中，双肺听诊呼吸音清，无干湿性啰音。心率 72 次/分，律齐，各瓣膜听诊未及杂音。腹部平坦，腹肌软，无压痛及反跳痛，肝脾肋下未及，肠鸣音正常；四肢末端无水肿。

神经系统检查：嗜睡状态，精神萎靡，不完全运动性失语，双侧瞳孔等大等圆，直径2.5mm，对光反应灵敏，右侧鼻唇沟浅，伸舌右偏；右侧肢体肌力 0 级，左侧肢体肌力 V 级，右侧肢体肌张力低，左侧肢体肌张力正常；右侧巴宾斯基征（＋），查多克征（＋），左侧巴宾斯基征（－），查多克征（－），脑膜刺激征（－）；余神经系统查体不合作。NIHSS 评分 17 分。

3. 本院辅助检查

血常规(2019 - 11 - 27)：白细胞计数 $11.85 \times 10^9/L$，淋巴细胞百分比 51.3%，淋巴细胞计数 $6.08 \times 10^9/L$，余未见明显异常。

心梗三项(2019 - 11 - 27)：未见明显异常。

肾功、生化(2019 - 11 - 27)：钾 3.35mmol/L，余未见明显异常。

血凝(2019 - 11 - 27)：正常范围值。

心电图(2019 - 11 - 27)：大致正常心电图。

颅脑 CT(2019 - 11 - 27)：未见异常(病例 11 图 1)。

颅脑 CTA(2019 - 11 - 27)：左侧大脑中动脉上干闭塞(病例 11 图 2)。

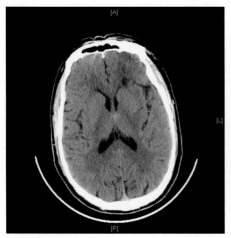

病例 11 图 1　颅脑 CT(2019 - 11 - 27)　　病例 11 图 2　颅脑 CTA(2019 - 11 - 27)

4. 入院诊断

(1)急性脑梗死(静脉溶栓后)。

(2)左侧大脑中动脉上干闭塞。

5. 入院诊疗计划

(1)患者急性脑梗死诊断明确，发病在介入取栓治疗时间窗内；向患者家属讲明病情及取栓的获益及风险，家属同意取栓治疗并签字，给予完善术前准备，准备手术；注意复查颅脑 CT 或 MRI。

(2)通知病重，给予心电监护、血氧饱和度监测，监测患者意识、瞳孔及肢体活动变化。

(3)给予抗血小板聚集、降脂、脑保护、补液等治疗。

6. 入院诊疗经过　2019 年 11 月 27 日局麻下行全脑动脉造影术(颅脑 DSA) + 颅内动脉取栓术，术中见左侧大脑中动脉上干闭塞(病例 11 图 3)，应用 4mm×20mm solitaire FR 取栓支架取栓 3 次，术后见左侧大脑中动脉 M_2 段、M_3 段大部分支显影良好，仍有一远端分支闭塞，未见出血迹象(病例 11 图 4)。术后患者病情明显好转，右侧肢体肌力由 0 级恢复到Ⅳ级，NIHSS 评分 9 分。

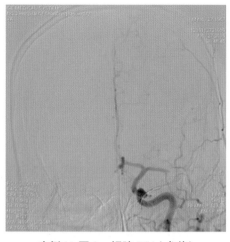
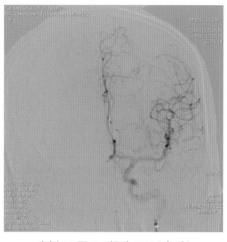

病例 11 图 3　颅脑 DSA(术前)　　　　　病例 11 图 4　颅脑 DTA(术后)

(1)术后复查血常规(2019 – 11 – 28):白细胞计数 10.78×10⁹/L(↑),中性粒细胞计数 7.72×10⁹/L(↑),红细胞计数 4.06×10¹²/L,血细胞比容 39.2%(↓)。

(2)血脂 + C 反应蛋白 + 肝功 + 葡萄糖 + 生化离子(2019 – 11 – 28):白蛋白(ALB) 36.4g/L,天冬氨酸氨基转移酶(AST)14U/L(↓),钙(Ca)2.04mmol/L(↓),球蛋白(GLO)19.0g/L(↓),葡萄糖(GLU)9.73mmol/L,镁(Mg)0.72mmol/L(↓),磷(P) 0.83mmol/L(↓),总蛋白(TP)55.4g/L(↓)。

(3)降钙素原、尿常规、脑钠肽(2019 – 11 – 28):未见异常。

(4)术后复查颅脑 CT(2019 – 11 – 28):左侧基底节区片状低密度灶,考虑急性脑梗死;溶栓桥接取栓术后未见出血转化(病例 11 图 5)。

(5)术后颅脑 MRI(2019 – 11 – 29):DWI 示左侧大脑半球散在急性脑梗死(病例 11 图 6);SWAN 序列示脑实质内未见明显异常低信号灶;符合脑动脉硬化并部分管腔狭窄、左侧大脑中动脉上干闭塞 MRA 表现(病例 11 图 7);ASL 示左侧大脑半球脑血流灌注较对侧减低(病例 11 图 8)。

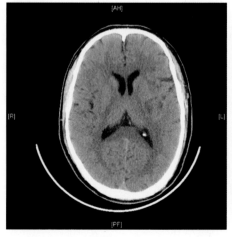
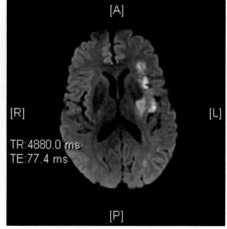

病例 11 图 5　颅脑 CT(2019 – 11 – 28)　　　病例 11 图 6　DWI

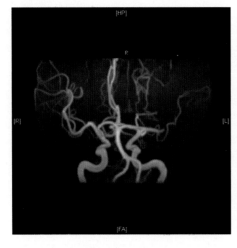

病例 11 图 7　MRA

病例 11 图 8　ASL

（6）胸部 CT（2019 - 11 - 29）：示右肺小结节，考虑纤维结节，建议随访；双肺下叶部分实变、膨胀不全。

（7）动态心电图、心脏彩超（2019 - 11 - 29）：未见异常。

（8）患者病情进展，突发右侧肢体活动不灵加重，不能抬举。NIHSS 评分 17 分。复查颅脑 CT：左侧基底节放射冠区出血性脑梗死（病例 11 图 9）。

（9）颅脑 CT：左侧基底节放射冠区出血性脑梗死，出血较前吸收（病例 11 图 10）。

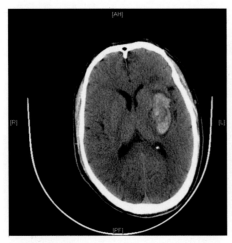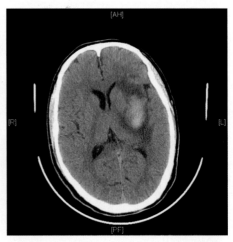

病例 11 图 9　颅脑 CT（2019 - 11 - 30）　　　病例 11 图 10　颅脑 CT（2019 - 12 - 09）

7. 最后诊断

（1）急性脑梗死后出血转化。

（2）左侧大脑中动脉上干闭塞。

（3）肺部感染。

（二）诊断思路

1. 诊断依据

（1）急性脑梗死后出血转化：①中年男性，急性起病。②有吸烟及饮酒等脑卒中的危险因素。③主要表现为言语不清、右侧肢体活动不能；急诊给予阿替普酶静脉溶栓后，入院时查体可见嗜睡状态，精神萎靡，不完全运动性失语，右侧鼻唇沟浅，伸舌右偏，右侧肢体肌力0级，右侧肢体肌张力低，右侧巴宾斯基征(+)，查多克征(+)；NIHSS 评分17分。入院后桥接颅内动脉取栓术，术后患者病情明显好转，右侧肢体肌力由0级恢复到Ⅳ级，NIHSS 评分9分。之后患者病情进展，突发右侧肢体活动不灵加重，不能抬举，NIHSS 评分17分。④辅助检查：患者入院时查颅脑CT未见异常。颅脑MRI示左侧大脑半球散在急性脑梗死，符合脑动脉硬化并部分管腔狭窄、左侧大脑中动脉部分管腔闭塞MRA表现；ASL示左侧大脑半球脑血流灌注较对侧减低。患者病情进展后，复查颅脑CT（2019-11-30）（病例11图9）：左侧基底节放射冠区出血性脑梗死。

综上，患者发病时根据临床症状及查体，定位于左侧大脑半球，当时颅脑CT未见出血，故定性诊断为急性脑梗死，责任血管为左侧大脑中动脉上干；TOAST分型为大动脉粥样硬化型；OCSP分型为部分前循环梗死型。取栓后患者病情进展，复查颅脑示急性脑梗死后出血转化。

（2）肺部感染：患者入院后出现发热、咳嗽、咳痰，查血常规示血象高；胸部CT支持肺部感染的诊断。卒中后肺炎，在临床中很常见，亦是卒中最常见的并发症，可导致卒中病情加重，须积极抗感染及化痰治疗，加强护理，及时翻身拍背。

（3）病情评估：①积极挽救缺血半暗带对预后至关重要。患者入院时急性脑梗死诊断明确，血管为左侧大脑中动脉上干闭塞，溶栓效果不明显，桥接颅内动脉取栓术，术后可见左侧大脑中动脉M_2段、M_3段大部分支显影良好，仍有一远端分支闭塞。术后患者病情明显好转，右侧肢体肌力由0级恢复到Ⅳ级。但后期复查颅脑MRA示左侧大脑中动脉上干闭塞，提示原位血栓形成，管腔再闭塞；颅脑ASL示左侧大脑半球脑血流灌注较对侧减低，提示侧支循环建立不佳，缺血半暗带脑血流灌注差，预后不容乐观。②患者脑梗死静脉溶栓、桥接取栓术后，右侧肢体活动不灵好转，意识转清，但随后病情进展出现肢体无力加重，经复查颅脑CT，确诊为急性脑梗死后出血转化。急性脑梗死后出血转化是急性脑梗死自然病程的一部分，也是改善血流疗法（溶栓、抗凝、抗血小板、介入等）的常见并发症，其与脑梗死预后不良直接相关。③患者急性脑梗死后出血转化，出血量较大，治疗方面脑梗死和脑出血存在矛盾，治疗难度大，预后差。④患者并发肺部感染，可导致脑梗死病情加重，需积极抗感染治疗，避免呛咳和误吸。

（4）出院情况：患者病情好转，意识转清，问话可对答，言语欠清晰；右侧肢体活动不灵较前略好转。神经系统查体：意识清，精神可，不完全运动性失语，双侧瞳孔等大等圆，直径2.5mm，对光反应灵敏，右侧鼻唇沟浅，伸舌右偏，右侧肢体肌张力低，右侧肢体肌力Ⅱ级，左侧肢体肌张力正常，左侧肢体肌力Ⅴ级，右侧巴宾斯基征征(+)，查多克征(+)，左侧巴宾斯基征征(-)，查多克征(-)，脑膜刺激征(-)。NIHSS评分14分。

2. 鉴别诊断

（1）颅内占位性病变：瘤卒中或感染导致的脑脓肿，亦可表现为急性起病的偏瘫等局灶性神经功能缺损症状。但该患者颅脑 MRI 未见颅内肿瘤及脓肿，可排除。

（2）心源性脑栓塞：起病急骤，"一枪撂倒是心栓"，可迅速出现偏瘫等局灶体征，且大脑中动脉栓塞最常见，患者既往多有栓子来源的基础疾病史，如心房纤颤、风湿性心脏病、心内膜炎等心脏瓣膜病变。该患者既往否认心脏病病史，且入院后查动态心电图及心脏彩超无异常，可排除。

（三）治疗措施与方案

1. 超早期治疗　"时间就是大脑"，在脑梗死溶栓时间窗内的建议溶栓治疗，必要时桥接取栓治疗。该患者脑梗死在溶栓时间窗内，NIHSS 评分 19 分，给予阿替普酶静脉溶栓治疗后，患者右侧肢体活动不灵及言语不清无明显改善，NIHSS 评分 17 分，急查颅脑 CTA 示左侧大脑中动脉上干闭塞，遂进一步桥接颅内动脉取栓治疗，争取早期缺血再灌注治疗，挽救缺血半暗带。患者术后病情明显好转，NIHSS 评分 9 分。

2. 抗血小板治疗　推荐阿司匹林和氯吡雷；脑梗死应尽早启动抗血小板聚集治疗，但溶栓的患者为避免增加脑出血转化风险，24 小时内一般不使用抗血小板聚集药物，应在 24 小时后复查颅脑 CT 排除出血，再启动抗血小板治疗。该患者病情进展发现出血转化后，停用了阿司匹林和氯吡格雷。

3. 脑保护治疗　多种临床试验表明神经保护剂，如依达拉奉、胞磷胆碱等可提高脑细胞对缺血缺氧的耐受性。

4. 脱水降颅压　脑梗死后水肿高峰期多在 3～5 天，大面积脑梗死及后循环梗死，可酌情应用脱水药物降颅压治疗，推荐使用甘露醇、甘油果糖、浓钠、白蛋白及速尿等，注意出入量；应用脱水药物应注意补钾，注意水、电解质平衡。

5. 一般治疗　调控血压、血糖、血脂；积极治疗各种并发症，如消化道出血、心脑综合征、肺部感染、尿路感染、下肢静脉血栓形成等；能量支持等。

该患者自 2019 年 11 月 27 日发病后予以阿替普酶静脉溶栓治疗，溶栓结束后患者右侧肢体活动不灵及言语不清无明显改善，急查颅脑 CTA 示左侧大脑中动脉上干闭塞；经家属同意后，进一步介入取栓治疗，患者病情好转，右侧肢体可抬举，同时给予脱水、脑保护、降脂稳定斑块、抗感染等治疗，监测肝肾功、生化、血常规及血凝。2019 年 11 月 30 日晚间患者病情进展，突发右侧肢体活动不灵较前加重，不能抬举；复查颅脑 CT 示左侧基底节放射冠区出血性脑梗死，停用阿司匹林、氯吡格雷，加强脱水治疗，随后患者病情稳定，未再进展，予以肢体康复功能锻炼，促进瘫痪肢体功能恢复。

从病例中得到的启示：根据患者典型的临床表现，入院时急性脑梗死诊断成立，颅脑 MRI 检查支持诊断。早期再灌注治疗是缺血性脑卒中救治的关键，文献报道再灌注救治的核心是静脉溶栓和桥接取栓，这种治疗的潜在益处远远大于风险，其最主要的风险是有可能引起严重的脑出血，有时出血会导致死亡。该患者发病时卒中严重（NIHSS 评分 19 分），后期应用溶栓、取栓及抗血小板聚集和抗凝治疗，以上均为当前较为公认的出血转化相关危险因素。该患者溶栓、取栓后病情好转，随后突然病情加重，原因正是急性脑梗死后出血转化。所以对具体患者来说，是否接受溶栓和取栓治疗需要个人决定。虽然急性脑梗死后出血转化发生率低，但启动溶栓及取栓前应充分向患者及家属讲明，临床工作应以患者为中心，医生肩负起诊断、治疗、指挥、协调的责任，但不要忘记患方的最终决定权。

（三）相关进展

1. 随着我国人口老龄化，脑血管疾病造成的危害日趋严重[1,2]。据统计，我国卒中年龄标准化发病率超过336/10万，位列全球第一[3]。卒中已成为我国居民第一位致死病因，尽管从1990—2016年，年龄调整的死亡率明显下降，但是发病率下降缓慢，提示卒中负担仍然很高[4]。中国仍然是全球脑血管病的重灾区。从全球整体来讲，25岁之后发生卒中的风险约为25%，其中中国人的风险最高，达到39.3%。脑血管疾病的特点是"四高"：发病率高、死亡率高、致残率高、复发率高。即使幸存的卒中患者，仍有75%的卒中患者出现不同程度的残疾，丧失劳动能力和生活自理能力。我国每年用于卒中的医疗费用高达400亿元，给家庭和社会都造成巨大的经济负担[5]。

2. 脑梗死的诊断，包括病史、临床症状、体征及辅助检查。根据突然发病、迅速出现脑功能受损的症状和体征，可初步考虑脑卒中，但需借助颅脑CT区分缺血性卒中和出血性卒中。卒中患者是否及时救治，与其救治效果有直接关系，因此早期识别脑卒中至关重要。目前多推荐FAST（Face Arm Speech Time）评估法，即"言语含糊嘴角歪，胳膊不抬奔医院"。

3. 脑梗死的病因分型，目前推荐TOAST（trial of org 10172 in acute stroke treatment）分型：大动脉粥样硬化型、小动脉闭塞型、心源性栓塞型、其他明确病因型和不明原因型五型卒中。诊断要点为：波动进展主干病、频繁刻板穿支病、一枪撂倒是心栓、千变万化是动栓。

4. 时间就是大脑。急性脑梗死随着时间的延长，大量神经元、突触丧失。文献报道未治疗的缺血性脑卒中患者，缺血区每分钟将有190万个神经元死亡[6]。早期溶栓再灌注治疗，有利于挽救缺血半暗带（可逆性脑损伤），避免发展为不可逆性的脑损伤。研究表明阿替普酶（rt-PA）溶栓益处是时间依赖性的，NINDS试验确定了3小时溶栓时间窗的有效性和安全性：研究纳入了发病3小时内使用阿替普酶静脉溶栓治疗的100名患者，结果32名获益，3名转归较差，获益与风险的人数是32:3，相当于获益是风险的10倍[7]。ECASS Ⅲ试验则将时间窗延长为4.5小时：研究共纳入821例患者，随机分为阿替普酶组（$n=418$）和安慰剂组（$n=403$），结果显示，阿替普酶组主要观察终点临床疗效显著优于安慰剂组（$P=0.04$），颅内出血率阿替普酶组高于安慰剂组，但死亡率两组比较无显著差异[8]。该研究证明卒中发生后3~4.5小时rt-PA治疗可有效改善临床结果[9]。EXTEND-IA TNK试验（取栓之前替奈普酶是否较阿替普酶有更好的再灌注效果），该研究纳入了4.5小时内行溶栓治疗的急性脑梗死患者，颅脑CTA示大动脉闭塞，并且可在发病6小时内行取栓治疗。对比101例替奈普酶（Tenecteplase，TNK）TNK 0.25mg/kg组 vs 101例rt-PA 0.9mg/kg组，卒中前mRS评分≤3分，平均NIHSS评分为17分。实验结果为TNK组良好灌注率为rt-PA组的2倍，90天mRS评分更佳，从而得出结论：对于大动脉闭塞患者而言，发病4.5小时内急性缺血性卒中患者机械取栓前给予替奈普酶与较高的再灌注率和更好的功能预后有关(vs 阿替普酶),预示替奈普酶(TNK)静脉溶栓的时代将要到来。IST - 3 试验后卒中溶栓时间窗有望放宽至 6 小时,即症状发生 6 小时溶栓仍能获益[10]。近两年的 WAKE - UP 研究和 EXTEND 研究,意味着再灌注治疗进入了一个新纪元:从关注时间窗扩展到关注组织窗,进一步拓宽了治疗的时间窗[11]。临床上有 14% ~27% 的卒中患者,症状发作时间不明确,大多是"醒后卒中";已知卒中发病时间的 MRI 研究发现,DWI 阳性同时相应区域 Flair 无明显高信号者,往往提示卒中发生在影像检查前的 4.5 小时内。WAKE - UP 研究(MR 指导下醒后卒中静脉溶栓)纳入了 503 例不明发病时间的,且颅脑磁共振检查提示 DWI 和 Flair 错配的急性卒中患者,对比阿替普酶 254 例 vs 安慰剂 249 例,结果静脉阿替普酶能够改善患者的 90 天功能预后,但是颅内出血发生率更高。EXTEND 试验中患者在卒中发生后的 4.5 ~9 小时,或者带着卒中症状醒来时,开始接受分配的干预治疗;试验以 1∶1 的比率将患者随机分组,接受阿替普酶[0.9mg/kg(最大值,90mg),10% 通过静脉推注给药,90% 通过 1 小时静脉输入给药]或匹配的安慰剂治疗。研究结果表明,在脑组织可挽救的缺血性卒中患者中,与在卒中发生后 4.5 ~9 小时或者患者带着卒中症状醒来时使用安慰剂相比,使用阿替普酶使较高比率的患者无神经功能缺损或仅有轻微神经功能缺损,但阿替普酶组有症状的脑出血病例高于安慰剂组。2019 年在静脉溶栓方面取得了令人欣喜的进展,EXTEND 研究有望改写静脉溶栓的时间窗[12]。近年在急性脑梗死内科治疗桥接机械取栓方面,DAWN 研究(病例 11 表 1)(卒中后 6 ~24 小时的机械取栓)和 DEFUSE 3 研究(病例 11 表 2)(卒中后 6 ~16 小时的机械取栓)为急性缺血性卒中血管内治疗时间窗的延长提供了新的证据,可使更多的患者从机械取栓术中获益。基于这两项研究,2019 年《AHA/ASA 急性缺血性卒中早期管理指南》推荐,对符合两大研究入组标准的患者,机械取栓时间窗从 6 小时扩展至 6 ~24 小时。2020 年发表在《新英格兰医学杂志》的 DIRECT - MT 研究,在 1586 例卒中患者中筛选出 656 例前循环大血管急性闭塞者(<4.5 小时)入组,327 例直接取栓,329 例桥接取栓,得出结论为:对于伴有大血管闭塞的脑卒中患者,采用直接动脉取栓治疗,其疗效并不比静脉溶栓后桥接取栓的标准治疗疗效差,为此类患者的临床治疗提供了新的选择。

病例 11 表 1 DAWN 研究入组标准

基线标准:

    卒中发病后6 ~24小时;

    年龄 >18岁,NIHSS >10,发病前 mRS 0 ~1

影像初筛:

    NCCT/DWI <1/3大脑中动脉供血区

    CTA/MRA 显示 ICA - T 段和(或)MCA M1段闭塞

临床 - 影像不匹配标准:

    年龄 ≥80岁:NIHSS≥10,核心梗死 <21ml;

    年龄 <80岁:NIHSS≥10,核心梗死 <31ml;

    年龄 <80岁:NIHSS≥20,核心梗死 <51ml

病例 11 表 2　DEFUSE 3 研究入组标准

基线标准：
　　发病或最后正常时间 6~16 小时；
　　年龄 18~90 岁，NIHSS≥6，发病前 mRS 0~2
影像初筛：
　　CTA 或 MRA 证实颈内动脉颅内或颅外段或大脑中动脉近端闭塞

灌注评估：
　　梗死核心体积 <70ml
　　缺血组织/梗死体积≥1.8
　　缺血半暗带体积≥15ml

---

5. 降脂治疗　SPARCL 研究推动了缺血性卒中血脂管理理念的不断更新。该研究表明，对于非心源性缺血性卒中或短暂性脑缺血发作（TIA）患者，无论是否伴有其他动脉粥样硬化证据，无论 LDL-C 水平，均推荐他汀类药物长期治疗以减少卒中复发的风险[13]。此后各大指南也相继做出了一致的推荐。卒中二级预防中降脂达标是王道。《2014 AHA/ASA 卒中和 TIA 二级预防指南》推荐对于非心源性缺血性卒中或 TIA 患者，推荐给予高强度他汀长期治疗以减少卒中和心血管事件风险，当 LDL-C 下降≥50% 或 LDL-C<1.8mmol/L（70mg/dl）时，二级预防更有效。2019 年 TST 研究报道，对于伴有动脉粥样硬化的缺血性卒中和 TIA，把 LDL-C 降低到 70mg/dl 以下比降低到 90~110mg/dl 有更低的心脑血管事件[14]。以上研究和指南成为临床医生评估他汀治疗疗效和依从性的重要参考，降脂治疗的最终目标为降低动脉硬化性心脑血管事件风险。

6. 2019 年发表在《中华神经科杂志》的《中国急性脑梗死后出血转化诊治共识 2019》推荐意见摘要：

（1）出血转化的定义和分类分型：①出血转化定义为脑梗死后首次头颅 CT/MRI 未发现出血，再次头颅 CT/MRI 检查发现颅内出血，或根据首次头颅 CT/MRI 可以确定的出血性梗死。②根据出血前是否采用了增加出血风险的治疗方法（溶栓、血管内治疗、抗栓等），分为自发性或继发性（治疗性）出血转化。③目前关于出血转化影像特点分型主要包括 NINDS 分型、欧洲急性卒中协作研究（European Cooperative Acute Stroke Study，ECASS）分型以及 Heidelberg 分型，详见病例 11 表 3；目前临床研究使用较为广泛的影像学分型为 ECASS 分型方法，详见病例 11 图 11。

（2）关于出血转化的流行病学：现有研究报告的出血性转化总体发生率差异大（0~85%），自发性出血转化发生率为 7%~29%；溶栓后出血转化发生率为 10%~48%；血管内治疗后出血转化发生率为 46%~49.5%；使用阿司匹林或肝素的患者出血转化发生率为 8%~22%。

（3）出血转化的机制主要与梗死后缺血损伤、再灌注损伤、凝血功能紊乱和血-脑屏障破坏等相关，但其明确的机制尚不完全清楚，需要深入研究。

（4）出血转化的危险因素：除溶栓、取栓及抗凝等引起出血的治疗因素外，卒中严重程度(NIHSS 评分)和影像显示的大面积脑梗死是当前较为公认的出血转化相关危险因素。多数自发性出血转化发生在发病 7 ~ 14 天内,对于出血转化高风险的患者,有条件时可考虑将每 30 分钟 1 次的神经功能和生命体征监测延长至溶栓后 12 小时;对于重症脑梗死患者(如 NIHSS 评分≥12 分)可更积极地安排影像学复查。

(5)出血转化的结局:症状性出血转化及 PH2 型与不良结局(残疾和死亡)相关,其中 PH2 型的患者病死率可高达 50%。

(6)出血转化的处理:出血转化的一般处理原则与自发性脑出血的治疗类似,同时应注意寻找导致出血的可调节原因并进行处理,例如血压的控制、凝血功能检测及合并用药情况等。症状性出血转化后应停用抗栓和 rt - PA 等致出血药物,那么何时重新启动抗栓治疗呢?推荐意见:①出血转化后可根据患者临床评估结果,个体化重新启用或继续使用抗栓治疗(包括抗血小板或抗凝药物)。②对于症状性出血转化的患者,应评估患者临床情况并权衡利弊,待病情稳定后 10 天至数周后开始抗栓治疗。③出血转化后启动抗栓治疗的确切时间,有待大样本临床研究进一步探索提供证据。

病例 11 表 3　常用的出血转化影像特点分型

NINDS	ECASS		Heidelberg
HI　头颅 CT 见急性梗死灶内的点状或边界模糊的不同的低密度/高密度病灶	HI1　沿梗死灶边缘小点状出血		1a　HI1,沿梗死灶边缘小点状出血,无占位效应
PH　头颅 CT 见典型的同质的边界清楚的高密度病变,伴/不伴脑水肿或占位效应	HI2　梗死区内片状无占位效应出血或多个融合的点状出血		1b　HI2,梗死区内片状无占位效应出血或多个融合的点状出血
	PH1　血肿 < 梗死面积的30%并有轻微占位效应的出血		1c　HI1,血肿 < 梗死面积的30%并有轻微占位效应的出血
	PH2　血肿 > 梗死面积的30%并有明显占位效应的出血或远离梗死灶的出血		2　血肿超过梗死面积的30%,有明显占位效应
			3a　远离脑梗死区域的脑实质出血
			3b　脑室内出血
			3c　蛛网膜下隙出血
			3d　硬膜下出血

注:HI:出血性脑梗死;PH:脑实质出血。

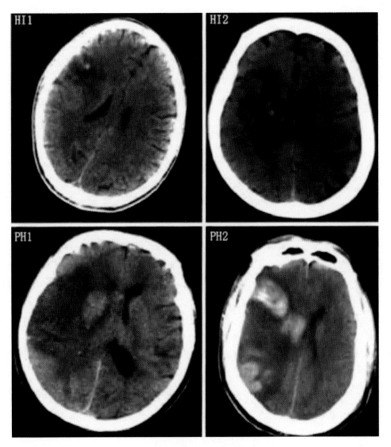

HI：出血性脑梗死；PH：脑实质出血

病例 11 图 11　ECASS 分型方法

（山东大学第二医院：徐琳琳　朱正禹）

参 考 文 献

［1］Liu L, Wang D, Wong K S L, et al. Stroke and stroke care in China：Huge burden, significant workload, and a national priority［J］. Stroke, 2011, 42(12)：3651 – 3654.

［2］Yang G, Wang Y, Zeng Y X, et al. Rapid health transition in China, 1990 – 2010：Findings from the Global Burden of Disease Study 2010［J］. Lancet, 2013, 381(9882)：1987 – 2015.

［3］A Knight – Greenfield, JJQ Nario, A Vora, et al. Causes of acute stroke：A patterned approach［J］. Radiol Clin North Am, 2019, 57(6)：1093 – 1108.

［4］B Kefale. Global, regional, and national burden of stroke, 1990 – 2016：a systematic analysis for the Global Burden of Disease Study 2016［J］. Lancet Neurol, 2019, 18(5)：439 – 458.

［5］Zhou M G, Wang H D, Zeng X Y. et al. Mortality, morbidity, and risk factors in China and its provinces,

1990 – 2017：A systematic analysis for the Global Burden of Disease Study 2017［J］. Lancet，2019，394（10204）：1145 – 1158.

［6］ Saver J L. Time is brain—quantified［J］. Stroke，2006，37（1）：263 – 266.

［7］ JP Kistler. Tissue plasminogen activator for acute ischemic stroke［J］. N Engl J Med，1995，333（24）：1581 – 1588.

［8］ Bluhmki E，Chamorro A，Dávalos A，et al. Stroke treatment with alteplase given 3. 0 – 4. 5 h after onset of acute ischaemic stroke（ECASS Ⅲ）：Additional outcomes and subgroup analysis of a randomised controlled trial［J］. Lancet Neurol，2009，8（12）：1095 – 1102.

［9］ Hacke W，Kaste M，Bluhmki E，et al. Thrombolysis with alteplase 3 to 4. 5 hours after acute ischemic stroke［J］. N Engl J Med，2008，359（13）：1317 – 1329.

［10］ Sandercock P，Wardlaw J M，Lindley R I，et al. The benefits and harms of intravenous thrombolysis with recombinant tissue plasminogen activator within 6 h of acute ischaemic stroke（the third international stroke trial［IST – 3］）：A randomised controlled trial［J］. Lancet，2012，379（9834）：2352 – 2363.

［11］ Campbell B C V，Ma H，Ringleb P A，et al. Extending thrombolysis to 4. 5 – 9 h and wake – up stroke using perfusion imaging：a systematic review and meta – analysis of individual patient data［J］. Lancet，2019，394（10193）：139 – 147.

［12］ Ma H，Campbell B C V，Parsons M W，et al. Thrombolysis guided by perfusion Imaging up to 9 hours after onset of stroke［J］. N Engl J Med，2019，380（19）：1795 – 1803.

［13］ Bianchi MT，Westover B. Analysis of SPARCL trial data for reduction of future stroke risk in older stroke patients with recent stroke or TIA［J］. Neurology，2009，73（10）：817 – 818.

［14］ Amarenco P，Kim J S，Labreuche J，et al. Treat stroke to target trial design：First trial comparing two LDL targets in patients with atherothrombotic strokes［J］. Eur Stroke J，2019，4（3）：271 – 280.

三、基底节脑出血 1 例

（一）病例报告

1. 病史摘要

（1）主诉：患者周某某，男性，57 岁。因"突发言语不清、左侧肢体活动不灵 10 小时"于 2019 年 11 月 27 日入院。

（2）现病史：患者 10 小时前因搬运重物时出现言语不清、左侧肢体活动不灵，左上肢持物不能，站立及行走不能，伴左侧肢体麻木，伴全头胀痛，无头晕，无恶心、呕吐；无复视及视物不清，无意识障碍及肢体抽搐，就诊于当地医院，行颅脑 CT 示右侧基底节脑出血，病情较重，遂转来我院就诊，急测血压示 144/102mmHg，机测血糖 10.4mmol/L。该患者脑出血诊断明确，给予巴曲亭、氨甲环酸、乌拉地尔、泮托拉唑等止血、降压、抑酸护胃治疗；复查颅脑 CT 示右侧基底节区出血，较前扩大。请神经外科会诊：患者意识尚清，目前出血量暂无手术指征，建议保守治疗，病情变化及时复查颅脑 CT，如血肿较前明显增大，必要时行手术治疗；注意控制血压，酌情应用止血、脱水降颅压药物；密切观察意识、瞳孔、肢体活动变化。为行进一步治疗，急诊以"脑出血"收入院。现患者嗜睡状态，精神萎靡，食纳不振，近期体重无变化。

（3）既往史：高血压、糖尿病病史多年，具体病史不详。吸烟史 30 余年，约 20 支/天；饮酒史 30 余年，约白酒 1 两/天。否认心脏病病史；否认肝炎、结核病史；否认外伤史，否认药物、食物过敏史。

2. 入院查体 体温 35.8℃，脉搏 82 次/分，呼吸 15 次/分，血压 157/97mmHg，嗜睡状态，查体欠合作；皮肤浅表黏膜未见黄染、瘀斑，浅表淋巴结未及肿大；气管居中；双肺听诊呼吸音清，无干湿性啰音。心率 82 次/分，律齐，各瓣膜听诊未及病理性杂音；腹部平坦，腹肌软，无压痛及反跳痛，肝脾肋下未及，肠鸣音正常；四肢末端无水肿。

神经系统检查：嗜睡状态，精神差，言语不清，查体欠合作；左侧瞳孔直径 2.5mm，对光反射略迟钝，右侧瞳孔直径约 2.0mm，对光反射灵敏；左侧鼻唇沟浅，伸舌左偏，左侧肢体肌力Ⅱ级，右侧肢体肌力Ⅴ级，左侧肢体肌张力低，右侧肢体肌张力正常，左侧巴宾斯基征（＋），查多克征（＋），右侧巴宾斯基征（－），查多克征（－），脑膜刺激征（－），余神经系统查体不合作。

3. 本院辅助检查

颅脑 CT（2019 – 11 – 27）：右侧基底节区出血（病例 11 图 12），建议复查；多发腔隙性脑梗死。

心电图（2019 – 11 – 27）：窦性心律失常。

术前肝炎八项（2019 – 11 – 27）：乙肝表面抗体 48.57mIU/ml，乙肝 e 抗体 0.39S/Co，乙肝核心抗体 9.07S/Co，余未见明显异常。

血常规（2019 – 11 – 27）：白细胞计数：7.00×10^9/L，中性粒细胞百分比 84.3%，淋巴细胞百分比 10.1%，淋巴细胞计数 0.71×10^9/L，余未见明显异常。

心梗三项（2019 – 11 – 27）：未见明显异常。

凝血检查：凝血酶原时间（2019 – 11 – 27）15.4 秒，余未见明显异常。

肾功、生化离子：二氧化碳结合力（2019 – 11 – 27）32.4mmol/L，余未见明显异常。

4. 入院诊断

（1）脑出血。

（2）高血压 2 级（很高危）。

5. 入院诊疗计划

（1）患者脑出血诊断明确，有出血扩大病情加重的风险，病情变化及时复查颅脑 CT。

（2）通知病重，心电监护、血氧饱和度监测，监测患者意识、瞳孔及肢体活动变化。

（3）脱水减轻脑水肿、脑保护、抑酸护胃、营养支持等药物治疗。

6. 入院辅助检查

（1）降钙素原（2019 – 11 – 28）：0.048ng/ml（↑）。

（2）血脂 + C 反应蛋白（CRP）+ 肝功 + 生化离子（2019 – 11 – 28）：γ – 谷氨酰转肽酶（GGT）91U/L（↑），同型半胱氨酸（HCY）15.4μmol/L（↑），脂蛋白相关磷脂酶 A_2（PLA_2）838.2U/L（↑），磷（P）0.62mmol/L（↓），前白蛋白（PA）19.3mg/dl（↓），唾液酸（SA）437mg/L（↓）。

（3）BNP（2019 – 11 – 28）：未见异常。

（4）尿常规 + 沉渣（2019 – 11 – 28）：葡萄糖 1 +（↑），酮体 2 +（↑）。

（5）颅脑 CT（2019 – 11 – 28）：右侧基底节区出血复查所见（最大截面约 6.3cm ×

2.9cm,周围见低密度影环绕,与2019 - 11 - 27 CT片比较略大,右侧侧脑室受压变窄,中线结构局部左偏)。

(6)胸部CT(2019 - 11 - 28):双肺少量炎症,双肺底少许膨胀不全。

(7)颅脑CT(2019 - 12 - 17):右侧基底节区出血复查所见,较前密度变淡。

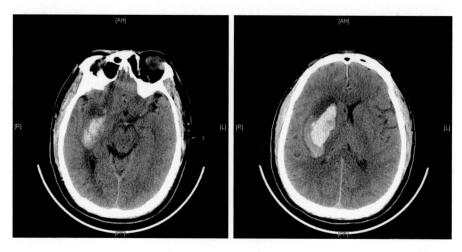

病例11 图12　颅脑CT(2019 - 11 - 27)

7. 最后诊断

(1)脑出血。

(2)高血压3级(很高危)。

(3)2型糖尿病。

(4)肺部感染。

(二)诊断思路

1. 诊断依据

(1)脑出血(intracerebral hemorrhage, ICH):①中年男性,活动中突然起病;②既往有高血压病史;③迅速出现言语不清、左侧肢体活动不灵、局灶性脑神经功能缺损的症状。查体可见嗜睡状态,精神差,言语不清,查体欠合作,左侧瞳孔直径2.5mm,对光反射略迟钝,右侧瞳孔直径约2.0mm,对光反射灵敏,左侧鼻唇沟浅,伸舌左偏,左侧肢体肌力Ⅱ级,右侧肢体肌力Ⅴ级,左侧肢体肌张力低,右侧肢体肌张力正常,左侧巴宾斯基征(+),查多克征(+)。④辅助检查:颅脑CT示右侧基底节区出血。综上,疾病定位于右侧基底节,定性诊断为脑出血,病因考虑为高血压。

(2)高血压3级(很高危):患者既往高血压病史,结合患者入院后监测血压高,高血压病诊断明确。

(3)2型糖尿病:患者既往糖尿病病史,结合患者入院后监测血糖及尿糖高,糖尿病诊断明确。

(4)肺部感染:患者入院后出现发热、大量黄色黏痰,炎性指标降钙素原增高,胸部CT支持肺部感染的诊断。

(5)病情评估：①患者脑出血诊断明确，转诊到我院时复查颅脑 CT 示脑出血扩大，出血量增多，病情进展，预后差。②患者到我院后立即给予止血、脱水、脑保护等治疗，如出血再扩大，则需神经外科干预外科手术治疗。③患者出血部位为基底节区，血肿向内扩展压迫内囊，引起的肢体偏瘫恢复不容乐观；患者出血量大，水肿高峰期有脑疝危及生命的可能。④患者并发肺部感染，为脑出血常见的并发症之一，需积极抗感染治疗，否则可增加死亡率。

(6)出院情况：患者病情好转，头痛、头晕较前减轻，意识转清，仍言语欠清晰，左侧肢体活动不灵。神经系统查体：意识清，精神可，不完全运动性失语，反应迟钝，双侧瞳孔不等大，左侧瞳孔直径 2.5mm，对光反射略迟钝，右侧瞳孔直径 2.0mm，对光反应灵敏，左侧鼻唇沟浅，伸舌左偏，左侧肢体肌张力低，左侧肢体肌力 0 级，右侧肢体肌张力正常，右侧肢体肌力 V 级，左侧巴宾斯基征(+)，查多克征(+)，右侧巴宾斯基征(-)，查多克征(-)，脑膜刺激征(-)。

2. 鉴别诊断

(1)脑梗死：好发于老年人，多静态起病，可表现为偏瘫、失语等局灶性脑神经功能缺损症状，颅脑 CT 可见脑内低密度灶。该患者颅脑 CT 为高密度，可排除之。

(2)蛛网膜下隙出血：各年龄组均可发病，常见原因为动脉瘤和血管畸形，多动态起病，起病急骤，临床表现为头痛、呕吐等颅内压增高的症状；一般无言语不能、偏瘫等神经系统症状，查体脑膜刺激征阳性，颅脑 CT 可见蛛网膜下隙高密度影。该患者颅脑 CT 为基底节区高密度，可排除。

(3)脑淀粉样血管病：好发于老年人，无高血压等脑血管危险因素，自发性脑叶出血，发病机制为淀粉样物质在大脑皮质小动脉和软脑膜上沉积，导致动脉破损所致，确诊需要行活检。该患者有明确高血压病史，且出血位置在深部基底节区，可排除。

(三)治疗措施与方案

脑出血的治疗原则是脱水降颅压，减轻脑水肿；调控血压，防止再出血；促进神经功能恢复；防治并发症。

1. 脱水降颅压，减轻脑水肿　脑出血后血肿会引起占位效应且压迫脑组织，引发脑水肿、颅内压增高，一般发病 3~5 天为脑水肿高峰期；脑水肿会诱发脑疝危及生命，因此脱水降颅压、减轻脑水肿为脑出血治疗的关键；临床常用的脱水药物有甘露醇、甘油果糖、白蛋白、呋塞米及浓钠等。

2. 调控血压，防止再出血　脑出血患者常常出现血压明显升高，多种因素(应激、疼痛、高颅压等)均可使血压升高，血压升高(>180mmHg；1mmHg = 0.133kPa)与血肿扩大和预后不良相关，因此应调控血压，防止再出血。此外，患者应卧床休息，避免情绪激动和大便用力，否则可增加再出血风险。

3. 外科治疗　主要目的是清除血肿及减轻血肿对周围正常脑组织的压迫，挽救生命及降低致残率。临床常用的方法有血肿抽吸术、血肿清除术及去骨瓣减压术。

4. 一般治疗　积极治疗各种并发症，如下肢静脉血栓形成、消化道出血、肺部感染、心脏病、尿路感染等；吸氧、及时翻身吸痰、能量支持等。

该患者自 2019 年 11 月 27 日发病后前往当地医院，急查颅脑 CT 示脑出血，因病情重转入我院。复查颅脑 CT 示出血量较前扩大，考虑再出血；患者病情进展，意识模糊，收入我科救治。我们积极给予止血、脱水、脑保护等治疗，病情逐渐平稳，患者意识转清，未再头痛，好转出院。

从病例中得到的启示：该患者典型的临床表现，脑出血诊断成立，颅脑 CT 检查支持该诊断。脑出血的预后取决于出血部位、出血量及是否出现并发症。该患者为基底节区出血，出血量为 25ml，压迫内囊，偏瘫不易恢复。且患者病程中再次出血，病情进展，预后不良。

（四）相关进展

1. 自发性非创伤性脑出血（intracerebral hemorrhage，ICH）   最常由小血管病变引起：深穿支动脉病（高血压动脉病）或脑淀粉样血管病（cerebral amyloid angiopathy，CAA）。尽管 ICH 只占所有中风的 10% ~15%，但它在中风死亡率和发病率中所占比例很高，目前却缺乏有效的急性期或预防性治疗。目前脑出血的治疗，临床以内科保守治疗为主，其中血压管理和脱水降颅压是脑出血救治的关键[1,2]。但如出血量较大，则需联合外科手术干预，那么临床该如何选择？目前对手术的适应证和禁忌证却无定论。有文献报道以下情况建议手术：①壳核出血 ≥30ml，丘脑出血 ≥15ml；②小脑出血 ≥10ml 或直径 ≥3cm 或合并明显脑积水；③重症脑室出血；④合并动静脉畸形、动脉瘤等血管病变。但近期的两项脑出血的外科治疗研究，却有不同的结果。MISTIE Ⅲ 试验（脑出血微创血肿清除术中使用溶栓剂的安全性和有效性）研究证实，微创术联合血肿内应用重组组织型纤溶酶原激活剂（rt-PA）仅有助于降低中-大量脑出血（≥30ml）的病死率，并不改善 365 天时患者达到良好预后的比例[3]。JAMA 最新研究证实，对于脑出血患者，与保守治疗相比，外科血肿清除并不能改善功能预后，是否不同血肿体积患者的结局不同还需进一步研究[4]。以上两项研究再次提示脑出血外科治疗未获得很好的循证证据支持。但近年来也有研究表明，立体定向微创血肿清除术治疗自发性脑出血是安全和有效的。

2. 脑出血病因分型   按 SMASH-U 病因分为血管结构性损伤（structural vascular lesions）、药物（medication）、CAA、系统性疾病（systemic disease）、高血压（hypertension）和未知原因（undetermined）。SMASH-U 病因分类可行性强、接受度高，与脑出血后短期、长期生存率和致死率一致相关。

3. 脑出血血肿扩大   超过 1/3 的脑出血患者在发病早期可出现血肿扩大，且大多数发生在 6 小时内，血肿扩大是导致脑出血病情加重和预后不良的独立危险因素。颅脑 CT 显示的征象[混杂征、黑洞征、漩涡征、岛征、卫星征、CTA 和增强 CT 的"点征"（spot sign）等]有助于预测血肿扩大，但特异度和敏感度均不高。

4. 脑出血血压管理   ADAPT 研究发现脑出血后数小时内将收缩压降至 <140mmHg 不降低血肿周围的脑血流量和脑灌注压，也不增加脑缺血事件[5]。随后的 ATACH 和 INTERACT-1 研究均发现脑出血后早期降收缩压 <140mmHg 是安全的[6,7]。基于以上研究，《中国脑出血诊治指南（2019）》推荐对于收缩压在 150~220mmHg 的住院患者，在没有急性降压禁忌证的情况下，数小时内血压降至 130~140mmHg 是安全的。对于收缩压 >220mmHg 的脑出血患者，在密切监测血压的情况下，持续静脉输注药物控制血压可能是合理的，收缩压目标值为 160mmHg。

5. 血糖管理 《中国脑出血诊治指南(2019)》推荐血糖值可控制在 7.8 ~ 10.0mmol/L。无论患者既往是否有糖尿病病史，入院时高血糖均预示脑出血患者的死亡和不良转归风险增高。那么脑血管病的血糖管理，需要严格吗？SHINE 试验(急性缺血性卒中的高血糖，是强化治疗还是标准治疗)结果表明，在血糖控制方案的问题上，强化血糖控制不能改善 90 天功能预后，相反增加严重低血糖风险[8]。推荐皮下注射胰岛素，血糖目标值 < 180mg/dl。以上研究或可给脑出血患者的血糖管理提供思路和参考。

6. 内科并发症的处理 脑出血后常见的内科并发症包括肺炎、误吸、呼吸衰竭/窘迫、肺栓塞和败血症。吞咽困难和误吸是发生肺炎的主要危险因素，故在经口进食前均应进行吞咽困难程度评估以降低肺炎风险。

（山东大学第二医院：徐琳琳　朱正禹）

参 考 文 献

[1] Zheng H P, Chen C L, Zhang J, et al. Mechanism and therapy of brain edema after intracerebral hemorrhage[J]. Cerebrovasc Dis, 2016, 42(3 - 4): 155 - 169.

[2] Schreuder F H, Sato S, Klijn C J M, et al. Medical management of intracerebral haemorrhage[J]. J Neurol Neurosurg Psychiatry, 2017, 88(1): 76 - 84.

[3] Hanley D F, Thompson R E, Rosenblum M, et al. Efficacy and safety of minimally invasive surgery with thrombolysis in intracerebral haemorrhage evacuation(MISTIE Ⅲ): A randomised, controlled, open - label, blinded endpoint phase 3 trial[J]. Lancet, 2019, 393(10175): 1021 - 1032.

[4] Kuramatsu J B, Biffi A, Gerner S T, et al. Association of surgical hematoma evacuation vs conservative treatment with functional outcome in patients with cerebellar intracerebral hemorrhage[J]. Jama, 2019, 322(14): 1392 - 1403.

[5] Qureshi A I, Palesch Y Y, Barsan W G, et al. Intensive Blood - pressure lowering in patients with acute cerebral hemorrhage[J]. N Engl J Med, 2016, 375(11): 1033 - 1043.

[6] Ziai W C, Carhuapoma J R. Intracerebral hemorrhage[J]. Continuum(Minneap Minn), 2018, 24(6): 1603 - 1622.

[7] Hostettler I C, Seiffge D J, Werring D J. Intracerebral hemorrhage: An update on diagnosis and treatment [J]. Expert Rev Neurother, 2019, 19(7): 679 - 694.

[8] Johnston K C. Intensive vs standard treatment of hyperglycemia and functional outcome in patients with acute ischemic stroke: the SHINE randomized clinical trial[J]. Jama Neurology, 2019, 322(4): 326 - 335.

病例 12　创伤性癫痫 1 例报告

一、概述

癫痫(epilepsy, EP)是一种古老的疾病,也是神经科常见的急症。早在公元前 1700 年中国就有关于癫痫临床表现内容的记录。150 多年前,休林斯·杰克逊(Hughlings Jackson)提出了癫痫性发作是由大脑皮质偶然的、突发的过度放电所引起的。经过漫长的时间积累,人类对癫痫的认识不断提高,癫痫的定义也不断更新。2001 年国际抗癫痫联盟(international league aganst epilepsy, ILAE)认为,"癫痫发作是皮质及深部核团、部分丘脑和脑干神经元突然性、发作性、短暂性异常放电所导致的脑功能紊乱的临床现象"。脑部神经元异常放电是癫痫发作的核心,但不是脑部神经元异常放电引起的发作都是癫痫,比如脑部神经元异常放电还可以引起发作性神经痛。2015 年中国抗癫痫协会(CAAE)新版《癫痫临床诊疗指南》将癫痫定义为不是单一的疾病实体,而是一种有着不同病因基础、临床表现各异但以反复癫痫发作为共同特征的慢性脑部疾病状态。癫痫分为有病因的症状性癫痫和病因未知的特发性癫痫。单次发作称为癫痫发作,反复多次发作称为癫痫。

癫痫的诊断需要依靠病史、癫痫临床发作和脑电图,其中病史(癫痫发作史)是诊断癫痫的主要依据。如果是继发性癫痫,颅脑 CT 或颅脑 MRI 有助于寻找癫痫病因。脑电图,尤其视频脑电图,使人们对癫痫的认识和诊断有了进一步提高。

癫痫是一种可治的疾病,通过药物治疗 75% 左右的患者可以治愈。癫痫的治疗,包括病因治疗、药物治疗和手术治疗。癫痫的药物治疗,应该根据癫痫综合征的类型或癫痫发作的类型选药,具体可以参照 2018 年《AAN/AES 癫痫药物治疗指南》。癫痫是一种慢性疾病,需要较长时间的规律服药治疗,疗程要足,撤药要慢;要在医师指导下坚持服药治疗,不可随意减药或停药。

二、病例报告

(一)病史摘要

1. **主诉**　患者张某某,男性,55 岁。因"发作性右上肢抽搐、呼之不应 13 小时"于 2020 年 1 月 16 日入院。

2. **现病史**　患者 13 小时前因突然出现发作性右上肢抽搐、意识不清,双眼上视,牙关紧咬,伴舌咬伤,伴二便失禁,约 3 分钟后抽搐自行缓解,约 20 分钟后意识转清。家人遂急呼当地县医院 120,医护人员赶到后,患者上述症状再次发作,给予地西泮静脉推注。患者家属要求来我院治疗,途中患者右上肢抽搐、意识不清发作 2 次,给予药物静脉滴注治疗(具体药物及剂量不详);到达急诊中心后行颅脑 CT 检查示颅脑术后状态,双侧额叶局部软化。查血常规、肝肾功、生化离子及血凝五项结果大致正常,给予丙戊酸钠静脉泵入等治疗,患者上述症状未再发作,为求进一步治疗,以"癫痫"收入神经内科病房。患者自发病以来精神可,食纳可,睡眠质量可,大小便无异常,近期体重无变化。

3. 既往史 "脑外伤出血"病史 3 年,曾行"颅骨修补术",具体不详。吸烟史 30 余年,10 支/日,偶尔饮酒。否认高血压、糖尿病、心脏病病史;否认肝炎、结核病史;否认药物、食物过敏史。

(二)入院查体

体温 37.2℃,脉搏 80 次/分,呼吸 19 次/分,血压 105/72mmHg,意识清,皮肤浅表黏膜未见黄染、瘀斑,浅表淋巴结未及肿大,气管居中;双肺听诊呼吸音清,无干湿性啰音。心率 80 次/分,律齐,各瓣膜听诊未及杂音。腹部平坦,腹肌软,无压痛及反跳痛,肝脾肋下未及,肠鸣音正常,四肢末端无水肿。

神经系统检查:意识清,精神可,言语清晰。双侧瞳孔等大等圆,光反射存在,鼻唇沟对称,伸舌居中,四肢肌张力正常,肌力 V 级,腱反射(++),双侧巴宾斯基征(-),查多克征征(-),感觉、共济查体正常,颈软,双侧克氏征(-)。

(三)本院辅助检查

颅脑 CT(2020-1-16):颅脑术后,双侧额叶局部软化,必要时 MRI 进一步检查(病例 12 图 1)。

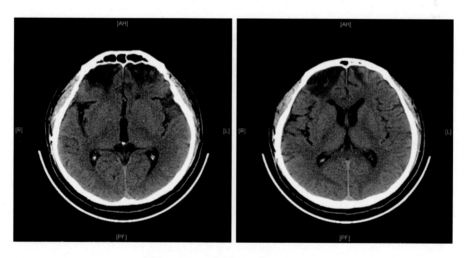

病例 12 图 1 颅脑 CT(2020-1-16)

心电图(2020-1-16):正常。

血常规、血凝五项、肝肾功、生化离子(2020-1-16):正常范围值。

(四)入院诊断

(1)癫痫。

(2)脑外伤出血术后。

(五)入院诊疗计划

1. 患者癫痫发作诊断明确,有病情加重、出现癫痫持续状态危及生命的风险。

2. 完善颅脑 MRI、脑电图等各项辅助检查,复查血常规,必要时行腰穿脑脊液检查。

3. 脱水、脑保护、抗癫痫等药物治疗。

（六）入院辅助检查

1. 同型半胱氨酸（2020 - 1 - 17）16.0μmol/L（↑）。

2. 传染病系列（2020 - 1 - 17）：乙型肝炎核心抗体 3.87S/Co（↑），乙型肝炎表面抗体 63.91mIU/ml（↑）。

3. 粪便常规 + 隐血、尿常规 + 沉渣、血常规 + 血沉 + CRP、血脂、肌酶谱、甲功五项、叶酸、维生素 B_{12}、B 型钠尿肽（BNP）（2020 - 1 - 17）：结果正常范围值。

4. 脑电图（2020 - 1 - 21）：基本节律慢化；右侧额叶阵发尖波、尖慢波及慢波发放；左侧额叶散在尖波、尖慢波发放；建议结合临床。

（七）最后诊断

1. 癫痫（继发性癫痫）。

2. 脑外伤出血术后。

三、诊断思路

1. 诊断依据

（1）癫痫：①中年男性，突然起病。②既往"脑外伤出血"病史 3 年，曾行"颅骨修补术"。③发作性右上肢抽搐、意识不清，双眼上视，牙关紧咬，伴舌咬伤及二便失禁，约 3 分钟后抽搐自行缓解，约 20 分钟后意识转清，反复发作。神经系统检查：意识清，精神可，言语清晰。双侧瞳孔等大等圆，光反射存在，鼻唇沟对称，伸舌居中，四肢肌张力正常，肌力 V 级，腱反射（+ +），双侧巴宾斯基征（ - ），查多克征（ - ），感觉、共济查体正常，颈软，双侧克氏征（ - ）。④辅助检查：颅脑 CT 示颅脑术后，双侧额叶局部软化。脑电图可见双侧额叶痫样放电。

综上，疾病定位于大脑皮层，定性诊断为"癫痫发作"，病因考虑为颅脑术后，双侧额叶局部软化。

（2）脑外伤出血术后：患者既往"脑外伤出血"病史 3 年，曾行颅骨修补术，结合患者入院后颅脑 CT 检查，该诊断明确。

（3）病情评估：①患者"症状性癫痫"诊断明确，颅内额叶软化灶为责任病灶，患者来院前发作 3 次，有癫痫再次发作，甚至病情进展为癫痫持续状态、危及生命的风险；②患者到我院后立即给予脱水、脑保护、抗癫痫等药物治疗，但病因为颅内额叶软化灶，治疗效果欠佳；③如内科保守治疗效果差，可考虑手术治疗。

（4）出院情况：患者病情好转，未再出现肢体抽搐、意识不清发作。神经系统查体：意识清，精神可，言语清晰，双侧瞳孔等大等圆，直径 2.5mm，对光反应灵敏，双侧鼻唇沟对称，伸舌居中，四肢肌张力正常，四肢肌力 V 级，双侧巴宾斯基征（ - ），查多克征（ - ），脑膜刺激征（ - ）。

2. 鉴别诊断

（1）癔症（假性发作）：是由心理障碍而非脑电紊乱引起的发作性疾病。临床表现可与癫痫发作相似，但一般少有自伤性症状，比如舌咬伤、大小便失禁；发作时脑电图无痫样放电及抗癫痫药物治疗无效。该患者有癫痫病因，临床表现及脑电图符合癫痫，且应用抗癫痫药物治疗有效,可排除之。

(2)短暂性脑缺血发作(TIA):多见于老年人,常有高血压、高血脂、糖尿病等病史。TIA 也是临床常见的发作性疾病,其临床表现多为神经功能缺损症状,肢体瘫痪、感觉减退等多见,而肢体抽动及感觉异常少见,但也有少部分患者表现为肢体抖动型 TIA,临床表现与癫痫类似,需要鉴别。该患者肢体抽动同时,伴有意识不清、双眼上视、牙关紧咬,伴舌咬伤,伴二便失禁,且颅脑 CT 可见责任病灶,脑电图符合癫痫特点,可排除 TIA。

3. 治疗方案与措施 癫痫的治疗,包括病因治疗、药物治疗和手术治疗等。

(1)病因治疗:癫痫常见的病因有感染、颅脑外伤、脑血管病、肿瘤、药物及遗传代谢性疾病等,根据病因实施相应治疗,尽可能根除病因。

(2)药物治疗:癫痫的药物治疗,应该在癫痫诊断明确之后开始使用,包括发作期和发作间期的药物治疗。①发作期的治疗,以终止发作为目的,以减少发作对脑神经元的损害,药物可选择地西泮、丙戊酸钠、苯巴比妥、咪达唑仑等。②发作期间的药物治疗,首先就是用药时机的斟酌。癫痫患者39%初次发作后,可自发缓解,因而无需用药。那么何时启动抗癫痫治疗?临床上需要权衡发作复发的可能性、继续发作的后果、用药治疗的风险及获益。一般来说,半年内发作两次以上者,就应用药;但若发作间隔期 1 年以上,可以暂时推迟药物治疗。最新研究认为,首次发作且颅脑 CT 检查颅内有致病性结构损害、脑电图有痫样放电或患者有神经缺陷症状者,亦应启动抗癫痫药物治疗[1]。首次发作或半年以上发作 1 次者,可在告知抗癫痫药可能的不良反应和不治疗的可能后果情况下,根据患者及家属的意愿,酌情选择用或不用抗癫痫药物。具体用药选择,根据癫痫发作类型和综合征选药,常用口服药物有卡马西平、丙戊酸钠、拉莫三嗪、托吡酯和左乙拉西坦等。遵循的原则是首选单药治疗,合理的联合用药治疗,剂量个体化,注意规律服药,疗程要足,撤药要慢。

(3)手术治疗:药物治疗无效的难治性癫痫,可考虑手术干预,如病灶切除术、射频热凝治疗、立体定向放疗术、迷走神经刺激术、脑深部电刺激术、多处软脑膜横切术、胼胝体切开术等。

(4)生酮饮食治疗:是一种高脂肪、适量蛋白质、低碳水化合物的饮食,自 1920 年开始用于治疗部分难治性癫痫。但有一些不良反应,如生长发育障碍、高脂血症、肾结石、酸中毒等,需要预知并积极治疗。

(5)中医中药治疗:癫痫治疗的辅助手段。

该患者"脑外伤出血"病史 3 年,曾行"颅骨修补术",此次突发癫痫发作,结合脑电图结果,考虑创伤性癫痫(post - traumatic epilepsy, PTE)。创伤性癫痫是创伤性颅脑损伤(traumatic brain injury)后常见的反复发作的癫痫。PTE 发生率4% ~53%,就颅脑损伤轻重程度而言,轻度颅脑创伤患者癫痫发生率是正常人群的 1.5 倍,重度颅脑创伤患者癫痫发生率是正常人群的17.2 倍。创伤性癫痫一般分为早期癫痫和晚期癫痫。早期癫痫,又名早发性癫痫,是指癫痫发生在外伤后一周之内;晚期癫痫是脑急性损伤恢复以后发生的,从外伤到出现癫痫的风险性随着受伤后时间的延长而降低。一般儿童容易发生早发癫痫,成人容易发生晚期癫痫发作。该患者符合晚期癫痫的特点。根据以上抗癫痫药物治疗原则,启动抗癫痫药物治疗后,癫痫控制可,未再出现癫痫发作。出院后告知癫痫复发的可能性及可能的风险，嘱其规律口服抗癫痫药物，切不可擅自停药及减量。

从病例中得到的启示：根据患者典型的临床表现，癫痫诊断成立，颅脑 CT 及脑电图检查支持创伤性癫痫的诊断。创伤性颅脑损伤患者给予早期抗癫痫药物预防治疗能否获益，需要衡量 AEDs 在使用中的不良反应。根据创伤性颅脑损伤后的危险因素评估 PTE 发生的风险，可以更好地识别 PTE 发生风险较大的创伤性颅脑损伤患者。

四、相关进展

1. 癫痫是一组由不同病因所致的脑神经元高度异常同步化，且常具有自限性的异常放电所致的中枢神经系统功能失常综合征，其临床特征为发作性、短暂性、重复性和刻板性。癫痫是神经内科的常见病、多发病。据中国最新流行病学资料显示，国内癫痫的总体患病率为 7.0‰，年发病率为 28.8/10 万，1 年内有发作的活动性癫痫患病率为 4.6‰。国际抗癫痫联盟（ILAE）分类工作组建议将癫痫病因分为 6 大类：遗传性、结构性、代谢性、免疫性、感染性及病因不明性。病因与年龄的关系较为密切，不同的癫痫年龄组往往有不同的病因。对于新生儿及婴儿期来说，最常见的病因有先天及围产期因素（缺氧、窒息、头颅产伤）、遗传代谢性疾病、皮质发育畸形等；儿童以及青春期，最常见的病因有特发性（与遗传因素有关）、先天及围产期因素（缺氧、窒息、头颅产伤）、中枢神经系统感染、脑发育异常等；对于成年人来说，最常见的病因有头颅外伤、海马硬化、脑肿瘤、中枢神经系统感染性疾病等；而老年期最常见的病因有脑血管意外、脑肿瘤、代谢性疾病、变性病等。

2. 癫痫的分类更新。癫痫病因众多，临床发作表现亦复杂多样，具有多种分类方式。2017 年 3 月，国际抗癫痫联盟（ILAE）发布了最新的癫痫发作及癫痫分类修订指南（病例 12 表 1）。该版指南将意识状态存在与否作为局灶性癫痫发作的分类要点，将癫痫发作（seizure）分为局灶性起源（focalonset）、全面性起源（generalized onset）、未知起源（unknownonset）三大类；将病因分类为遗传性、结构性、感染性、免疫性、代谢性以及未知病因六大类，替换既往的特发性、症状性及隐源性癫痫病因分类；对于多种病因共存且病因明确的癫痫患者，主张除常规的抗癫痫治疗外，更应积极控制病因。

病例 12 表 1　2017 年国际抗癫痫联盟（ILAE）新版癫痫发作分类

局灶性起源	全面性起源	未知起源
运动性： 自动症、失张力发作、阵挛发作、癫痫性痉挛、过度运动发作、肌阵挛发作、强直发作	运动性： 强直 - 阵挛发作、阵挛发作、强直发作、肌阵挛发作、肌阵挛 - 强直 - 阵挛发作、肌阵挛 - 失张力发作、失张力发作、癫痫性痉挛	运动性： 强直 - 阵挛发作、癫痫性痉挛
非运动性： 自主神经发作、行为终止、认知发作、情绪发作、感觉性发作	非运动性（失神发作）： 典型发作、非典型发作、肌阵挛发作、眼睑肌阵挛伴失神	非运动性： 行为终止
局灶性进展为双侧强直 - 阵挛		其他无法分类

3. 癫痫发作后容易复发吗？有研究表明成人首次非诱发性癫痫发作复发的高危因素，包括既往脑部损伤史（风险比：2.55）、脑电图显示癫痫样异常（风险比：2.16）、脑部影像异常（风险比：2.44）和夜间癫痫发作（风险比：2.1）。该患者有脑外伤病史，此次为首次癫痫发作，因此复发风险高，需告知患者，并启动抗癫痫药物治疗[2]。

4. 抗癫痫治疗疗程要足，撤药要慢。那么何时可停药？癫痫患者持续无发作2年以上，即存在减停药的可能性；大部分患者在药物治疗的情况下，2~5年完全无发作，可以考虑停药；但是否减停、如何减停，还需要综合考虑癫痫类型（病因、发作类型、综合征分类）及患者意愿等因素；脑电图对减停抗癫痫药物有参考价值。减药停药注意事项：在决定是否停药之前应评估再次发作的可能性；应充分考虑癫痫的病因和综合征的诊断；撤药过程应缓慢进行，可能持续数月甚至1年以上；联合治疗的患者，每次只能减停1种药物，如仍无发作，再减停第2种药物；如果在撤药过程中出现发作，应停止继续撤药，并将药物剂量恢复至最接近发作时的剂量观察[3,4]。

5. 目前尚没有标准的治疗方法可以预防PTE，建议根据患者创伤性颅脑损伤的严重程度选择AEDs。一般情况下，重度创伤性颅脑损伤（如颅内出血、蛛网膜下隙出血、分离性颅骨骨折和颅骨凹陷性骨折等）患者，尤其是青少年患者，更容易发生PTE，应在伤后第7天早期预防性使用AEDs。轻度创伤性颅脑损伤患者，为避免脑功能恢复受到AEDs影响，一般不需要进行AED预防性治疗，当患者晚期出现癫痫发作时，需给予规律抗癫痫治疗[5]。该患者为脑创伤后晚期癫痫发作，应规律口服抗癫痫药物治疗。

6. 新型冠状病毒肺炎与癫痫。2020年国内研究团队纳入武汉、重庆、四川等42家医院的304例出院的确诊新冠患者。研究结果表明，未见癫痫患者感染、未见新发急性症状性癫痫发作，由此推出癫痫患者可能非新型冠状病毒肺炎的易感人群；且新型冠状病毒肺炎不会诱发癫痫发作[6,7]。

（山东大学第二医院：徐琳琳　谢兆宏）

参 考 文 献

[1] Krumholz A, Wiebe S, Gronseth G S, et al. Evidence - based guideline: Management of an unprovoked first seizure in adults: Report of the guideline development subcommittee of the American academy of neurology and the American epilepsy society[J]. Neurology, 2015, 84(16): 1705 - 1713.

[2] Martin R C, Faught E, Szaflarski J P, et al. What does the U. S. Medicare administrative claims database tell us about initial antiepileptic drug treatment for older adults with new - onset epilepsy? [J]Epilepsia, 2017, 58(4): 548 - 557.

[3] Rosenow F, Bast T, Czech T, et al. Revised version of quality guidelines for presurgical epilepsy evaluation and surgical epilepsy therapy issued by the Austrian, German, and Swiss working group on presurgical epilepsy diagnosis and operative epilepsy treatment[J]. Epilepsia, 2016, 57(8): 1215 - 1220.

[4] Beghi E, Giussani G, Grosso S, et al. Withdrawal of antiepileptic drugs: Guidelines of the Italian League Against Epilepsy[J]. Epilepsia, 2013, 54(7): 2 - 12.

[5] Gericke C A, O'Brien T J. Pharmaceutical benefits scheme restrictions on anti – epileptic drug prescribing promote unsafe and outdated practice[J]. Med J Aust, 2019, 211(2): 55 – 57.

[6] French J A, Brodie M J, Caraballo R, et al. Keeping people with epilepsy safe during the COVID – 19 pandemic[J]. Neurology, 2020, 94(23): 1032 – 1037.

[7] Lu L, Xiong W, Liu D, et al. New onset acute symptomatic seizure and risk factors in coronavirus disease 2019: A retrospective multicenter study[J]. Epilepsia, 2020, 61(6): e49 – e53.

病例 13　急性肺动脉栓塞 2 例

一、术后肺动脉血栓栓塞

(一)概述

肺动脉栓塞(pulmonary embolism, PE)是以各种栓子阻塞肺动脉或其分支为其发病原因的一组疾病或临床综合征的总称,包括肺血栓栓塞症(pulmonary thromboembolism, PTE)、脂肪栓塞综合征、羊水栓塞、空气栓塞、肿瘤栓塞等,其中 PTE 为肺栓塞的最常见类型[1]。全球 PTE 和深静脉血栓形成(deep venous thrombosis, DVT)发病率较高,我国 PTE 发病率在 2008 年达到 1.45‰[2]。Meta 分析慢性阻塞性肺疾病(chronic obstructive pulmonary disease, COPD)急性加重期患者肺栓塞的发病率达 15.8%[3]。急性 PTE 临床表现无特异性,典型的肺栓塞三联征"胸痛、咯血和呼吸困难"比较少见,临床表现各异,其中 80%~90% 患者出现呼吸困难及气促;其次是胸痛。其他表现如晕厥、烦躁、休克或者猝死均可出现。急性肺栓塞往往发生在术后,或因急性症状到院就诊;提高对急性肺栓塞的警惕性,及早发现,及早进行有效治疗,可以挽救多数患者生命。随着对肺栓塞认识的提高和治疗措施的进步,近年来肺栓塞的 3 个月全因死亡率在 17.5%[4]。本患者是一例典型术后肺动脉血栓栓塞病例,经积极抢救治疗成功,现分享如下。

(二)病例报告

1. 病史摘要

(1)主诉:张某某,女,56 岁。因"左侧胸痛 3 个月余"于 2019 年 1 月 11 日入院。

(2)现病史:患者于 2018 年 9 月底体检发现肺部阴影,伴左侧胸痛,深呼吸或活动后明显,抗感染治疗无好转,复查胸部 CT 病灶无吸收,门诊以"肺部阴影查因"入院。入院后完善相关化验检查,化验检查无异常,心脏彩超等项检查无异常。于 2019 年 1 月 17 日行全麻下"磁导航引导下肺活检术"。术后安返病房。1 月 18 日 8:10 患者下床时突发晕倒,当时查体:呼吸 20 次/分,心率 53 次/分,血压 123/67mmHg,呼之不应,口唇发绀,无抽搐、翻白眼及口吐白沫,快测血糖 5.4mmol/L。立即给予抬到床上平卧,吸氧,心电监护。10 分钟后患者神志转清,全身冷汗,四肢湿冷,呼吸 20 次/分,心率 78 次/分,血压 65/32mmHg,吸氧 4L/min 情况下,血氧饱和度 95%。予快速补液,应用多巴胺升压治疗。化验血乳酸 4.47mmol/L,D - 二聚体(ELISA 法)3796ng/ml。请心内科、神经内科会诊,急查肺动脉、静脉 CT 造影 + 重建,头颅 CT 平扫。发现双肺动脉主干及其分支多发肺栓塞(病例 13 图 1),头颅未见异常。检查心脏彩超:三尖瓣反流(轻度),左室收缩功能正常。请肺血管组会诊后急行肺动脉导管下血栓吸取术,术后转入呼吸科血管组。

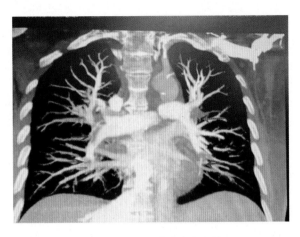

病例 13 图 1　肺动脉内血栓

2. 转入查体　持续泵入多巴胺 12μg/(kg·min),血压 104~140/68~81mmHg,吸氧 2L/min,血氧饱和度 98%~100%。神志清楚,呼吸平稳,双肺呼吸音清,未闻及干湿性啰音。心率 100 次/分,律齐,心音可,无杂音。腹平软,无压痛、反跳痛。双下肢不肿。转入诊断:①急性肺血栓栓塞(高危组);②心源性休克;③肺部阴影原因待查。

3. 诊疗经过　患者发生肺栓塞后于 2019 年 1 月 18 日 17:00 行急诊肺动脉导管下血栓吸取术。术中肺动脉造影显示右肺动脉主干及叶段动脉和左肺叶段动脉均可见血栓(病例 13 图 2),予血栓抽吸术,术中右肺动脉吸出大量暗红色血栓,复查造影显示右、左肺动脉主干管腔通畅,右肺各叶段仍有血栓残留。左肺动脉吸出少量暗红色血栓。

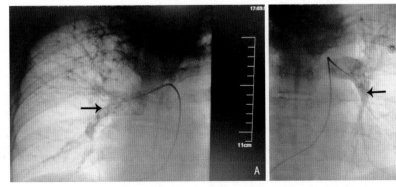
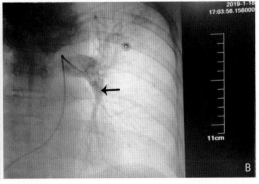

A—右肺动脉干血栓；B—左肺动脉干血栓

病例 13 图 2　肺动脉造影

给予介入治疗后患者仍胸闷不适，全身发冷，四肢厥冷，持续补液，泵入多巴胺治疗。考虑仍有肺栓塞情况，给予阿替普酶5mg静脉推注，15mg入液4mg/h泵入。溶栓过程中患者胸痛、胸闷症状改善；但20分钟后患者再次胸痛、烦躁不安，急行床边心脏彩超示右房增大，考虑梗阻性休克，来源于肺动脉梗阻。血气分析示：pH 7.337，二氧化碳分压34.3mmHg，氧分压135mmHg；心肌钙蛋白I 0.52U/L。继续给予阿替普酶20mg溶栓、依诺肝素4000AxaIU皮下注射1次/12小时抗凝，甲强龙40mg静脉推注及补液、吸氧等治疗。患者胸痛、胸闷好转，咳少许鲜血痰，总量约10ml。1月19日复查D-二聚体最高（ELISA法）>10 000ng/ml，血乳酸最高7.7mmol/L。双下肢血管彩超显示：双下肢深静脉及大隐静脉近段血流通畅，血液高凝状态。化验肺肿瘤标志物、自身免疫指标、血管炎指标和易栓症指标均阴性。痰液及支气管肺泡灌洗液中均未找到致病菌。肺脏病理结果示：左下叶外侧段肺组织肺泡腔内未见炎性渗出物，大部分肺泡腔萎陷，肺泡间隔轻度增宽，碳尘沉着，血管壁未见炎症细胞浸润，临近肺组织可见出血及纤维素、少量中性粒细胞渗出。经过全院多学科会诊讨论后继续给予依诺肝素抗凝、美罗培南抗感染，以及营养支持、对症治疗等处理后患者症状好转。1月21日复查胸部平扫+增强+肺动脉造影重构，发现双肺动脉主干及其分支多发肺栓塞较前明显减少，大部分消失（病例13图3）。复查心脏彩超示：心内结构及血流未见异常，左心收缩功能正常。1月25日D-二聚体544ng/ml，于1月25日病情好转出院，出院后继续口服利伐沙班15mg、2次/日抗凝。

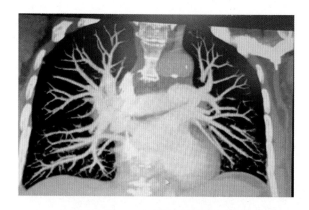

病例13图3 治疗后复查胸部CTA

(三)讨论

肺动脉栓塞属于急诊胸痛危重症之一，常因急性呼吸困难、胸痛、气促、严重低氧血症等急性症状到急诊就诊。因大面积肺栓塞及急性心功能不全发生猝死。肺栓塞的发病危险因素有遗传学因素和获得性因素。其中多数为获得性因素，获得性因素中手术、感染、创伤及内科慢性病是常见危险因素。该患者为老年女性，有基础肺结节病史，此次在肺活检术后突发肺动脉主干栓塞。其随后的化验检查排除肺部肿瘤、结缔组织病和易栓症，该患者血栓栓塞发生主要与血液高凝状态、术中及术后卧床导致急性血栓形成有关。

D-二聚体是临床上常用的特异性、继发性纤溶标志物，其浓度增加反映体内高凝状态和继发性纤溶亢进。急性肺栓塞时化验 D - 二聚体是急诊常用的指标，在实际工作中根据 Wells score 两阶段分层的临床预测准则和高敏感 D - 二聚体检测方法联合应用，可帮助急诊医师及时筛查急性肺栓塞[5]。该患者在发生栓塞前 D - 二聚体正常，在发生肺栓塞和血栓形成过程中我们可以看到 D - 二聚体超过 10 000ng/ml。临床上也常用 D - 二聚体浓度判断抗凝效果和血栓形成的危险度。

术后、长期卧床、血液高凝状态患者易发生急性肺动脉干栓塞，患者常突然发生猝死或休克情况。如出现这种情况，应考虑到急性肺栓塞的可能，立即进行相关检查。最常用的检查是床边心脏彩超，可发现右心脏负荷增加、心功能不全征象。该患者血栓发生前心脏彩超无异常，急性栓塞后表现为右心负荷加重，血栓溶解后心脏彩超恢复正常，呈典型急性肺栓塞的心脏彩超动态变化。心脏彩超具有便携、快捷、可以床边检查的优点，因此怀疑肺栓塞时可行床边心脏彩超检查以辅助诊断。

CT 肺动脉造影（CTPA）是临床上应用较广泛的诊断肺栓塞方法，可以直观显示肺动脉内血栓形态、部位及血管阻塞程度，并且随着影像技术提高，三维重建效果较好。肺栓塞 CTPA 直接征象为肺动脉内充盈缺损、"轨道征"、远端血管不显影等栓子征象。本例患者发病后急诊 CTPA 检查发现双肺动脉主干及分支的多发栓塞，通过检查及时明确诊断。在急诊工作中 CTPA 诊断肺动脉栓塞也是首选的确诊检查手段之一，具有无创、快捷和灵敏度高的优点。

肺动脉造影是诊断肺栓塞的"金标准"，但是由于其有创性及有一定检查并发症和技术难度，现在临床上不常用于急诊检查。但在行急症介入治疗时是必须检查项目。急性 PTE 直接征象是肺血管内造影剂充盈缺损、血流阻断等，间接征象为血流缓慢和局部低灌注。该患者急诊介入取栓前可以看到明显的充盈缺损和血流阻断、血流缓慢等征象，而在取栓血管再通后可以看到明显血流恢复充盈、血流速度加快等血管再通表现。

急性 PTE 发生后对于合并休克或低血压的患者，应进行血流动力学监测并支持治疗，应用血管活性药物维持循环稳定。该患者急性 PTE 后晕厥、休克，经积极补液及应用血管活性药物后，为后续急症介入取栓和溶栓争取了抢救时间。该患者因肺活检术后，急诊静脉溶栓出血风险较高，因此选择急症肺动脉取栓。取栓后仍有血流动力学不稳、心脏阻力负荷大的情况，考虑患者有出血风险，减少阿替普酶用量为 40mg 静脉溶栓及抗凝治疗后患者血栓栓塞症状好转，无明显出血并发症发生。针对大面积急性 PTE 患者，有溶栓禁忌证时，应积极开展急症介入治疗以抢救患者生命。对于类似该例患者介入后仍有血栓继续形成时，在抗凝基础上小剂量静脉溶栓仍可以进行，注意密切观察患者出凝血指标，动态调整溶栓药物的剂量。

该例患者急性 PTE 发病突然，症状严重，经过综合治疗后治疗效果好，成功挽救了患者生命。因此在急诊工作中遇到术后突发晕厥、休克患者应考虑到重症急性 PTE 的可能，及时进行相应化验检查，给予积极治疗，可以及时挽救患者生命，又避免了术后医患纠纷的发生。该例患者的抢救经验值得借鉴。

（深圳市第四人民医院萨米国际医疗中心：刘景艳）

参 考 文 献

[1] 中华医学会呼吸病学分会肺栓塞与肺血管病学组.肺血栓栓塞症诊治与预防指南.中华医学杂志,2018,98(4):1060-1087.

[2] 徐晓峰,杨媛华,翟振国,等.内科重症监护病房中深静脉血栓的发病情况及危险因素分析.中华流行病学杂志,2008,29(10):1034-1037.

[3] 王芳,程兆忠,王镜銮,等.慢性阻塞性肺疾病急性加重期肺栓塞发生率的荟萃分析.中华医学杂志,2013,93(24):1868-1871.

[4] Laporte S, Mismetti P, Eacute D, et al. Clinical predictiors outcomes in the fatal pulmonary embolism in 15520 patients with venous thromboembolism:Findings from the registro infromatizado de la enfermedad trombo embolica venosa(RIETE) Registry. Circulation, 2008, 117(13):1711-1716.

[5] "D-二聚体检测"急诊临床应用专家共识组."D-二聚体检测"急诊临床应用专家共识.中华急诊医学杂志,2013,22(8):1-10.

二、急性肺动脉栓塞

(一)病例报告

1. 病史摘要

(1)主诉:张某某,女,51岁。主因"晕厥半小时"于2019年5月12日12:00来诊。

(2)现病史:患者40天前因摩托车外伤致骨盆骨折,给予股骨头置换术后,持续卧床,其夫诉"近10天患者已经起床床上活动",具体不详。半个小时前患者在准备进食时突然出现意识不清,持续1分钟余,肢体无抽搐,无口吐白沫及大小便失禁,之后出现胸闷憋气,伴有胸部闷痛呈持续性,无明显放射,无发热及肢体活动障碍,未自行服用药物治疗。家人发现后立即呼叫120送往急诊科就诊。院前急查血糖6.8mmol/L。患者来诊后持续上述症状,很快进入昏迷状态,伴有全身发绀,直接推入抢救室。患者近1个月来精神睡眠食欲尚可,大小便正常,体重无明显减轻。

(3)既往史:否认肝炎、伤寒、结核病史,无外伤史、中毒史及药物过敏史。不吸烟,无嗜酒。

2. 入院查体　体温36℃,心率130次/分,呼吸28次/分,血压未测及,血氧饱和度测不及。发育正常,营养中等,急性病容,神志欠清楚,不能回答任何问题,查体不能主动合作。全身皮肤紫斑无黄染,湿冷,无皮下结节,无皮下出血点。浅表淋巴结无肿大。双眼睑无充血,巩膜无黄染,瞳孔等大等圆,D≈4.5mm,对光反射弱。鼻腔通畅,口唇发绀,牙龈无溢血、萎缩,舌苔厚白,伸舌不能够配合,口腔黏膜完整,咽部充血,扁桃体无肿大。颈部软,运动无受限,颈静脉怒张,气管居中,甲状腺无肿大,无结节/震颤。胸廓无畸形,运动无受限,胸壁无水肿,肋骨无压痛,双乳对称,无红肿、压痛,无肿块,呼吸急促,呼吸运动对称,语颤两侧相称,两肺叩诊呈清音,听诊呼吸音清,双肺未闻及啰音，无胸膜摩擦音。心前区无异常搏动，无抬举性冲动及细震颤，心界不扩大，心率130次/分，节律整齐，心音有力，心脏各瓣膜听诊区未闻及杂音，无心包摩擦音。腹部平坦，皮肤发绀，腹壁静脉无曲张，腹软，无压痛及反跳痛，未触及肿块；肝右肋、剑突下未触及，脾左肋下未触及，墨菲征阴性，肝上界右锁骨中线第5肋间、肝脾区轻叩痛，移动性浊音阴性，肠鸣音5次/分，未及血管杂音。肛门及外阴未见异常。脊柱无畸形，棘突无压痛，双肾区无叩痛，四肢关节无红肿，运动障碍检查无法配合，双下肢无水肿，无静脉曲张。生理反射存在，病理反射未引出。

3. 诊断依据

1）病情特点

（1）中年女性，急性起病，病程半小时。

（2）患者晕厥来诊，伴有胸痛、胸闷憋气。

（3）既往有大手术病史，长期卧床。

（4）查体：血压未测及，神志欠清，全身皮肤发绀，颈静脉怒张，双肺未及啰音，心率130次/分，未及杂音，双下肢不肿，静脉无曲张。

（5）实验室和辅助检查：血糖6.8mmol/L。

2）诊断思路：该患者晕厥伴有胸闷憋气、胸痛突然发病，伴有低血压休克，结合大手术后长期卧床病史，首先考虑"肺动脉栓塞"，不排除其他能够引起胸痛、胸闷憋气及休克的疾病。入院后出现意识不清、呼吸急促，紧急推入抢救室，继续给予吸氧，行心电监护及血氧饱和度检测心率在120～140次/分，血氧饱和度60%～70%（3L/min吸氧前提下），行18导联电图检查示Ⅲ、aVF、aVR、V_1～V_3、V3R～V5R导联ST段弓背向上抬高，对应导联ST段压低，不除外心肌梗死左主干闭塞、急性下壁心肌梗死、出血性休克、感染性休克等。

3）初步诊断

（1）休克原因待诊：急性肺动脉栓塞（大面积）。

（2）急性心肌梗死不除外。

（3）股骨颈内固定术后。

4）诊治经过：患者进入抢救室后立即开通了3条静脉通路，给予多巴胺200mg、40mg/h泵入，并急查血气分析、血常规、血生化、肌钙蛋白Ⅰ、脑钠肽、凝血常规、D-二聚体。医嘱病危，并急行气管插管、深静脉置管、呼吸机辅助呼吸。12：23患者肌钙蛋白Ⅰ＜0.05ng/ml。之后患者心率逐渐下降至约30余次/分，给予阿托品1mg静脉注射，但患者心率仍不增反降，出现窦性停搏，立即给予肾上腺素注射液1mg静脉注射，后给予不间断心脏按压术，约10分钟后患者出现室颤，给予利多卡因100mg静脉注射无效，立即给予200J非同步电除颤，后继续不间断心肺复苏，并急请呼吸内科、ICU专家会诊。呼吸科建议床旁超声检查，但是因患者持续心肺复苏，心脏超声不能够很好的获得。呼吸机支持下可以闻及左肺底少许湿性啰音。13：28患者血气分析示pH 7.01，立即给予碳酸氢钠250ml单独通路静脉滴注。抢救2小时，患者在停心肺复苏及呼吸机下持续无生命体征，家属拒绝进一步抢救，撤去呼吸机，心电图示电活动消失，患者死亡。考虑死亡原因系急性大面积肺栓塞所致、股骨颈内固定术后。家属拒绝尸检。辅助检查结果示

D - 二聚体33ng/ml。

5）出院诊断

（1）急性肺动脉栓塞（大面积）。

（2）股骨颈内固定术后。

（二）经验总结

美国心脏协会（American Heart Association，AHA）将肺栓塞（PE）分为低风险、中风险和高风险三类[1]，然而高风险的急性肺动脉栓塞需包括血流动力学的改变。急性肺动脉栓塞的诊治相对于急性心肌梗死、卒中来说已经落后了很多，特别是近几年胸痛中心、卒中中心的建立，越来越多的肺动脉栓塞的病例引起广大学者重视[2]。虽然肺动脉栓塞的死亡率很高，肺动脉栓塞的治疗在最近的十几年内也没有明显的变化[2]。肺动脉栓塞的治疗还保留在抗凝、溶栓上，虽然近年来介入和外科手术也有了一定的进步，同时也有很多医院成立了多学科联动的肺动脉栓塞反应小组[3,4]。本例就是笔者在胸痛中心建立过程中发现的一例非常典型的肺动脉栓塞患者，虽然最后没有救治成功，但是心电图非常典型，为后来者或许能够起到提前诊断的作用。

急性心肌梗死的诊断依靠临床表现、心电图及血清酶学的改变而确定，而梗死的部位我们常以心电图来定位实现。对于急性心肌梗死时远离心梗部位的导联心电图改变的研究其实也时有报道。通过比较心电图对应导联改变和冠状动脉造影所示冠状动脉病变的结果以确定两者间的关系，有利于医护人员对临床治疗和预防并发症做出及时的判断。既往认为急性下壁心肌梗死时胸前导联ST段压低为下壁导联ST段抬高的对应性改变。近来更多的研究认为胸前导联ST段压低的原因为前侧壁缺血和左冠动脉病变。另外笔者认为急性下壁心梗、急性肺动脉栓塞时心电图都有不同的改变，往往急性肺动脉栓塞时患者心率都是快的，此时的缺氧及疼痛等对患者是主要的改变，而下壁心肌梗死时患者的心率往往是慢的，同时也可能合并房室传导阻滞及左束支阻滞等图形，毕竟右冠状动脉优势的人群更加多见。就如本例患者，当患者的心率出现下降时，说明机体已经不能够合理的代偿，导致最终患者的死亡，所以两者引起心率减慢的时刻不一样，也就给我们的诊断打下良好的基础。而右束支传导阻滞在肺动脉栓塞时更容易看到，特别是右室急性扩张导致。急性左主干闭塞的患者心电图上往往会看到Ⅲ导联ST段极度压低，同时伴有AVR导联ST段抬高，并且AVL导联的ST段抬高要高于AVR。有学者认为，V1导联和AVR导联ST改变可以作为诊断标准，笔者认为因为胸前导联和肢体导联没有很好的可比性，加之每台心电图机器的采样率不同，也可能导致诊断失误。心脏超声有时候因为主观性特别强，所以不一定能够带来很好的鉴别诊断的证据，这时候血氧检查就显得相当重要，笔者一直建议把血氧浓度作为生命体征的一部分来看待。当然，毕竟两者都是血栓性事件，D - 二聚体的检查也只能够提供一方面的提示。笔者也曾见过D - 二聚体不升高的急性肺动脉栓塞患者，猜测可能栓塞面积较小，或者不能够及时到达血液中从而不能够及时查到也有关系。至于心肌梗死心源性休克和肺动脉栓塞等的鉴别诊断很多书上都有，此处不再赘述。当然，此例患者也要做好与出血性休克、感染性休克的鉴别诊断。

笔者认为急诊"牛人"就是用最有限的资料做出最有效的诊断或者鉴别诊断，从而能够在最有限的时间内给患者最有效的治疗。所以，简单的问诊、查体以及心电图的诊断就显得如此的重要。

（青岛市中心医院：于波涛）

参 考 文 献

[1] Jaff M R, McMurtry M S, Archer S L, et al. Management of massive and submassive pulmonary embolism, iliofemoral deep vein thrombosis, and chronic thromboembolic pulmonary hypertension: A scientific statement from the American Heart Association[J]. Circulation, 2011, 123(16): 1788 - 1830.

[2] Jaber W A, Fong P P, Weisz G, et al. Acute Pulmonary Embolism: With an emphasis on an interventional approach[J]. J Am Coll Cardiol, 2016, 67(8): 991 - 1002.

[3] Kabrhel C, Jaff M R, Channick R N, et al. A multidisciplinary pulmonary embolism response team[J]. Chest, 2013, 144(5): 1738 - 1739.

[4] Provias T, Dudzinski D M, Jaff M R, et al. The Massachusetts general hospital pulmonary embolism response team (MGH PERT): Creation of a multidisciplinary program to improve care of patients with massive and submassive pulmonary embolism[J]. Hosp Pract(1995), 2014, 42(1): 31 - 37.

病例 14　杜氏病 1 例

一、概述

杜氏病(Dieulafoy disease)又称 Dieulafoy 溃疡、Dieulafoy 损害、黏膜下恒径动脉综合征等，较为罕见，国内临床仅为散见报告。该病是导致致命性胃肠道大出血的罕见病因，其出血部位隐匿、出血量大且易反复，由于临床表现不典型以及对其认识不足导致诊断困难、病死率高。治疗杜氏病的传统方法是外科手术，随着内镜止血技术的发展，手术止血方法应用减少，内镜下治疗为首选方案，止血成功率可达 70% ~80% 以上。由于该病缺乏明显的临床表现特征以及对此病认识较少，因此需重视对该病的诊断，减少误诊或漏诊，一经确诊，应优先考虑内科内镜治疗[1]。

二、病例报告

（一）病史摘要

1. 主诉　刘某某，男性，24 岁，因"呕血、黑便 3 小时"于 2018 年 6 月 17 日入省某大医院急诊科抢救室。

2. 现病史　患者 3 小时前无明显诱因出现呕血、黑便，呕鲜血约 1000ml，黑便量约 300ml，出现头晕无力，120 送至我院急诊科。患者自发病以来无明显上腹痛，无反酸、胃灼热，无发热，无咳嗽、咳痰，无发热。

3. 既往史 既往体健。否认溃疡病史；否认肝炎病史及密切接触史。否认重大外伤史及手术史；否认输血史。发病前无饮酒史、无用药史。无烟酒等不良嗜好。

（二）体格检查

心率 140 次/分，呼吸 25 次/分，血压 86/46mmHg，血氧饱和度 98%。神志清楚，精神萎靡，贫血面容，皮肤巩膜无黄染，无肝掌、蜘蛛痣。呼吸浅快，呼吸音清，未闻及啰音，心律齐，率快，未闻及杂音。腹部平坦，上腹剑突下轻压痛、无反跳痛及肌紧张，肝脾肋下未触及，移动性浊音阴性，肠鸣音活跃。余未见异常。

（三）诊疗经过

患者入抢救室后，迅速建立静脉输液通道，进行补液等治疗。急查血常规：白细胞计数 16.98×10^9/L，红细胞计数 2.51×10^{12}/L，血红蛋白 78g/L，血小板计数 174×10^9/L；凝血常规：凝血酶原时间 15.3 秒，活化部分凝血活酶时间 34.2 秒，纤维蛋白原 2.21g/L，D-二聚体 0.26mg/L；肝功肾功：谷丙转氨酶 11U/L，谷草转氨酶 20U/L，总胆红素 8.66μmol/L，白蛋白 37.1g/L，血肌酐 65.81μmol/L，尿素氮 11.6mmol/L。心电图：窦性心动过速。初步诊断：急性上消化道出血，失血性休克。给予禁食，积极补液治疗，应用抑酸止血（巴曲亭、耐信），生长抑素，输血（红细胞 2U）及静脉营养支持等治疗。

6月17日夜间再次出现呕血约1000ml，急查血常规血红蛋白 58g/L，给予紧急输注红细胞等治疗，患者病情逐渐稳定；6月17至20日未再有呕血。完善相关辅助检查，提示慢性乙型肝炎；腹部CT及腹部超声未提示肝硬化。6月21日无明显诱因再次呕血3次，每次量 300～500ml，血压下降最低至 85/45mmHg，心率 140 次/分，紧急输红细胞4U并行急诊胃镜检查，胃镜下见胃腔内大量陈旧性血块及血性液体残留，胃底近贲门处可见一裸露血管、表面可见血痂、未见活动性出血（病例14图1），给予钛夹封闭并分3点注射聚桂醇7ml，观察未见活动性出血（病例14图2），所见胃体、胃角、胃窦未见异常，十二指肠球腔无畸形，未见溃疡。行胃镜后转消化内科住院好转后出院。2018年7月21日复查胃镜拔除钛夹、未见出血。

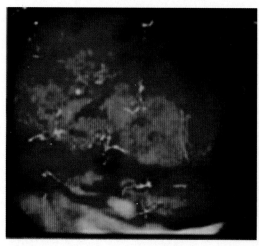
病例 14 图 1 急诊胃镜所见

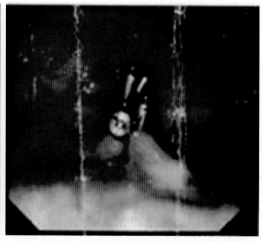
病例 14 图 2 钛夹封闭、注射后胃镜所见

三、病例分析与讨论

杜氏病(Dieulafoy disease)又称 Dieulafoy 溃疡、Dieulafoy 损害、黏膜下恒径动脉综合征等,是上消化道大出血的罕见原因之一,其出血部位隐匿,出血量大且易反复,诊断困难,病死率高(有报道病死率高达61%)。病因尚不明确,多数研究人员认为本病与遗传有关,是一种先天性血管病变。在健康机体中,胃的供血左动脉进入胃壁后分支后形成直径为0.2~0.12mm 的黏膜下毛细血管网,而本病患者胃供血动脉分支进入胃黏膜后,依然保持0.4~4mm 的恒定直径,即形成所谓的胃黏膜下恒径动脉畸形。畸形的恒径动脉表面的黏膜局限性缺失,肌层动脉管径扭曲成角,易在胃酸及食糜摩擦作用下形成溃疡,继而发生破裂及大出血[2,3]。

临床表现:无前驱症状的突发性间歇式大出血。临床特点:①常见于中老年男性;②无溃疡/肝病史和前驱消化道症状;③突发上消化道出血,出血量多为致命性,出血方式似静脉曲张出血;④周期性出血:由于机体对出血的·系列应对反应,大出血后可出现暂时性止血,此时经胃管采血和胃镜检查均难以发现出血灶和血迹。然而一经输液或输血,由于血压上升或出血处受到刺激,可再发生大出血,如此反复。诊断:临床诊断必须依靠内镜、血管造影和手术探查等手段进行。急诊胃镜检查是本病确诊的重要方法。胃镜诊断标准:①来源于微小黏膜缺损或正常黏膜中的喷射性出血;②在微小黏膜缺损或正常黏膜中见突起的血管,伴或不伴活动性出血,突发上消化道出血,出血量多为致命性,出血方式似静脉曲张出血;③周期性在微小黏膜缺损或正常黏膜中可见新鲜的点状凝血块附着。

治疗:治疗杜氏病的传统方法是外科手术。随着内镜止血技术的发展,手术止血方法应用减少,死亡率也从80%降低到8.6%。①内镜治疗:止血药物喷洒、注射治疗、理化治疗、套扎技术及钛夹止血术等;②动脉造影和介入栓塞治疗;③手术治疗:内镜治疗如效果不佳,必须及时进行急诊外科手术[2,3]。

(山东第一医科大学附属省立医院:桑栋栋)

参 考 文 献

[1] 中国医师协会急诊医师分会. 急性上消化道出血急诊诊治流程专家共识[J]. 中国急救医学, 2015,35(10):865-873.

[2] Lee Y T, Walmsley R S, Leong R W, et al. Dieulafoy's lesion[J]. Gastrointest Endosc, 2003, 58 (2):236.

[3] Kaufman Z, Liverant S, Shiptz B, et al. Massive gastrointestinal bleeding caused by Dieulafoy's lesion[J]. Am Surg, 1995, 61(5):453.

病例 15　急诊科的"云淡风轻"与"狂风骤雨"
——殊途同归的消化道出血 2 例报告

一、"平淡无奇"病例

（一）病史摘要

1. 主诉　吴某某，男性，38 岁，因"呕吐伴黑便 1 小时"于 2019 年 5 月 20 日 8：00 就诊于急诊科。

2. 现病史　患者 1 小时来因出现呕吐咖啡色液体 200ml，伴黑色柏油样稀便约 250ml，无鲜血，无腹痛、腹胀，无头晕，无口干，无乏力，无胸闷心悸，无牙龈出血、皮肤瘀斑等。

3. 既往史　10 年前曾因"呕血、黑便"至当地医院就诊，自诉胃镜示胃溃疡（未见报告）；1 年前再次因上腹部不适伴黑便至当地医院就诊，胃镜示糜烂性胃炎。发现血压高多年，最高达 160/90mmHg，间断口服替米沙坦治疗，自诉血压控制可；有输血史。3 天前有饮酒史。

（二）体格检查

体温 36.2℃，脉搏 87 次/分，呼吸 21 次/分，血压 132/80mmHg，血氧饱和度 98%，神志清楚，精神欠佳，发育正常，营养中等，自主体位，查体合作。全身皮肤黏膜无黄染，无出血点或皮疹，肝掌阴性，浅表淋巴结未触及肿大。结膜苍白，眼睑无水肿，口唇无发绀。呼吸平稳，双肺呼吸音清，未闻及啰音，心率 87 次/分，心律整齐，未闻及杂音。腹平坦，无腹壁静脉曲张，无胃肠型及蠕动波，触诊软，上腹部压之不适，无反跳痛，肝脾肋下未及，墨菲征（-），肝肾区无明显叩痛，未触及包块，移动性浊音阴性，肠鸣音活跃。双下肢无水肿。

（三）诊疗经过

患者入抢救室后，迅速建立静脉输液通道，进行止血、抑酸、补液等治疗。

1. 辅助检查

血常规（8：22）：白细胞计数 7.36×10⁹/L，红细胞计数 4.17×10¹²/L，血红蛋白 121g/L，血小板计数 305×10⁹/L。

血常规（15：06）：白细胞计数 8.23×10⁹/L，红细胞计数 3.78×10¹²/L，血红蛋白 114g/L，血小板计数 310×10⁹/L。

上腹部 CT：未见异常。

2. 初步诊断

(1)急性上消化道出血。

(2)消化性溃疡？急性胃黏膜病变？

(3)高血压病(2级，低危)。

3. 治疗后胃镜检查 经积极治疗后，行急诊胃镜检查，显示：胃腔内大量暗红色血凝块及深褐色潴留液，胃体上部大弯侧可见血管残端管喷射性出血；予以电凝止血并钛夹血管残端。余胃、十二指肠黏膜未见异常。住院5天后，患者好转出院。

4. 出院诊断

(1)上消化道出血。

(2)胃体恒径动脉破裂出血。

(3)高血压病(2级 低危)。

(4)贫血(轻度)。

二、"惊心动魄"病例

(一)病史摘要

1. 主诉 王某某，男性，57岁，因"反复呕血5天，加重1天"于2019年6月22日23：00就诊于急诊科。

2. 现病史 患者5天来无明显诱因出现呕血，伴有恶心、头晕、心悸、大汗等不适；就诊于当地医院，给予药物及对症处理后有所好转。2019年6月21日19：00突然再次出现呕血3次，共约1500ml；给予补液、输注红细胞3U、血浆400ml，转来我院就诊；转运途中呕血约1500ml。

3. 既往史 既往体健，否认肝病、胃病病史。

(二)体格检查

体温36.0℃，脉搏135次/分，呼吸23次/分，血压93/52mmHg，血氧饱和度97%。神志清楚，精神欠佳，贫血面容，四肢皮温低，发育正常，营养中等，自主体位，查体合作。全身皮肤黏膜无黄染，无出血点或皮疹，肝掌阴性，浅表淋巴结未触及肿大。睑结膜苍白，眼睑无水肿，口唇无发绀。呼吸平稳，双肺呼吸音清，未闻及啰音，心率135次/分，心律整齐、率快，未闻及杂音。腹平坦，无腹壁静脉曲张，无胃肠型及蠕动波，触诊软，中上腹有压痛，无反跳痛，肝脾肋下未及，墨菲征阴性，肝肾区无明显叩痛，未触及包块，移动性浊音阴性，肠鸣音活跃。双下肢无水肿。

(三)诊疗经过

患者入抢救室后，迅速建立静脉输液通道，进行合血、止血、抑酸、补液等治疗。

1. 辅助检查

血常规(2019年6月22日23：30)：白细胞计数12.79×10^9/L、红细胞计数1.83×10^{12}/L、中性粒细胞百分比92.9%、血小板计数106×10^9/L，血红蛋白54g/L。

心梗3项：肌酸激酶同工酶1.30ng/ml，脑钠肽43pg/ml。

肝肾功＋生化离子：谷丙转氨酶22.5U/L、谷草转氨酶14.3U/L，碱性磷酸酶23.8U/L，白蛋白11.7g/L，总蛋白23.7g/L，钠128.4mmol/L，钙1.33mmol/L，淀粉酶

45U/L，酮体（弱阳性），血氨＜8.70umol/L。

出凝血4项：凝血酶原时间17.1秒，活化部分凝血活酶时间29.9秒，纤维蛋白原0.56g/L，D-二聚体2392ng/ml（FEU）。

外院胃镜结果（2019年6月17日）：胃底部可见一大小1cm×2cm溃疡，胃体部壁略厚。

2. 初步诊断

（1）急性上消化道出血。

（2）低血容量性休克（代偿期）。

（3）消化性溃疡？

（4）低白蛋白血症。

（5）电解质紊乱（低钠血症、低钙血症）。

3. 治疗经过　治疗过程中患者再次出现呕吐鲜血约2000ml，患者迅速进入休克失代偿期，血压66/30mmHg，心率50～60次/分，意识不清，呼之不应，烦躁，双瞳孔散大。立即予以多通道补液，加快输液速度、加压输血、血管活性药物抢救，先后输注红细胞12U、血浆1000ml、冷沉淀12U、晶体液3000ml，约3小时后，患者生命体征渐平稳，血压90/60mmHg，心率100次/分，意识转清。抢救过程中同时请相关科室会诊。①消化科：能否行急诊胃镜检查治疗？②普外科：能否行急诊手术治疗？③介入科：能否行腹腔动脉造影及栓塞术介入栓塞治疗？

经协调并与家属反复沟通，15∶30准备送入导管室行介入手术治疗。16∶00在局麻下行腹腔动脉造影及栓塞术，造影显示：RH导管选插胃左动脉造影，显示胃左动脉分支假性动脉瘤形成并破裂出血，造影剂外溢明显，共轴置入微导管选插出血动脉分支，透视下缓慢注入直径300～500μm、直径700～900μm明胶海绵颗粒约30mg，然后置入规格18-3-3弹簧圈3枚，将导管置于胃网膜右动脉透视下缓慢注入直径300～500μm、直径700～900μm明胶海绵颗粒约20mg，重复造影显示责任血管栓塞良好，造影剂外溢消失。

术后继续予以输血补液等治疗，住院9天后，患者于2019年7月1日出院。1个月后随访，胃镜检查无明显异常。

4. 出院诊断

（1）胃恒径动脉综合征。

（2）上消化道出血。

（3）低血容量性休克。

（4）胃溃疡。

（5）低白蛋白血症。

（6）电解质紊乱（低钠血症、低钙血症）。

三、病例分析与讨论

这两个病例治疗过程截然不同，但是最后的诊断却是同一种疾病：胃恒径动脉综合征。北京友谊医院714例呕血原因分析：消化性溃疡49%，胃底静脉曲张破裂11.2%，急性胃黏膜病变出血20%，胃癌4.5%，这几种病变占出血的84.7%[1]。文献显示胃恒径动脉破裂出血是上消化道出血的罕见病因之一，占0.3%~6.7%。随着急诊胃镜及介入治疗的发展，胃恒径动脉综合征的诊断率逐渐提高，这种疾病也逐渐被大家所熟识[2]。

胃恒径动脉破裂出血，又称Dieulafoy溃疡，是上消化道出血的病因之一，占0.3%~6.7%，该病发病年龄为20个月至90岁，男女比约3.2:1，平均年龄47.4岁，任何能够造成黏膜损伤、动脉粥样硬化或血压升高的因素均可增加患病的概率。该病属于先天性血管畸形性疾病。

在正常情况下，胃肠道动脉分支由浆膜面垂直贯穿至黏膜面，在贯穿过程中，动脉分支逐渐变细为0.2~0.12mm，最后形成黏膜下毛细血管网。而在Dieulafoy病动脉分支以恒定的管径穿过黏膜下层直达黏膜肌层，然后向浆膜面折返扭曲，呈锐角形或垂直血管袢。"恒径动脉"与正常的黏膜肌层动脉相比，其管径增粗10倍(>1.8mm)，且有Wankon纤维将其固定于黏膜层；与异常增粗的动脉伴行有相似直径的粗大静脉[3]。迂曲的动脉使表面黏膜突向腔内呈"帽状隆起"，动脉压力变化、胃酸刺激、食物摩擦，腹内压力变化等因素使隆起的黏膜糜烂或缺损，裸露出异常粗大的血管，最终导致血管破裂出血。

此病有反复出血的特点，其死亡率达20%[4]，故对既往无任何胃肠道症状的急性上消化道出血患者，除考虑常见病外，也要警惕少见原因所致上消化道出血，特别是突然发作的大出血要想到Dieulafoy病。急诊胃镜检查为首选的最直观诊断手段，并可视情况行初步治疗；其次为血管造影，可作为独立性诊断方法或内镜检查阴性时的补救方法[5]。此检查要在活动性出血时进行，出血量在≥0.5ml/min即可有阳性发现。在出血的间歇期，血管造影确诊率较低，此时可将导管置于血管内24小时，一旦再出血即行造影有望确诊。

目前大多学者认为该病治疗首选内镜治疗，具有创伤性小、操作快捷等优点，常用的方法有：

1. 注射疗法　明确出血部位后由于栓塞时要求超选择性进入供血动脉和胃左动脉、肠系膜上动脉远端且出血灶无侧支血管，技术难度大，最好在生命体征平稳时行栓塞治疗。常用的注射剂有无水乙醇、5%鱼肝油酸钠或1%乙氧硬化醇，一般距出血血管1~2mm处，分3~5个点注射，深度在2~3mm，然后用冰水冲洗血凝块；局部注射后黏膜组织水肿，压迫血管，促使血栓形成。但是注射治疗对于较粗的小动脉出血疗效可疑，常为以下治疗辅助治疗。

2. 止血类治疗　适用于血管暴露明显部位，但对操作人员的技术要求比较高。国内应用钛类止血的报道很多，但钛类脱落会导致止血失败。

3. 内镜下皮圈套扎　操作简单，尤其是对于食管、胃结合部和胃体上后壁的病变，其止血效果和安全性与止血类相当[6]，但对凹陷病变有时因套圈脱落止血失败。

4. 其他方法　包括热凝固疗法、微波凝固疗法和激光疗法[7]。

5. 手术治疗　主要作为内镜治疗失败时选择。但有一部分学者认为治疗首选手术治疗，Dieulafoy病有较高的手术率，要密切监测，把握治疗时机，因内镜治疗有很高的复发危险性，宁可做手术，除非不可耐受手术。手术后注意抑酸治疗，以防病情复发。

（山东大学第二医院：王文文）

参 考 文 献

[1] 周威，张洪伟，蔡磊，等．消化道毛细血管扩张症一例报告并文献复习[J]．临床误诊误治，2016，29(9)：22 - 26．

[2] 樊林．内镜下治疗门脉高压所致食管胃底静脉曲张破裂出血 69 例[J]．实用临床医药杂志，2015，19(15)：97 - 99．

[3] 林明，李伟海，李秋元．急诊胃镜检查在上消化道出血诊断与治疗中的价值[J]．中国医药科学，2015，(7)：186 - 188，194．

[4] 郑林辉．老年急性胃出血患者急诊手术的抢救效果及预后[J]．中国老年学杂志，2017，37(5)：1186 - 1187．

[5] 牛威，郭莲怡．内镜治疗上消化道出血临床疗效及治疗依从性研究[J]．辽宁医学院学报，2015，36(2)：16 - 19．

[6] 童明富，王细金，叶向荣，等．内镜成功治愈胃窦血管扩张症 1 例[J]．中国内镜杂志，2016，22(3)：111 - 112．

[7] 林洁琼．内镜下氩离子凝固术在上消化道毛细血管扩张症中的应用[D]．浙江大学，2016．

病例 16　消化道出血继发急性心肌梗死 1 例

一、概述

消化道出血继发急性心肌梗死在临床上相对少见，治疗上两者存在矛盾，故此病的死亡率可高达 15% ~ 20%。因此，早预防早发现早治疗，以重者为主，抢救生命显得尤为重要。

二、病例报告

(一)病史摘要

1. 主诉　张某某，男性，47 岁。因"呕血、便血 2 天"于 2019 年 9 月 28 日 23：00 就诊于急诊科。

2. 现病史　患者 2 天来因饮酒后出现呕血，暗红色混合食物约 500ml，未处理；1 天前再次呕血 5 ~ 6 次，共 1500 ~ 2000ml，为暗红色液体；有黑色血凝块，大便呈柏油样，大便数次，具体量不详。伴头晕心慌，无反酸、胃灼热，无咳嗽咳痰，无腹痛腹胀，无发热寒战，无意识模糊，无牙龈出血及皮肤瘀斑等，遂来我院急诊。

3. 既往史 既往体健，否认高血压、糖尿病、冠心病等慢性病病史，否认肝炎、结核等传染病病史及其密切接触史，否认手术、重大外伤、输血史，扑尔敏过敏，否认食物、其他药物等过敏史。有吸烟史20余年，30支/天；饮酒20余年，啤酒6瓶/天。

（二）体格检查

体温36.4℃，心率101次/分，呼吸22次/分，血压132/80mmHg，血氧饱和度98%。神志清楚，精神欠佳，发育正常，营养中等，自主体位，查体合作。全身皮肤黏膜无黄染，无出血点或皮疹，肝掌阴性；浅表淋巴结未触及肿大。结膜苍白，眼睑无水肿，口唇无发绀。呼吸平稳，双肺呼吸音清，未闻及啰音，心率101次/分，心律整齐，未闻及杂音。腹平坦，无腹壁静脉曲张，无胃肠型及蠕动波，触诊软，上腹部压之不适，无反跳痛，肝脾肋下未及，墨菲征阴性，肝肾区无明显叩痛，未触及包块，移动性浊音阴性，肠鸣音活跃。双下肢无水肿。

（三）诊疗经过

患者入抢救室后，禁饮食；迅速建立静脉输液通道，进行止血、抑酸、补液等治疗。

1. 辅助检查

血常规（2019年9月28日23：30）：C反应蛋白12.64mg/L，白细胞计数15.09 × 10^9/L，红细胞计数3.72 × 10^{12}/L，血红蛋白浓度124g/L。

肝功、肾功、生化离子：天冬氨酸氨基转移酶99.2U/L，总胆红素34.2μmol/L，未结合胆红素20.1μmol/L，白球比1.1，尿素1.8mmol/L，磷1.58mmol/L，二氧化碳结合力18.5mmol/L。

血凝7项：凝血酶原时间14.9，纤维蛋白原浓度4.13g/L。

心肌损伤标志物3项：肌红蛋白15.1ng/ml，余大致正常。

血常规（2019年9月29日7：30）示白细胞计数10.1 × 10^9/L，红细胞计数2.57 × 10^{12}/L，血红蛋白浓度85g/L。

腹部+盆腔CT：脂肪肝，胆囊及胆囊管结石，胆囊炎，胃底周围多发迂曲血管，考虑静脉曲张，前列腺钙化灶。

心电图：未见明显异常。

2. 初步诊断

（1）上消化道出血。

（2）胃底静脉曲张。

（3）贫血。

（4）脂肪肝。

（5）胆囊炎。

（6）胆囊结石。

（7）胆囊管结石。

（8）前列腺钙化灶。

3. 治疗转归 经积极治疗后，患者病情平稳，未再呕血、黑便，心率70~80次/分，血压在100~115/60~80mmHg左右，并于次日下午（2020年9月29日15：00）收住消化内科病房。入院后嘱禁饮食，持续生长抑素及艾司奥美拉唑泵入、补液、止血及静脉营养支持治疗。18：30 再次呕吐鲜红色血液，量约 150ml，心电监护示心率偏快，约 120 次/分，收缩压 110mmHg 左右，18：39 左右，患者诉胸闷、胸骨后痛，肩部放射痛，并大汗，急行心电图示急性心肌缺血，急查心梗 3 项及 BNP：肌钙蛋白 I 0.0690ng/ml↑，BNP 59pg/ml；血常规：血细胞比容 24.0%↓，血红蛋白浓度 76g/L↓，平均红细胞体积 103.3fL↑，中性粒细胞计数 6.39×10^9/L↑，红细胞计数 2.32×10^{12}/L↓，白细胞计数 9.72×10^9/L↑。给予硝酸甘油含化及磷酸肌酸静脉滴注，患者胸痛症状消失，收缩压维持在 90mmHg 左右，于 19：37 给予红细胞 4U 输注。患者于 20：10 左右再次出现呕鲜血，量约 200ml，伴烦躁、抽搐，心电监护示心率约 170 次/分，收缩压 60mmHg 左右，给予去甲肾泵入升血压、气管插管及碳酸氢钠静脉滴注、肾上腺素静脉推注，并胸外按压，同时给予红细胞输注，患者意识逐渐丧失，血压、心率逐步降至 0，于 21：20 宣布临床死亡。

三、病例分析与讨论

食管胃底静脉曲张为门脉高压症的主要临床表现之一，并为上消化道出血的常见病因。肝硬化病例中，12% ~85% 有食管静脉曲张。而门脉高压症患者发生胃肠道出血时，由曲张静脉破裂而引起者约有 50%（41% ~80%），其余病例由胃黏膜糜烂、炎症或溃疡等引起。如果胃肠道明显出血（呕血与黑便），其主要出血来源为曲张静脉破裂和门脉高压性胃病。曲张静脉主要为食管胃底静脉曲张，也可在胃的其他部位或肠道任何部位。

大量迅速失血可立即出现血流动力学改变，血容量迅速减少，回心血量也减少，心排血量减少，血压下降，脉压缩小，心率加快，体内各器官组织灌注不足、缺氧，导致功能和形态上的损伤，病情更加复杂[2]。失血后，通过自身调节作用，首先出现交感神经兴奋，使容量血管收缩，血循环并不立即发生明显的血流动力学变化；如继续出血，阻力血管收缩，则见外周皮肤温度下降。但交感神经兴奋对内脏（心、脑等）血管的收缩作用不明显，这就使循环血容量能较多地供应生命器官。当这种代偿作用不能使血管床适应血容量减少时，心室充盈压降低，心排血量减少，中心静脉压下降，心率加速，各器官组织血液灌注不足，随之发生代谢障碍，酸性代谢产物积聚，阻力血管不能维持其高度张力，毛细血管通透性增加，液体漏出，进一步引起血流动力学的变化，导致严重组织损伤。因而有急性心肌梗死、心律失常、心力衰竭及肝功能进一步恶化，甚至出现黄疸、水肿和腹腔积液增加及肝肾综合征。患者烦躁不安，意识淡漠或丧失，可能为大量失血使脑血流量减少所致。当脑血流量减至 50% 时，这些现象就很明显，随后也可出现肝性脑病。

该病例的发展过程体现了上述生理现象，首次呕血后机体通过调节予以了代偿，经过抑酸补液等进入了稳定期；再次呕血来势凶猛，出血量大，引发了急性心肌缺血，导致心肌梗死，最终死亡。

根据《肝硬化门静脉高压食管胃静脉曲张出血的防治指南（2015）》，食管胃底静脉曲张破裂出血（EVB）的防治目的包括：①预防首次 EVB（一级预防）；②控制急性 EVB；③预防再次 EVB（二级预防）；④改善肝功能储备。治疗手段包括药物治疗、三腔管气囊压迫止血、内镜治疗和外科治疗等。

1. 一般综合治疗

（1）补充血容量。

（2）降低门静脉压：通过药物作用降低门静脉和食管曲张静脉的压力，减轻曲张静脉血管壁张力。临床使用的药物主要有血管加压素、生长抑素、八肽衍生物奥曲肽等。

2. 气囊压迫法　曲张静脉位于食管和胃底黏膜内，因此食管或胃内压迫均有止血作用，常用的是三腔二气囊管。此外，有四腔二气囊管，即在三腔管的食管囊上加一个管，用以抽吸食管内积液，减少三腔管使用中的肺部吸入。气囊压迫止血一般用于药物治疗无效的大出血或短期内反复出血的病例。

3. 内镜下食管胃底曲张静脉硬化剂治疗。

4. 食管曲张静脉结扎术。内镜下皮圈套扎法治疗食管静脉曲张已有多年，目的是通过阻断该曲张部位的静脉血流，形成溃疡，此后逐步坏死纤维化。皮圈连同坏死组织产生脱痂，结扎后至坏死脱痂时间为 7～15 天[3]。所以，该方法不适合急性出血止血治疗，主要用于出血后择期治疗。

5. 介入栓塞治疗。

6. 外科手术治疗。

食管胃底静脉曲张破裂出血继发急性心肌梗死时，首要治疗是输血补液，恢复血容量，改善心肌供血，稳定生命体征后再考虑后续治疗方法的选择。

（山东大学第二医院：王文文）

参 考 文 献

[1] 程帆，刘琴，司小敏．急性心肌梗死患者合并消化道出血的临床诊治体会[J]．现代消化及介入诊疗，2017，22(04)：518－520.

[2] 张洪钦，李景院，程文钦．老年人腹泻致急性心肌梗死 2 例[J]．海军医学杂志，2006，27(02)：184.

[3] 中华医学会肝病学分会，中华医学会消化病学分会，中华医学会内镜学分会．肝硬化门静脉高压食管胃静脉曲张出血的防治指南(2015)[J]．中华胃肠内镜电子杂志，2015，2(4)：1－21.

病例 17　腹痛、腹泻并肢体疼痛 1 例

一、概述

铊是一种有毒的重金属，具有强烈的神经毒性，同时对肝肾功也有损害作用。铊中毒临床症状以周围神经病、术状脱发、胃肠道症状最为突出，临床漏诊率及误诊率极高。铊的成人最小致死量约为 0.8g。铊中毒大多由于内服铊盐、外用软膏治疗发癣所引起。另一方面投毒行为或误食含铊的杀鼠药及杀虫药引起中毒。还有一方面为工业中毒。因

此，生产生活中要注意个人防护，避免吸入、皮肤直接接触及误服[1]。今分享 1 例以"胃肠道症状"为主要表现的铊中毒患者的救治过程。

二、病例报告

（一）病史摘要

1. 主诉 刘某某，男，46 岁，教育行业管理者。因"腹痛、腹泻并四肢疼痛麻木 2.5 个月"于 2018 年 9 月 18 日收入住院。

2. 现病史 患者于 2018 年 7 月 5 日中午在外进食后出现腹痛、腹泻，为水样便，无便血，便后感双下肢麻木，休息不能缓解；6 日清晨双下肢仍感麻木，且肢端疼痛不能着地，疼痛由指尖至脚跟部，双上肢出现麻木，指关节疼痛，自行口服布洛芬对症治疗；7 月 6 日下午不能行走，仅能坐轮椅行动，遂至当地市中心医院神经内科及疼痛科门诊就诊。查肌电图示双下肢运动神经传导异常；心电图、腹部彩超未见明显异常；查血糖、尿酸稍增高，该院未予特殊处理，开口服药后（具体药物不详）患者返回家中。回家后麻木、疼痛等症状逐渐加重。7 月 7 日收入市中心医院神经内科，期间查颈腰椎核磁示轻度腰椎间盘突出，给予输液治疗（具体不详）。患者疼痛症状逐渐加重，双下肢疼痛部位蔓延至膝部，双上肢由指关节蔓延至手腕。应患者家属要求于 7 月 11 日转至上级医院神经内科。入院完善腰穿、肌电图、经颅多普勒超声等相关检查，考虑周围神经病变，给予营养神经、镇痛药物等对症治疗，患者四肢疼痛逐渐好转。住院期间患者食欲差，睡眠差，仍反复腹泻，并出现排尿困难。7 月 18 日出现言语不清，伴有轻度脱发。7 月 21 日四肢疼痛逐渐好转，仅遗留肢体尖端疼痛，但感胸闷憋气逐渐加重；23 日出现呼吸困难，心电监护示血氧饱和度波动在 89% ~ 92%、心率 152 次/分，血压 140/90mmHg，至 11：15 患者呈谵妄状态，呼吸困难，随即转至重症监护室。转入后给予气管插管接呼吸机辅助通气，当地医院考虑格林巴利综合征，于当日起给予人免疫球蛋白冲击治疗，转该院神经重症科治疗。8 月 4 日患者单位办公室主任也出现类似症状，且逐渐加重，并于 8 月 11 日入住当地另一家三甲医院。当地医院考虑重金属中毒可能，遂建议患者至某省职业病医院检查；21 日送尿查毒检，23 日毒检回报示尿铊 411.3μg/L，转重症监护室治疗。

3. 既往史 既往体健，有饮酒史 10 年，间断过量饮酒，无家族遗传疾病史。

（二）入院查体

体温 36.8℃，脉搏 96 次/分，呼吸 14 次/分，血压 122/80mmHg。发育正常，营养较差，神志清楚，反应迟钝，查体不能合作。全身皮肤无黄染、出血点，右侧锁骨下静脉置管固定好且通畅，无渗血、渗液，全身浅表淋巴结未触及肿大。双侧球结膜无充血、水肿，巩膜无黄染，双侧瞳孔等大等圆，直径约 3mm，对光反射灵敏；鼻唇沟两侧对称，口角无歪斜，颈部肌张力高，颈静脉无怒张，气管居中，甲状腺未触及肿大。双侧胸廓对称，双侧呼吸动度对称，双肺叩诊呈清音，未闻及明显啰音，未闻及胸膜摩擦音。心界无明显扩大，心音有力，各瓣膜听诊区未闻及病理性杂音。腹部平坦，未见肠型、蠕动波，全腹腹软无肌紧张，肝脾肋下未触及，墨菲征查体不能配合，移动性浊音阴性，肠鸣音 5 次/分。四肢无畸形，双上肢肌力Ⅲ级，肌张力高，双下肢肌肉萎缩，关节僵硬，肌力 0

级，下肢无水肿。足背动脉搏动正常存在，病理反射未引出。

（三）初步诊断

1. 铊中毒。

2. 肺部感染。

　　呼吸衰竭。

（四）诊疗经过

患者入院后（8 月 28 日至 9 月 9 日期间）给予血液灌流、床旁连续性肾脏替代治疗（CRRT）治疗 5 次。9 月 2 日开始服用自行购买的普鲁士蓝治疗，病情缓解不明显，后患者家属联系北京 307 医院（现中国人民解放军总医院第五医学中心）于 9 月 18 日以铊中毒收入院治疗。入院后给予普鲁士蓝胶囊、营养神经、改善循环、抗凝、抗感染、营养支持等各种措施治疗，经过 2 个月的治疗患者病情渐稳定，神志清楚，反应稍有迟钝，可按指令做简单动作，后转其他医院行康复治疗。

三、病例分析与讨论

在急诊科就诊的患者中，腹痛、腹泻为最常见的急诊症状，且腹痛、腹泻原因众多，确诊困难，是每一个急诊医师都头痛的问题。而肢体疼痛、无力同样令神经内科医师颇感棘手，而急诊不允许临床医师有丝毫犹豫和放松，它要求医师在最短的时间内缓解患者的不适并明确患者不适的病因，这需要急诊医师具有广博的知识和缜密的思维，给临床提出了非常高的要求。

该病例相对较少见，但患者症状比较典型，而所经历医院均为三甲医院。从第一次就诊到确诊共约 45 天，且为另一患者检出铊中毒后才想到中毒可能，故提出来以供临床医师警醒。

铊为白色较软的金属。主要用于制造探测仪、红外线滤光玻璃、光电管、低温温度计、颜料、化学催化剂、电池、烟火、毒鼠、杀虫、杀蚊药、治疗头癣等，毒性强烈。铊及其化合物可由胃肠道、呼吸道吸收中毒。皮肤、黏膜接触大量后亦可吸收中毒。铊中毒大多由于内服铊盐、外用软膏治疗发癣所引起。另一方面投毒行为或误食含铊的杀鼠药及杀虫药引起中毒。还有一方面为工业中毒，主要由于长期在较高的浓度下工作，吸入了铊及其化合物的粉尘或烟雾所引起，如火力发电厂和金属冶炼厂的排放导致有大量的铊以及其化合物进入人类环境造成污染。铊的成人最小致死量约为 0.8g，偶有因 0.2g 致死[2~4]。

铊急性中毒多表现消化系统及神经系统症状和内分泌紊乱。

1. 消化道症状　患者服用大量铊盐后，常在数小时到 24 小时内出现严重的中毒症状。首先腹痛、恶心呕吐、腹泻或便秘、出血性肠胃炎、口腔炎、流涎、口腔干痛、牙龈溃疡、黏膜出血、肝脏损害等。

2. 神经系统症状　①出现中毒性周围神经炎症状，表现为下肢疼痛及麻木，由足向上发展，足底就脚趾部皮肤痛觉过敏，轻触碰即可引起剧烈疼痛，伴有不同程度的无力。神经系统查体均显示四肢肌力下降，腱反射减低或消失，病理反射阴性，四肢远端呈手、袜套样皮肤针刺觉减退或痛觉过敏，肌肉痛觉（＋）。②中枢神经中毒性脑炎，出现头痛、嗜睡、昏迷、惊厥、震颤、呼吸困难以致呼吸衰竭。

3. 精神症状　可出现遗忘综合征，表现为近事遗忘、忧虑焦虑、失眠或精神萎靡、虚构、定向力减退、精神错乱谵妄、狂躁、幻觉和语言困难等。

4. 其他如心悸、心律失常、心肌损伤、高血压或休克、颜面水肿、耳聋、胸痛、胸部有压迫感、肺水肿、发热、呼出大蒜气等。也可有腹部束带感，排尿困难或出现血尿、蛋白尿。服用中毒剂量10日左右，开始脱发(小婴儿中毒往往只有脱发体征)，此种脱发示暂时性的，1个月后可以新生。

慢性中毒多有胃酸缺乏、食欲消失、瘦削、衰弱、头痛头晕、失眠多梦、忧郁或激动、落发(先为斑秃，后可全脱。胡须、腋毛、阴毛均可脱落，眉毛外侧2/3亦可脱落)、神经炎、感觉异常、肢端疼痛、手指震颤、肌肉无力、眼睑下垂、斜视、瞳孔扩大、面肌麻痹、球后视神经炎、视神经萎缩、失明等。

铊中毒主要靠毒物检测确定，硫化铵可将铊盐溶液沉淀为黑色硫化铊，碘化钾可将其沉淀为黄色的碘化铊。血液和尿及粪中证明铊盐存在。

铊中毒治疗主要包括：

1. 口服急性中毒时，应立即洗胃。用1%碘化钾或者碘化钠100～300ml洗胃，随即选用清水、2%碳酸氢钠或3%硫代硫酸钠液洗胃，其后可饮用20～30g硫酸钠溶液彻底清洗肠管，排泄毒物。给予牛奶、蛋清等保护胃肠黏膜。

2. 液体治疗以促进毒物排泄、纠正液体失衡。严重中毒可用强利尿剂配合透析疗法[5]。

3. 肌内注射5%二巯丙磺酸钠2.5ml，每日1～2次，3～5日为1个疗程；或用二巯丁二钠1g，溶于20～40ml生理盐水内，或用25%葡萄糖液40ml，静脉注射，每日1次，连续3日，休息4日为1个疗程，治疗2～3个疗程。或缓慢静脉注射20%硫代硫酸钠，每次10ml，每日1～2次，10～14日为1个疗程。亦可应用巯乙胺200mg加入葡萄糖液中静脉缓慢注(静脉时患者取卧位)，每日1～2次。

4. 严重患者可用碘化钠(每日0.3～1.0g)，继用硫酸钠0.6g，各溶于葡萄糖液或注射用水20～40ml(成人量)，可使已吸收的铊发生溶解解毒作用，并促其排泄。

5. 对症治疗。

6. 慢性铊中毒可用胱氨酸、半胱氨酸、甲硫氨酸等，有一定疗效[6~8]。

（山东大学第二医院：邵明举　于杰滨）

参 考 文 献

[1] 邱泽武. 毒物检测——中毒诊治评价的基石[A]. 2018全国中毒救治首都论坛暨第十届全国中毒及危重症救治学术研讨会论文集[C]. 中国毒理学会，2018：9.

[2] 彭晓波. 急性铊中毒患者诊治分析[A]. 2018全国中毒救治首都论坛第十届全国中毒及危重症救治学术研讨会论文集[C]. 中国毒理学会，2018：5.

[3] 王姣，聂志勇，田甜，等．铊中毒机制的研究进展[J]．临床军医杂志，2015，43(09)：984 - 986.

[4] 秦素青．铊的毒害作用及其环境中的迁移转化[A]．中国矿物岩石地球化学学会第15届学术年会论文摘要集(3)[C]．中国矿物岩石地球化学学会，2015：1.

[5] 邱泽武．重视重金属中毒诊断与治疗[J]．中国实用内科杂志，2014，34(11)：1069 - 1071.

[6] 谢平辉，卢伟，雷强，等．误诊为格林 - 巴利综合征的铊中毒二例临床探析[J]．临床误诊误治，2014，27(05)：42 - 45.

[7] 覃政活，黄明英，刘丽萍．血液灌流联合血液透析治疗急性铊中毒4例分析[J]．中国职业医学，2013，40(06)：529 - 530.

[8] 都鹏飞，杨明功，龚维龙．中毒急救手册(第4版)[M]．上海：上海科学技术出版社，2016，516 - 519.

病例 18　双下肢乏力伴头胀感 1 例

一、概述

随着动脉粥样硬化危险因素的增加，主动脉闭塞这一罕见及严重的疾病发病率越来越高[1~4]。这类疾病的预后极差，累及范围极广，往往导致血栓进一步形成，累及多脏器缺血坏死，最终死亡。此病临床表现多与累及部位相关，无固定表现，因此，建议高危人群定期体检，控制高危因素，如有不适及时就医，以此减少此病的发病率及死亡率。

二、病例报告

(一)病史摘要

1. 主诉　刘某某，男，67岁，体力劳务工作者。因"双下肢乏力伴头胀感15天，加重8小时"于2019年9月19日入院。

2. 现病史　15天前患者无诱因突然出现双下肢乏力，活动时加重，踩棉花感，伴头胀感不适，顶枕部明显，发作频繁，伴胸闷、气紧，休息后好转，患者活动耐量逐渐下降。患者无头痛、头晕、视物旋转、胸痛等，无双下肢疼痛、感觉障碍，无意识模糊，上肢活动无障碍。5天前于当地医院就诊，测血压最高达240/100mmHg，收住院治疗，给予降压、降脂、改善循环、脑保护、甘露醇降颅内压等治疗。8小时前患者突然出现双下肢活动失灵，感觉缺失。急查颅脑CT示：腔隙性脑梗死、软化灶，L_1椎体异常改变。考虑诊断：原发性高血压(3级，很高危)；脑梗死；冠心病，不稳定性心绞痛，心功能Ⅳ级；急性肾损伤；急性脊髓病变？立即转至我院急诊科就诊，查血气分析：pH 7.08，PCO_2 35mmHg，PO_2 199mmHg，血钾5.6mmol/L，血乳酸11.4mmol/L，碱剩余 - 19.6mmol/L。血常规：白细胞计数 8.93×10^9/L，中性粒细胞百分比76.5%。肾功：肌酐483.0mmol/L，尿酸771mmol/L，予以抗感染、纠酸、纠正电解质紊乱、改善循环等措施治疗，效果欠佳，现为进一步治疗，急诊科以"双下肢无力待查"收治入院。患者自发病以来神志清晰，精神欠佳，纳差，睡眠质量差，1小时前出现大便失禁1次，伴少量鲜血，转入我院至目前无尿，近期体重无变化。

3. **既往史** 2个月前出现腰部扭伤，腰部疼痛20余天，自服"止痛药物"（具体不详）治疗，未进一步诊治；高血压病史1年余，最高170/90mmHg，规律服用降压药物（硝苯地平、卡托普利等），平素血压控制在140/80mmHg左右；否认糖尿病、冠心病等其他慢性病病史；否认手术史及其他外伤史。吸烟史40余年，20～30支/日，未戒烟；饮酒史40余年，1000g/d（米酒），未戒酒；母亲及兄弟均有高血压病史。

（二）入院查体

体温36℃，脉搏80次/分，呼吸19次/分，血压110/48mmHg。

老年男性，神志清楚，精神欠佳，言语欠清晰，被动体位；伸舌居中，鼓腮、皱眉无异常，双侧瞳孔不等大，左侧瞳孔2mm，对光反射存在，右侧瞳孔形状不规则，大小约3.5mm，对光反射消失；颈软无抵抗，气管居中，甲状腺无肿大，颈静脉无怒张；心胸腹部查体无异常，双下肢无水肿；双上肢肌力Ⅳ～Ⅴ级，腱反射亢进，双下肢肌力0级，腱反射消失，四肢肌张力正常。T_{10}以下感觉减退，双下肢感觉缺失，病理征阴性，脑膜刺激征阴性。

（三）辅助检查

凝血7项：纤维蛋白降解产物37.09μg/ml，D-二聚体8590ng/ml（FEU）。

血常规：中性粒细胞百分比76.5%，血红蛋白115g/L，血小板$160×10^9$/L。

肝肾功+生化离子：尿素14.9mmol/L，肌酐483mmol/L，尿酸771mmol/L；葡萄糖13.4mmol/L，钾5.9mmol/L，钠134.3mmol/L，镁1.26mmol/L，磷2.89mmol/L，二氧化碳结合力9.3mmol/L；胆碱酯酶4601U/L。

心肌损伤标志物三项：肌钙蛋白Ⅰ 0.082ng/ml，肌红蛋白315.2ng/ml；脑钠肽682pg/ml。

血气分析：pH 7.08，PCO_2 35mmHg，PO_2 199mmHg，血钾5.6mmol/L，血钙1.10mmol/L，血乳酸11.4mmol/L，HCO_3^- 10.4mmol/L，碱剩余-19.6mmol/L；C反应蛋白、降钙素原、血氨、病毒系列未见明显异常。

颅脑+肾上腺CT（外院）：①腔隙性脑梗死、软化灶；②双侧肾上腺CT平扫未见异常；③双侧胸腔积液、心包积液；④考虑双肾囊肿，建议进一步检查；⑤L_1椎体异常改变。

（四）初步诊断

1. 双下肢运动感觉障碍原因待查
    脊髓病变？
2. 肾功能不全。
3. 酸中毒
    代谢性酸中毒。
    乳酸性酸中毒。
4. 电解质紊乱
    高钾血症。

低钠血症。

5. 消化道出血。

6. 急性心肌损害 心功能不全。

7. 高血压病(3 级 极高危)。

8. 脑梗死。

9. 胸腔积液。

10. 轻度贫血。

11. L$_1$ 椎体异常改变待诊。

(五)诊疗经过

患者于 2019 年 9 月 19 日 3:07 入住我院 EICU。入科后给予营养心肌、活血化瘀、营养神经、保肝、保肾、抑酸、营养支持及对症治疗。其大便失禁较前加重,遂行大便常规 + 隐血示潜血(+),给予口服云南白药等药物治疗,并完善相关化验检查(病例 18 表 1)。2019 年 9 月 19 日 8:20 查房:患者神志清,精神差,自诉头晕、轻度头痛,上腹轻度疼痛,无腹泻,无发热,未诉恶心等不适,进食差,大便失禁,排血性液体,无尿。心电监测示:心率 91 次/分、呼吸 26 次/分、血压 125/51mmHg、血氧饱和度 100%。8:20 血气分析示:pH 7.27,PCO$_2$ 37mmHg,PO$_2$ 155mmHg,血糖 4.8mmol/L,乳酸 15mmol/L,总血红蛋白 88g/L,钠 142mmol/L,钾 4.2mmol/L,HCO$_3^-$ 17mmol/L,HCO$_3$st 17.8mmol/L,二氧化碳总量 18.1mmol/L,细胞外碱剩余 9.9mmol/L,全血碱剩余 9.2mmol/L。查体:神志清楚,精神欠佳,被动卧位,查体欠合作。全身皮肤黏膜无黄染、皮疹及出血点。浅表淋巴结未扪及肿大。胸骨无压痛,双肺未闻及明显干湿性啰音。心律整齐,各瓣膜听诊区未闻杂音。腹软,全腹无明显压痛与反跳痛,肝脾肋下未触及,移动性浊音阴性,肠鸣音弱。双下肢无水肿。神经系统查体:神志尚清,精神欠佳,反应略迟钝,言语欠清晰,颜面部轻度水肿,左侧瞳孔 2mm,对光反射存在;右侧瞳孔形状不规则,大小约 3.5mm,对光反射消失。伸舌居中,鼓腮、皱眉无异常,双上肢肌力Ⅳ ~ Ⅴ级,腱反射亢进;双下肢肌力 0 级,腱反射消失,四肢肌张力正常。T$_{10}$ 以下感觉减退,双下肢感觉缺失,病理征阴性,颈软,脑膜刺激征阴性。双侧股动脉、足背动脉搏动未扪及。立即给予心脏彩超 + 主动脉 + 双肾血管血管超声、颈胸腰椎 MRI、双肾超声 + 床旁股动脉超声检查。床旁血管超声示股动脉可显示,股静脉显示不清。拟外出行血管检查及 MRI 检查,患者突然抖动,测体温正常,故观察一段时间后外出检查,因患者抖动明显,MRI 多次检查不成功,主动脉超声示双下肢动脉频谱化,左锁骨下动脉以远主动脉弓及降主动脉起始部闭塞? 给予主动脉 CTA 检查(病例 18 图 1)示主动脉弓胸主动脉近端血栓形成、腹主动脉轻度栓子不除外;腹腔干部分闭塞,肠管积气,肠梗阻;胸腹主动脉硬化。患者入院后意识慢慢改变,血性便逐渐增多,伴有轻度腹痛症状,入院 13 小时时患者呈嗜睡状态,呼之可应,上肢有不自主动作,下肢仍无运动感觉,仍有血性液体间断从肛门排出,血压 98/54mmHg,心率 77 次/分,指脉氧血氧饱和度 100%。入院 14 小时时患者确诊降主动脉闭塞;后家属经过商量后转入心外科继续治疗。入院 15 小时时患者意识呈浅昏迷状态,血压下降至 60/30mmHg 左右,患者家属要求自动出院。

病例 18 表 1　检验项目及结果

检验项目	结果	参考范围	单位
鳞状上皮细胞癌抗原(SCC)	5.43 ↑	0~2.70	ng/ml
甲胎蛋白(AFP)	2.18	0.11~20.00	ng/ml
癌胚抗原(CEA)	4.94	0.00~10.00	ng/ml
糖类抗原19-9(CA19-9)	4.22	0~39.00	Uml
糖类抗原125(CA125)	11.07	0~35.00	Uml
糖类抗原72-4(CA72-4)	0.83	0~6.90	Uml
铁蛋白(Fer)	15878.0 ↑	30.0~400.0	ng/ml
总前列腺特异性抗原(TPSA)	2.49	0~4.00	ng/ml
游离前列腺特异性抗原	1.22 ↑	0~1.00	ng/ml
神经元特异性烯醇化酶(NSE)	29.8 ↑	0~16.3	ng/ml
细胞角蛋白19片段(Cy211)	2975.00 ↑	0~3.30	ng/ml
胃泌素释放肽前体(ProGRP)	120.30 ↑	0~69.20	pg/ml
胃蛋白酶原Ⅰ(PGⅠ)	303.09	>70.00	ng/ml
胃蛋白酶原Ⅱ(PGⅡ)	112.64 ↑	0.00~20.00	ng/ml
PGⅠ/PGⅡ	2.69 ↓	>3.00	
糖类抗原50(CA50)	2.20	0.00~25.00	U/ml
糖类抗原242(CA242)	3.43	0.00~10.00	U/ml
肿瘤特异性生长因子(TS)	56.9	0.0~65.0	U/ml

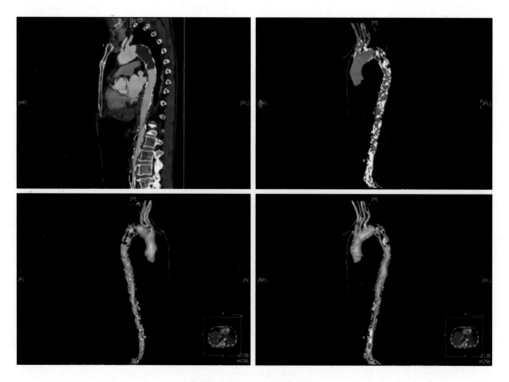

病例 18 图 1　主动脉 CTA

三、病例分析与讨论

在急诊科就诊患者中，双下肢乏力患者并不少见；下肢乏力原因众多，相对容易判断，但该病例起病症状不典型，无明显血管缺血症状，仅仅表现为神经症状，病例少见，且主动脉闭塞患者更为罕见，为降主动脉起始段前面的堵塞，堵塞部位特殊、堵塞面积之大，通过查阅文献，本例患者为第 1 例。该类患者多就诊于神经内科，神经原因可能性多见；另外电解质异常、感染、血管、精神等原因也同样会被考虑到。该病例住院时间短，入院后病情迅速进展，给临床医师考虑的时间较少，且未能手术了解具体血管情况，故具体是肿瘤原因还是血管炎或者其他原因导致的患者主动脉闭塞不得而知。但反过来从入院时的表现来看，呈现多脏器损害的表现，用一元论解释还是考虑血管问题可能性大一些。从诊疗过程来看，患者出现双下肢无力及头部症状，应该考虑到血管因素导致的。在查体方面，再次强调了全面查体的重要性，股动脉搏动等不方便查体，足背动脉等的查体应该可以方便操作，便于更快一些发现异常并早一些做处理，有可能有不同的转归。另外患者腰椎 CT 提示肿瘤占位，同样可以由此追查，或许可以找到蛛丝马迹。很多时候患者有各种不同的症状，尽量用一元论来解释，但如果一元论解释不清楚就应该考虑是否还有其他原因，避免错误的发生。该病例发病特点独特，症状不典型，诊治颇周折，谨此抛砖引玉，供同行借鉴参考，借以益于临床。

（山东大学第二医院：邵明举　于杰滨）

参 考 文 献

[1] 石思李，李胜，张秋南，等．近肾腹主动脉急性完全闭塞 1 例[J]．医学影像学杂志，2018，28(6)：953，957．

[2] 冯桂琴，李新，路玉桥，等．先天性降主动脉近端完全闭塞 1 例[J]．白求恩军医学院学报，2006，4(3)：181．

[3] 刘蕾，张志勇，张洪波，等．以突发双下肢无力起病的主动脉夹层[J]．中风与神经疾病杂志，2011，28(2)：100．

[4] 胡志鹏．腹主动脉下段——双下肢血栓形成治疗一例[J]．365 医学网，2016 - 09 - 02．

病例 19　糖尿病酮症酸中毒合并高脂血症 1 例

一、概述

糖尿病酮症酸中毒(diabetic ketoacidosis，DKA)是糖尿病重要的急性并发症之一，在 1 型和 2 型糖尿病患者均可发生。在糖尿病急性并发症入院的具体原因中，DKA 最常见，占 70.4%，而糖尿病患者常常合并血脂代谢异常。因此，提早预防和发现糖尿病、高血脂症,避免和减少因其严重并发症带来的脏器损害,是糖尿病诊疗的重要内容。

二、病例报告

(一)病史摘要

1. 主诉 庄某某,女,21岁,学生,未婚。因"发现昏迷2小时"于2019年1月2日入院。

2. 现病史 患者于2019年1月1日晚上返校后出现精神萎靡、嗜睡,未予重视。1月2日上午8点,舍友发现患者昏迷,呼之不应,遂拨打120并送至我院急诊科。急查血示:谷丙转氨酶300U/L,谷草转氨酶200U/L,血糖22.90mmol/L,尿素氮7.6mmol/L,肌酐27μmol/L,三酰甘油161.5mmol/L,总胆固醇16.91mmol/L,高密度脂蛋白胆固醇0.29mmol/L,低密度脂蛋白胆固醇13.51mmol/L。血气分析结果示:代谢性酸中毒。考虑糖尿病酮症酸中毒,立即开通静脉通道给予纠酸补液,泵入胰岛素;患者病情危重,随时有生命危险,立即收入ICU。入院症见:患者意识不清,呼之不应。

3. 既往史 既往身体健康状况可。否认各种慢性病史。追问病史:患者母亲述患者曾因"阴道不规律出血"于2018年12月31日就诊于青岛妇女儿童医院,诊断为"异常子宫出血",予达英-35(炔雌醇环丙孕酮片)调整月经周期。当时已有意识淡漠和脂血(病例19图1),并未重视。

(二)入院查体

体温36℃,脉搏100次/分,呼吸26次/分,血压127/88mmHg,体型瘦高,双侧瞳孔等大等圆,对光反射稍迟钝,余未见异常。

(三)辅助检查

血气分析:pH 6.893,氧分压221.4mmHg,二氧化碳分压17.2mmHg,钠141.1mmol/L,钾3.20mmol/L,钙1.222mmol/L,氯113.8mmol/L,血糖>30.0mmol/L,HCO_3^- 3.2mmol/L,碱剩余-28.71mmol/L,阴离子隙27.2mmol/L,乳酸1.3mmol/L,Osm 281mOsm/kg。

血常规:白细胞计数21.13×10^9/L,红细胞计数3.56×10^{12}/L,血红蛋白194g/L,血小板计数411×10^9/L。

门诊生化:谷丙转氨酶300U/L,谷草转氨酶200U/L,血糖22.90mmol/L,尿素氮7.6mmol/L,肌酐27μmol/L,三酰甘油161.5mmol/L,总胆固醇16.91mmol/L,高密度脂蛋白胆固醇0.29mmol/L,低密度脂蛋白胆固醇13.51mmol/L。

尿常规:葡萄糖(4+),酮体(2+)。

凝血功能:活化部分凝血活酶时间90.5秒。肌酸激酶同工酶40U/L,淀粉酶18U/L,脂肪酶70U/L。

降钙素原:1.63ng/ml。

特异β绒毛促性腺激素:<0.1U/ml。

甲状腺功能:血清游离三碘甲腺原氨酸0.86pmol/ml,血清游离甲状腺素6.63pmol/ml,余正常范围。

心脏彩超及腹部彩超:未见异常。

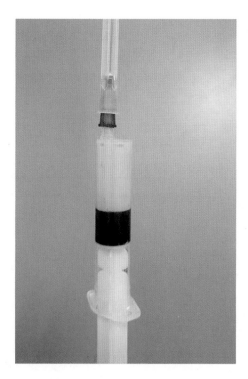

病例 19 图 1 入院时抽出的脂血

颅脑 + 胸部 + 全腹 CT(2019 – 01 – 03)：颅内 CT 平扫未见明显异常；考虑间质性肺水肿，双侧胸腔积液，双肺少许炎症；胰腺萎缩，双肾体积增大；少量盆腔积液。

(四)诊疗经过

入院后，按糖尿病酮症酸中毒抢救流程处理[1]，予补液(原则：总量按发病前体重的10%估计；先快后慢，先盐后糖；根据血压、心率、尿量、周围循坏情况调整)，胰岛素治疗[要求：短效胰岛素持续泵入，0.1U/(kg·h)，控制血糖以 2.8 ~ 4.2mmol/L 的速度下降；测血糖 1 次/小时；血糖降至 13.9mmol/L 以下，胰岛素减量]，补钾，纠正酸中毒等治疗。针对患者高脂血症(混合型)，予瑞舒伐他汀钙片、非诺贝特胶囊降脂，并行血浆置换(病例 19 图 2)3 次后，三酰甘油由入院时 161.5mmol/L 降至 9.57mmol/L[2]。治疗期间，发现患者血红蛋白由 194g/L(2019 – 01 – 02)降至 67g/L(2019 – 01 – 04)，但未发现显性出血，怀疑是否存在消化道出血，但无确实证据，先予血浆、红细胞输注，并密切关注患者病情。2019 年 1 月 4 日夜间，患者突发呕吐，呕吐物中含有血性液体，胃液检出红细胞。后排出黑便十余次，潜血阳性。消化道出血诊断明确，予止血(注射用矛头蝮蛇血凝酶、氨甲环酸氯化钠注射液、奥曲肽等)、抑酸、禁食、胃肠减压等处理。2019年 1 月 4 日患者意识较前好转，烦躁明显，可回答姓名等简单问题，查体不配合。1 月 5日患者意识清楚，对答流利，未再呕血，黑便量逐渐减少。1 月 6 日大便黄色，潜血阴性。少量进温水，未出现不适。1 月 7 日开始流质饮食，逐渐停用胰岛素泵，改为诺和锐皮下注射，转出 ICU。于 2019 年 1 月 24 日出院。

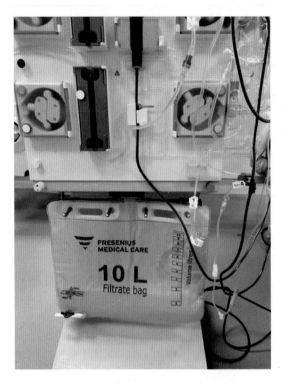

病例 19 图 2　血浆置换时置换出的血浆

三、病例分析与讨论

患者因"发现昏迷 2 小时"入院，在家属不在场、学校老师及同学不十分了解患者病情的情况下，首先根据患者的生命体征及相关理化检查，确诊患者存在糖尿病酮症酸中毒和高脂血症（混合型），积极进行抢救，并早期行血浆置换。后期通过追问病史及临床检查与治疗效果，基本确诊患者为 1 型糖尿病。其次，本病例在治疗过程中的消化道出血是先监测到血红蛋白下降，后出现呕血、黑便的临床表现。这都提示在临床诊疗中应随时监测相关指标，尤其在急诊工作中，应先对症治疗、后积极寻找病因。

（山东中医药大学附属医院：王晓越）

参 考 文 献

[1] 中华医学会糖尿病学分会. 中国高血糖危象诊断与治疗指南（2012 年版）[J]. 中华糖尿病杂志，2013，5(8)：449-461.
[2] 中国成人血脂异常防治指南修订联合委员会. 中国成人血脂异常防治指南（2016 年修订版）[J]. 中华心血管病学会，2016，44(10)：833-853.

病例 20 成功救治糖尿病高渗状态伴长时间呼吸心搏骤停患者 1 例

一、概述

《中国 2 型糖尿病防治指南(2020)》指出我国糖尿病患病率上升至 11.2%。高渗状态是糖尿病严重急性并发症之一。临床上多表现为严重高血糖血浆渗透压升高、失水和意识障碍等精神神经系统症状。早期的糖尿病诊断及规范化诊疗可以减少糖尿病并发症的发生尤其是高渗昏迷、酮症酸中毒等急性严重并发症的发生,降低糖尿病患者的死亡率及延长寿命。糖尿病诊疗关键要提高对本病的认识和警惕,及早发现,及时治疗。

二、病例报告

(一)病史摘要

1. 主诉 刘某某,男性,32 岁,因"纳差 1 个月,乏力伴呕吐 1 天,呼吸心跳骤停 30 分钟"于 2018 年 10 月 31 日入院。

2. 现病史 患者自 2018 年 10 月以来出现食欲不振,因考虑戒烟原因未就诊就医,10 月 31 日开始出现肢体乏力,伴呕吐数次,为胃内容物,未见鲜血或咖啡色样物质,无黑便,无头昏头痛,无肢体抽搐,无胸痛、胸闷,无气喘、呼吸困难,无腹痛、腹胀、腹泻,无寒战、发热,无二便失禁,无大汗淋漓。当晚家属给予糖水口服后送至我院急诊科。急查心电图提示"室性心动过速"。血气分析提示"酸中毒"及"严重低钾血症";给予降糖、补液补钾等处理。20:31 患者突发心搏骤停,血压、心率测不出,立即行心肺复苏、气管插管接呼吸机辅助呼吸、电击除颤、肾上腺素 1mg/3min 静脉推注等抢救;21:00 恢复自主心律。其后急诊以"心搏骤停、心肺复苏术后"收住我科。患者近期睡眠一般,近半个月来饮水增多,体重下降明显,二便未诉明显异常。

3. 既往史 既往体健,否认糖尿病、冠心病、高血压病史(有测量血压偏高,但未治疗);否认肝炎、伤寒、结核等传染病史;否认近期重大手术及外伤史;否认药物及食物过敏史;否认输血史,预防接种史随社会。有吸烟史,吸烟指数 100 支/年,无饮酒及其他不良嗜好。否认冶游史。

(二)入院查体

体温不升,脉搏 106 次/分,呼吸 24 次/分,血压 94/48mmHg;昏迷状态,GCS 评分 3 分,气管插管在位,接呼吸机辅助呼吸。发育正常,营养中等,平车推入病房,被动体位,查体不合作。全身皮肤黏膜无黄染及皮下瘀点、瘀斑,无杵状指(趾)。浅表淋巴结无肿大。头颅无畸形,眼睑无水肿,巩膜无黄染,左侧瞳孔直径约 3.5mm,对光反射存在,右侧瞳孔 3.0mm,对光反射存在。口唇无发绀,口角无歪斜。颈软,气管居中,甲状腺无肿大,颈静脉无怒张,肝颈静脉回流征阴性。胸廓对称,两肺听诊呼吸音粗,未闻及干湿性啰音。心前区无隆起,心尖搏动在左第五肋间锁骨中线内侧0.5cm处,无震颤,心浊音界不扩大,心率106次/分,律不齐,各瓣膜听诊区未闻及病理性杂音。腹平软,无肌卫,肝脾肋下未及,肠鸣音不亢进。脊柱、四肢无畸形,双下肢无水肿,四肢肌力检查不配合,肌张力无亢进。生理反射存在,病理反射未引出。

(三)辅助检查

心电图(本院2018-10-31):室性心动过速。

血气分析(本院2018-10-31):pH 7.09(偏低),PCO_2 33mmHg,PO_2 87mmHg,钠115mmol/L(偏低),钾1.2mmol/L(偏低),钙1.17mmol/L,葡萄糖27.8mmol/L(如果指标超过27.8mmol/L,只能显示27.8mmol/L),乳酸7.0mmol/L(偏高),实际碳酸氢根10.0mmol/L(偏低),剩余碱-19.8mmol/L(偏低),血氧饱和度92%(偏低)。

(四)诊断依据

1. 病情特点

(1)年轻男性,慢性起病,急性加重。

(2)既往身体健康。

(3)主要表现为食欲缺乏,近半个月多饮,体重下降,病情加重当日入院前口服糖水史,入院后突发心搏骤停。

(4)复苏成功后查体无特殊。

(5)辅助检查提示血糖高,酸中毒,严重低钾血症。

2. 诊断思路 患者虽否认既往糖尿病病史,但近期出现多饮水、体重明显下降,病情加重。入院前有口服糖水史,到急诊室时查血糖高,且伴有酸中毒、重度低钾血症。

(五)初步诊断

1. 心搏骤停。

2. 心肺复苏术后。

3. 代谢性酸中毒。

4. 糖尿病高渗状态。

5. 恶性心律失常-室性心动过速。

6. 休克。

7. 电解质紊乱(严重低钾血症、低钠血症)。

(六)治疗经过

患者抢救复苏成功后,收入ICU,入科后密切监测生命体征变化,气管插管接呼吸机辅助呼吸、补液扩容抗休克、纠正酸中毒、控制血糖水平、脑保护、化痰护胃、对症支持、血液透析等治疗。病程中患者并发肺部感染,予以积极抗感染、纤维支气管镜吸痰等治疗,考虑患者肺部感染导致痰多,咳痰反射差,脱机拔管后再插管率高,遂于2018年11月7日行"经皮气管切开术"。经积极治疗后,患者神志逐渐好转,呼之可睁眼,有部分遵嘱动作(如伸舌、眨眼等),于11月19日转上级医院行高压氧疗等。

（七）出院诊断

1. 心搏骤停。

2. 心肺复苏术后。

3. 代谢性酸中毒。

4. 糖尿病。

5. 糖尿病高渗状态。

6. 恶性心律失常－室性心动过速。

7. 休克。

8. 电解质紊乱。

9. 肺部感染。

10. 低蛋白血症。

三、经验总结

1. 糖尿病高渗状态（高渗性高血糖状态 HHS）诊断　①患者血糖≥33.3mmol/L；②有效血浆渗透压≥320mOsm/（kg·H_2O）；③血清碳酸氢根≥15mmol/L 或动脉血 pH≥7.30；④尿糖强阳性，血酮体阴性或弱阳性。该病死亡率达到 40%～70%，而糖尿病酮症死亡率为 1%～10%[1]。

2. 糖尿病高渗状态治疗　糖尿病高渗状态采取早诊断、早治疗，疗效确切。对患者需启动代谢、心、肾功能监测，并观察神经系统症状、体征变化。①补液：HHS 患者均有严重脱水，而高渗状态引起的脑细胞脱水是威胁患者生命的主要原因，单纯补液即可使血糖每小时下降 1.1mmol/L，可使血浆渗透压下降，减轻脑细胞水肿，因此积极补液在治疗中至关重要，对预后起决定性作用[2]。②胰岛素治疗：先给予 0.1U/kg 的普通胰岛素静脉负荷量，随后采用普通胰岛素加生理盐水静脉泵入，使血糖每小时下降 4.2～5.6mmol/L。一旦血糖降至 13.9mmol/L 以下，可改为 5% 葡萄糖注射液或葡萄糖氯化钠注射液，按葡萄糖与胰岛素比例（2～4）∶1 加入胰岛素。当血糖降至 11.1mmol/L 以下，碳酸氢盐＞18mmol/L，pH＞7.30，酮体阴性后，可以开始皮下注射胰岛素方案。③补钾：HHS 患者体内钾丢失严重，5～10mmol/L，总量可达 400～1000mmol/L，因为高血糖引起的渗透性利尿，部分患者有酸中毒，细胞内钾移向细胞外，患者治疗前血钾可能正常，而在输入生理盐水的过程中出现低钾血症。因此，只要患者血钾不高、尿量充足，治疗开始时即应补钾。如患者肾功能不全，补钾时应注意监测血钾[3]。④其他治疗：注意纠正电解质紊乱，积极去除诱因，输氧，尿少者可静脉推注呋塞米，特别是高钠血症患者。对于合并 DKA 的患者，应按 DKA 治疗原则纠正酸中毒。

（泰州市第四人民医院：柏　慧　耿秀霞　朱　进）

参 考 文 献

[1] 陈灏珠，林果为，王吉耀. 实用内科学（第 14 版）[M]. 北京：人民卫生出版社，2013，976－1018.

[2] 梁进，赵大奎. 糖尿病非酮症高渗状态 12 例回顾性分析[J]. 实用糖尿病杂志，2013，(4)：26.

[3] 岳敏. 糖尿病高渗状态的救治体会[J]. 临床医药文献电子杂志，2016，3(18)：3565.

病例 21 急性砷化氢中毒 1 例

一、概述

砷化氢是具有刺激作用的有害气体，在工业生产中较多见，常因不遵守操作规程或容器、管道等设备被腐蚀而发生污染。砷化氢中毒属于急危重症疾病的一种，常常骤然发病，迅速恶化，导致多器官功能损害。如果处理不当则会加剧病情，甚至导致死亡，及时有效的救治是抢救成功的关键。其次，从企业的角度出发，要告知作业人员工作中可能存在的危害，配发必要的防护用品，进行卫生安全防护知识、应急处理办法的培训和学习，积极防控此类中毒事件的发生。

二、病例报告

（一）病史摘要

1. 现病史 患者男性，44 岁，在一家输送带生产厂的洗澡间（约 $10m^2$；2 个窗户，均约 $60cm \times 80cm$；1 个门，约 $4m \times 6m$）内与一名工友用半袋工业用氢氧化钠片（50kg/袋）与约 20L 水混配，约 10 分钟后在混配液中清洗大型排气扇滤网（铝质）上的黑色污物，每个滤网浸泡 5 分钟左右，可见混配液中产生大量气泡，当时感觉有刺鼻气味、眼睛疼痛，未在意，清洗两个滤网后出去休息，约 10 分钟后再次进入房间清洗 1 个滤网后结束本次工作。约 3 小时后感觉腰部疼痛、胸闷及双手麻木，约 4 小时后出现恶心、呕吐，呕吐物为胃内容物。几经辗转，于发病后约 21 小时入院。患者呼吸急促、无尿，外院留置导尿的尿袋中可见大量浓茶色尿液。

2. 既往史 既往体健。

（二）入院检查

血气分析（FiO_2 37.0%，T 36.6℃）：pH 7.225，PCO_2 19.5mmHg，PO_2 89mmHg，高铁血红蛋白 17.5%，钾 5.4mmol/L，钠 137mmol/L，氯 108mmol/L，乳酸 5.6mmol/L，血糖 16.0mmol/L，碳酸氢根 12.6mmol/L，剩余碱 −8.0mmol/L。

凝血功能：活化部分凝血活酶时间 48.9 秒，凝血酶时间 49.3 秒，凝血酶原时间 18.3 秒，活动度 49.0%，国际标准化比值 1.620，纤维蛋白原定量超出检测范围。

血常规：白细胞计数 28.18×10^9/L，红细胞计数 1.16×10^{12}/L，血红蛋白 47.0g/L，血小板计数 54×10^9/L。

血生化：白蛋白 22g/L，钾 5.12mmol/L，谷草转氨酶 539U/L，谷丙转氨酶 280U/L，乳酸脱氢酶 5267U/L，尿素 22.44mmol/L，肌酐 198.0μmol/L，肌酸激酶 2250U/L，总胆红素 301.4μmol/L，直接胆红素 47.9μmol/L，血淀粉酶 475U/L；C 反应蛋白 47mg/L；肌

钙蛋白 0.323μg/L；肌红蛋白 204.1μg/L；B 型钠尿肽 8598pg/ml；降钙素原 62.48μg/L。

心电图示：T 波改变。

颅脑 CT：未见异常。

胸部 CT 示：双肺渗出性改变，胸腔积液，心腔密度减低，提示贫血。

腹部 CT 示：胰腺周围渗出性改变，肠系膜脂肪层浑浊，胆囊炎，腹腔少量积液。

心脏彩超示：三尖瓣少量反流。

泌尿系超声示：双肾弥漫性病变。

（三）入院诊断

1. 急性砷化氢中毒合并多脏器（肝、肾、心、肺、胰腺）功能损害。

2. 高铁血红蛋白血症。

3. 凝血功能障碍。

4. 溶血性贫血。

5. 代谢性酸中毒。

6. 低蛋白血症。

7. 高钾血症。

8. 胆囊炎。

注：后经与厂方交涉，模拟患者清洗滤网过程，对产生的气体进行检测，主要成分为砷化氢。

（四）治疗经过

入院后给予甲泼尼龙琥珀酸钠 500mg/d、3 天后减半量，依病情逐渐减量直至停用；亚甲蓝 60mg/d，直至高铁血红蛋白恢复正常；输注红细胞悬液共计 27U；床旁血浆置换（置换液为新鲜血浆和人血白蛋白，共间断置换 7 次，血浆共计 6750ml）+持续血液透析滤过治疗；余给予脏器功能保护及对症支持等治疗。第 22 天，淡黄色清亮尿液约 100ml，此后每天尿量递增，逐渐恢复正常。住院 35 天，治愈出院。

三、病例分析与经验总结

1. 溶血是红细胞非自然死亡而提前破坏的过程，由于骨髓代偿能力相当于正常造血能力的 6~8 倍，故溶血可不发生贫血，但当溶血超过造血能力时发生溶血性贫血。溶血危象是指短时间内红细胞被大量破坏，或伴有骨髓红系增生骤停，出现血红蛋白急剧下降、严重贫血危及生命的临床急症。《默克诊疗手册》提出，溶血危象属于急性溶血的范畴，目前还没有明确的界定范围。溶血危象为一种临床急危重症，起病急，病情变化迅速，应当及时恰当处理，否则可危及生命。溶血危象以血管内溶血为主，药物、毒物、特殊食物、细菌或病毒感染等是常见诱因，典型表现为急速贫血、浓茶色尿，还可出现畏寒、发热、头痛、恶心、呕吐、口渴、心悸、气促、腹痛、腰痛、背痛、四肢酸痛、黄疸等，病情发展迅速，严重者可出现意识障碍、抽搐、休克、急性胰腺炎、急性肾损伤及急性心力衰竭等重症表现。实验室检查表现溶血指征，胆红素增高，以间接胆红素升高为主，网织红细胞增高，而乳酸脱氢酶极度增高亦为其重要特征。

2. 溶血引起的贫血导致肾脏缺血、缺氧，加重对机体的毒性作用，损害程度尤其与溶血的速度和幅度密切相关[1]。溶血后血红蛋白及红细胞碎片可堵塞肾小管，造成少尿、无尿，甚至发生急性肾损伤。在治疗过程中，短期大剂量糖皮质激素冲击，降低了红细胞脆性，同时通过5%碳酸氢钠输注碱化尿液，增加血红蛋白在尿液中的溶解度，减少沉积，防止血红蛋白、红细胞碎片堵塞肾小管，同时使尿液 pH 值维持在 7~8，中和红细胞破坏释放的大量酸性物质，从而减轻肾损害。有学者认为[2]，有害气体中毒患者存在肾血管内壁血栓形成，堵截肾血管，使肾脏有效循环骤降、肾小管内皮细胞代谢障碍，使用低分子肝素钙及活血化瘀药物有利于改善肾脏血流，促使肾小管细胞再生，可在一定程度上起到保护肾脏的作用。有害气体中毒后亦可以抑制体内抗氧化酶活力或消耗抗氧化物质，从而引起肾脏的氧化应激损伤，采用抗氧化应激药物如还原型谷胱甘肽、维生素 C、维生素 E 等药物将可能有利于肾脏的修复。在急性肾损伤出现之前，如循环功能较好，应尽快适量补液，增加血容量，稀释有害物质在血液中的浓度，减轻肾脏负荷，同时降低溶血速度，快速利尿，增加肾血流量，减轻肾间质水肿，避免肾小管堵塞，维持肾功能。除了传统的单纯药物治疗外，采用血液净化清除毒物，预防和控制急性肾损伤，在一定程度上是治疗取得成功的保障。血液透析滤过联合血浆置换是控制溶血、治疗急性肾损伤的有效措施[3]，即使在进行肾脏替代治疗的同时，也要保证有效血容量，稳定血压，避免过渡超滤，导致肾小球滤过减少，加重肾脏的损伤。

3. 中毒后引起溶血危象致脏器缺血缺氧以及代谢物的毒性作用可引起心脏、肺脏、肝脏、胰腺、肾脏、大脑等多器官损伤。有害气体中毒后，由于多种因素的损害作用，心脏负荷加重，甚至出现急性心力衰竭、恶性心律失常等。此外，毒物的直接损害作用亦是不可忽视的问题，国内亦有关于有害气体中毒直接作用和中毒后缺氧致心肌细胞损害的病例报道。往往气体中毒早期即对心肌有明显的损害，在整个病程中尤其在病情发展高峰期需要密切关注心脏负荷，纠正心功能不全，防止心力衰竭的发生。

4. 砷化氢中毒可对血液系统造成损害，而血液系统损害又以形成高铁血红蛋白血症较为常见，形成高铁血红蛋白，从而失去携氧能力，出现发绀，患者常表现为头痛、头晕、乏力、恶心、发绀等。此类气体中毒均引起溶血性贫血，可见高铁血红蛋白形成与溶血可能存在一定关系。中毒引起的高铁血红蛋白血症一般给于亚甲蓝及维生素 C 等治疗，必要时可增加治疗剂量。

5. 糖皮质激素仍是溶血危象早期治疗的重要选择之一，其具有抗炎、抗过敏、抗毒（提高机体耐受力，减少肝、肾、心、脑等的损害）、稳定细胞膜、减轻炎症细胞因子对血管内皮细胞的损伤、阻碍毒素对红细胞的破坏、保护受累红细胞避免发生溶解、抗休克等作用。大剂量甲泼尼龙可有效纠正溶血性贫血，溶血严重时可提高剂量进行冲击治疗，当血红蛋白稳定时，缓慢阶梯性减量，直至停药。应注意临床应用糖皮质激素虽可改善临床症状，但可能会带来骨质疏松、细菌感染、胆结石、血管栓塞、脑出血等不良反应，增加患者痛苦。临床治疗时，需对用药指征严格把握，密切观察不良反应，防控血糖及血压异常、消化道出血等不良反应。

6. 有研究提示对溶血性贫血患者输血会加速溶血过程，导致贫血加重，因为部分溶血性贫血患者自己的红细胞和供血者的红细胞无论在体内还是体外都存在不相合的现象。针对此种情况，输血应该严格选择性使用[4]。一些严重溶血性贫血缺氧患者如果不及时进行输血治疗，很可能会因为病情迅速恶化导致死亡，因此输血治疗作为溶血危象的重要抢救手段之一，仍有不可替代的作用。结合患者的实际病情，依据"缺什么、补什么"的个体化针对性原则，进行成分输血。成分输血中的洗涤红细胞，经过洗涤处理后会使红细胞在数量上出现一定的损失，红细胞会发生不同程度的机械性损伤，脆性增加，寿命缩短，输注后可以使溶血的程度进一步加重。因此对溶血性贫血患者进行输血治疗时，并非一定要输注经过洗涤的红细胞，输注红细胞悬液或浓缩红细胞也可取得相同的疗效。小剂量输注红细胞悬液，可以达到纠正缺氧、缓解症状的目的，但大量输血亦可能引起溶血加重，还可引起心脏负荷过重，因此在输血剂量方面应引起足够重视。在输血开始15分钟内缓慢输注，观察无明显输血不良反应后可适当调整加快滴速，输血时间控制在4小时内，以防血液成分发生变化。输血前后应用生理盐水静脉滴注冲管。输血过程中应密切观察黄疸、尿色等情况，必要时测定血红蛋白或血细胞比容，若有溶血加重现象，应停止输血。

7. 血浆置换可直接快速有效地清除毒物、毒物代谢物、红细胞碎片、游离血红蛋白、炎性介质、内毒素等，有研究推荐对急性重症中毒致溶血危象尽早使用，其具有快速控制继发性溶血、阻断溶血继续加重所导致的血红蛋白尿和高胆红素血症，防治急性肾损伤及其他脏器损伤的重要作用[5]。血浆置换作为改善溶血临床症状的治疗措施，连续治疗会取得最佳效果[6]。血浆置换是综合治疗中的一项，可对致病因子进行清除，但不能阻断致病因子继续生成，所以仍须联合其他措施进行综合治疗。

砷化氢中毒属于急危重症疾病的一种，常常骤然发病，迅速恶化，导致多器官功能损害，如果处理不当则会加剧病情，甚至导致死亡，及时、有效的救治是抢救成功的关键；其次，从企业的角度出发，要告知作业人员工作中可能存在的危害，配发必要的防护用品，进行卫生安全防护知识、应急处理办法的培训和学习，积极防控此类中毒事件的发生。

（山东第一医科大学第二附属医院：史继学　程岳雷）

参 考 文 献

[1] 何小凤，江华丰，曹叔翘，等. 血液净化和驱砷剂在治疗急性砷化氢重度中毒中的应用[J]. 中国工业医学杂志，2003，13(2)：101-102.

[2] 王琳，万芳，段虎平，等. 职业性急性砷化氢中毒发生 TTP-HUS 综合征患者的临床研究. 临床血液学杂志，2009，22(6)：612-614.

[3] 孟晓燕. 血浆置换联合血液透析治疗急性砷化氢中毒并发多脏器功能障碍综合征 6 例临床观察[J]. 内科，2009，4(5)：723-725.

[4] Chang A, Chaturvedi S, McCrae K R. Thirteen year retrospective analysis of adult patients with autoimmune hemolytic anemia at the cleveland clinic：Responses to therapy[J]. Blood(abstract-s)，2013，122(21)：3423-3423.

［5］胡蓬波，张楠，黄卫东，等．急性砷化氢中毒治疗进展［J］．中华危重症医学杂志，2010，3(5)：342－344.

［6］Damlaj M，Seguin C. Refractory autoimmune hemolytic anemia in a patient with DiGeorge syndrome treated successfully with plasma exchange：A case report and review of the literature［J］.Int J hematol，2014，100(5)：494－497.

病例 22　乙二醇型防冻液中毒 1 例

一、概述

乙二醇是一种无色、透明、稍有甜味和具有吸湿性的黏稠液体，它能以任何比例与水相溶，常用于防冻液和溶剂。急性中毒多见于口服，轻者恶心、呕吐，呈醉酒样，重者引起中枢神经系统损害、急性肾损伤、肺水肿、心力衰竭等多脏器损害。中毒后应积极清除毒物、解毒、碱化血液、抗凝、改善微循环等对症治疗，对于口服量特别巨大的患者，还应高度警惕深静脉血栓形成、急性呼吸窘迫综合征的发生。

二、病例报告

（一）病史摘要

1. 现病史　患者男性，42 岁，煤矿工人，因情绪不稳口服乙二醇型防冻液 750ml，口服后出现恶心、呕吐，呕吐物为胃内容物，未见呕出血性液体，自觉头晕、双下肢无力，逐渐呈醉酒貌、兴奋、烦躁，呕吐症状加重。50 分钟后至当地医院就诊，输液治疗（具体不详）。5 小时后呼之不应，转至我院。

2. 既往史　既往有高血压、高血脂、脂肪肝病史，平素不规律服药治疗。

（二）入院查体及辅助检查

体温 36.3℃，脉搏 150 次/分，呼吸 34 次/分，血压 153/105mmHg，昏迷，深大呼吸，双侧瞳孔等大等圆，对光反射灵敏，口唇发绀，咽部可见破溃创面，双肺底可闻及细湿啰音，心律规整，各瓣膜未闻及病理性杂音，腹部无异常，双下肢肌张力增高，病理征未引出。

血气分析（FiO_2 40%）：pH 7.04、$PaCO_2$ 19mmHg、PaO_2 131mmHg、血清钙 1.34mmol/L、血乳酸 >15.0mmol/L、碳酸氢根 <3.0mmol/L、碱剩余测不出；血白细胞计数 10×10^9/L、中性粒细胞百分比 92.0%、血肌酐 93.0μmol/L、谷丙转氨酶 31U/L、谷草转氨酶 32U/L、γ-谷氨酰转肽酶 140U/L、碱性磷酸酶 144U/L、总胆固醇 8.24mmol/L、三酰甘油 2.31mmol/L、低密度脂蛋白 4.12mmol/L。床旁胸部 X 线：双肺炎症、双肺间质性改变。

（三）入院诊断

1. 急性乙二醇型防冻液中毒合并肝肾损害。

2. 代谢性酸中毒。

3. 中毒性脑病。

4. 高血压病。

5. 高脂血症。

6. 脂肪肝。

(四)治疗经过

急诊立即经口气管插管,连接呼吸机辅助呼吸,收住 EICU,置鼻胃管注入36%乙醇100ml、50%葡萄糖20ml + 10%葡萄糖酸钙20ml 微量泵泵入、5%碳酸氢钠750ml 间断静脉滴注、甲泼尼龙琥珀酸钠480mg 静脉注射、呋塞米40mg 静脉推注,导泻灌肠及活性炭吸附,右股静脉置管后床旁血液透析滤过。抢救5小时后动脉血气分析(FiO$_2$ 40%):pH 7.37、动脉二氧化碳分压34mmHg、动脉氧分压82mmHg、血清钙1.37mmol/L、血乳酸2.5mmol/L、碳酸氢根27.2mmol/L、碱剩余2.8mmol/L;头孢呋辛1.5g、2次/天静脉滴注,低分子肝素钙5000U、1次/天皮下注射,维生素 B$_6$ 300mg、1次/天静脉滴注应用3天,同时抑酸护胃、保护肝肾功能等对症治疗。

第2天患者意识转清,可遵医嘱执行命令,自主呼吸触发良好,撤除呼吸机,经气管插管持续低流量吸氧,呋塞米20mg、2次/天静脉推注,尿量正常,拔除右股静脉置管,血肌酐181.0μmol/L。

第3天拔除气管插管,意识清楚,可正常交流,尿量正常,血肌酐265.0μmol/L。

第5天尿量减少,加用呋塞米微量泵泵入,尿量无明显改善,血肌酐348.6μmol/L,左侧股静脉置管后行床旁血液透析滤过,痰培养结果回报未见致病菌。

第6天血肌酐294.0μmol/L,胸腹部 CT 示右肺下叶膨胀不全,双肺下叶纤维条索,双侧胸膜增厚,双侧肾周脂肪间隙纤维条索(病例22图1)。

第9天尿量正常,血肌酐106.0μmol/L,患者诉右下肢疼痛,查体见右下肢肿胀,皮温较左侧高,右下肢动、静脉彩超检查示静脉血栓形成,行下腔静脉滤器植入术,华法林3mg 口服1次/天,国际标准化比值(INR)达标后调整用量。

第12天,患者憋喘、胸闷,胸部 CT 示双肺多发团片影,考虑感染性病变(病例22图2)。痰培养 + 药敏试验:正常呼吸道菌群。心脏彩超示:左房增大;左室充盈异常。动脉血气分析(FiO$_2$ 35%):pH 7.30、动脉二氧化碳分压28mmHg、动脉氧分压52mmHg、血清钙1.15mmol/L、血乳酸1.4mmol/L、碳酸氢根13.8mmol/L、碱剩余6.5mmol/L,氧合指数149mmHg,考虑急性呼吸窘迫综合征。乌司他丁40万 U、白蛋白20g,呋塞米20mg 2次/天静脉注射,甲强龙240mg 2次/天静脉注射。

第15天患者胸闷、憋喘症状加重,呼吸窘迫,咪达唑仑镇静后再次给予有创小潮气量辅助通气。床旁胸部 X 线:双肺多发片团高密度模糊影。动脉血气分析(FiO$_2$ 60%):pH 7.34、动脉二氧化碳分压33mmHg、动脉氧分压54mmHg、血清钙1.17mmol/L、血乳酸0.9mmol/L、碳酸氢根17.8mmol/L、碱剩余6.2mmol/L,氧合指数90mmHg。

第16天,应用高 PEEP(20cmH$_2$O 维持30秒)行肺复张治疗。床旁胸部 X 线:双肺弥漫渗出性改变,双侧胸壁、颈部皮下及纵隔积气。胸外科会诊,结合病情及影像学检查,暂无需特殊处理。

第 17 天,患者突发心率下降至 30 次/分,血压 79/25mmHg,立即实施抢救,期间应用阿托品、肾上腺素、多巴胺、去甲肾上腺素等药物,最终抢救无效,死亡。

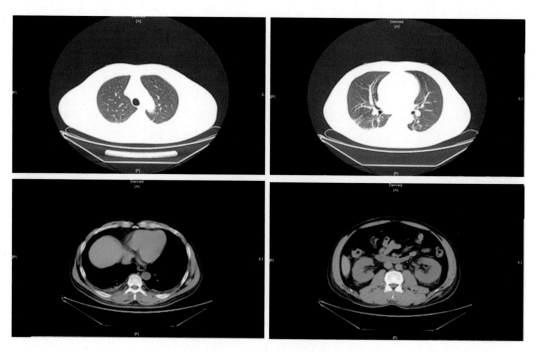

病例 22 图 1　入院第 6 天胸腹部 CT

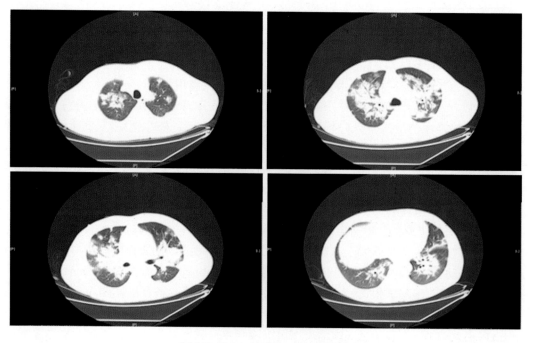

病例 22 图 2　入院第 12 天胸部 CT

三、病例分析及经验总结

（一）病例分析

1. 本例患者口服乙二醇量大，临床较少见，服用后未引起患者足够的重视，早期表现为恶心、呕吐、醉酒貌，主要以中枢神经系统损害表现为主，经积极抢救后意识恢复较快。

2. 根据乙二醇与水相容性特点，给予床旁血液透析滤过治疗后临床表现及实验室检查指标有明显改善，表明血液透析滤过可有效清除乙二醇及其代谢产物[1]。

3. 早期肾功能损伤明显并逐渐加重，形成肾周间隙病变，床旁血液透析滤过后，恢复较快，符合急性肾损伤特点[2]。

4. 早期肺间质病变，主要考虑服用乙二醇量巨大，血液高浓度乙二醇及代谢产物对肺毛细血管的毒性作用，导致肺毛细血管通透性增加[3]。

5. 深静脉血栓形成，考虑原因：①早期大量草酸钙在血管内沉积，损伤内膜有关；②双侧股静脉均置管损伤下肢静脉内膜，下肢血液回流减慢；③床旁血液透析滤过过程中抗凝不充分。

6. 该患者后期主要治疗矛盾在于急性呼吸窘迫综合征，最终导致死亡，临床尚无该方面报道，关于其形成原因，考虑主要是下肢深静脉血栓上行造成多发肺动脉段梗阻，引起通气/血流（V/Q）异常。

7. 终末期双侧胸壁、颈部皮下及纵隔积气，考虑主要原因是由于急性呼吸窘迫综合征"婴儿肺"分布不均匀，虽然调整小潮气量，高 PEEP 通气，但仍然有部分肺泡破裂[4]。

（二）经验总结

1. 深静脉置管尽量避免反复穿刺，可行床旁超声引导下精准穿刺，尽可能减少对患者造成穿刺机械性损伤；置管后做好导管的冲洗、封管护理并依据凝血功能进行充分抗凝治疗；血液净化实施过程中应根据患者出凝血时间、血小板计数等调整抗凝的力度，以保证治疗顺利进行；病情稳定血液净化结束后应尽早拔除深静脉置管；鼓励患者早期进行肢体活动，病情不允许可适当进行气压治疗预防下肢深静脉血栓形成。

2. 有创机械通气应遵循"早上早下"的原则，根据血气分析和患者的情况调节呼吸机参数，做好气道湿化和吸痰护理；一般情况下患者采用床头抬高 30°～45°体位，依患者的病情及耐受程度必要时可采用间歇性侧卧位、俯卧位机械通气；若有创机械通气支持下患者的临床呼吸指标仍无改善，病情进行性恶化，可考虑实施体外膜肺氧合（EC-MO），但要充分考虑患者的病情及经济状况。

3. 早期足量使用解毒剂（乙醇和甲吡唑，后者为中毒的首选用药[5,6]，但国内无药且价格昂贵，临床选用前者），能够阻断乙二醇代谢，阻止有毒代谢产物的生成；采用复合维生素 B 治疗可以阻止有机酸对组织器官的损害；患者应用糖皮质激素治疗且用量较大，易并发感染，综合评估病情后可以经验性降阶梯思维方式选择抗菌药物，待实验室检查有明确的阳性指标提示后可进一步针对性地进行调整。

4. 此类患者往往合并有严重的中毒性代谢酸中毒，因致病毒物的存在，酸中毒的时间较长，早期依靠患者自身内环境调节往往无法纠正，可适当应用碱性药物或联合血液净化积极纠正酸中毒。

5. 中毒早期应积极重视胃肠道洗消，救治过程中还应注意血糖调控、预防应激性溃疡发生、加强营养支持、适当地镇静镇痛等，亦不要忽略对患者既往疾病的治疗。

6. 因患者家属对防冻液的理化性质不了解，症状出现快速而突然，服毒量大者病情往往呈进行性加重，医护人员应向患者家属积极进行有效沟通，使其积极配合治疗和护理。

乙二醇中毒后应引起足够的重视，根据其中毒机制，最终可导致多个脏器损害。对于急性乙二醇中毒患者应早期清除毒物、碱化血液、抗凝、改善微循环等对症治疗。对于口服乙二醇量特别巨大的患者，除了监测血气分析、肾功能等指标，还应高度警惕深静脉血栓形成、急性呼吸窘迫综合征的发生。

（山东第一医科大学第二附属医院：史继学　程岳雷）

参 考 文 献

［1］Viinamaki J, Sajantila A, Ojanper I, et al. Ethylene glycol and metabolite concentrations in fatal ethylene glycol poisonings［J］. Journal of Analytical Toxicology, 2015, 39(6): 481 – 485.

［2］Kearney T E, Olson K R, Lung D D, et al. Predictors of death and prolonged renal insufficiency in ethylene glycol poisoning［J］. Journal of intensive care medicine, 2015, 30(5): 270 – 277.

［3］Thanacoody, Gilfillan R H K, Bradberry C, et al. Management of poisoning with ethylene glycol and methanol in the UK: A prospective study conducted by the National Poisons Information Service (NPIS)［J］. Clinical toxicology, 2016, 54(2): 134 – 140.

［4］程岳雷, 李连祥, 史继学. 乙二醇型防冻液中毒并发深静脉血栓和急性呼吸窘迫综合征 1 例［J］. 中国工业医学杂志, 2019, 32(2): 98 – 100.

［5］Toce, Brevil M, Griswold A, et al. Acute ethylene glycol poisoning and methemoglobinemia after engine coolant ingestion treated with fomepizole and methylene blue［J］. Clinical toxicology, 2017, 55(5): 391.

［6］Sommerfeld – Klatta K, Przystanowicz J, Kowalówka – Zawieja K, et al. Effect of repeated administration of 4 – methylpyrazole on renal function and lipid peroxidation products in rat kidney after ethylene glycol poisoning［J］. Environmental toxicology and pharmacology, 2017, 56: 290 – 296.

病例 23　石硫合剂中毒 1 例

一、概述

石硫合剂是由生石灰、硫磺加水熬制而成的一种用于农业上的杀菌剂。在众多的杀菌剂中，石硫合剂具备取材方便、价格低廉、对多种病菌抑杀作用效果好等优点，因此被广大果农普遍使用。

该合剂在空气中暴露数分钟，就可以通过氧化分解反应释放出硫化氢气体，进一步形成乳黄色的多硫钙和硫酸钙沉淀物固体。当该液进入胃内后，很快释放出大量硫化氢气体，形成急性硫化氢中毒。急性硫化氢中毒一般发病迅速，临床表现主要是脑和（或）呼吸系统损害，亦可伴有心脏等器官功能障碍，并且石硫合剂对胃黏膜有强烈的碱性腐蚀作用，同时多硫钙和硫酸钙沉淀在胃黏膜表面形成黑褐色假膜。根据胃壁强度收缩变性、浆膜和相邻组织被膜变性的情况，分析该液通过胃壁有较强的渗透和腐蚀作用。

口服石硫合剂对人体危害较大，目前国内相关报道少见。

二、病例报告

（一）病史摘要

1. 主诉 患者汪某某，女，78岁，因"被人发现意识不清约2小时"于2020年1月14日急诊收入院。

2. 现病史 患者2小时前被人发现意识不清，呼之不应，伴呕吐，呕吐物为黄绿色液体，口角白沫，小便失禁，身上可闻及"柴火味"。无肢体抽搐，无全身大汗。120急救人员诉来院途中左侧肢体不自主活动，右侧肢体无活动。当时家中燃有煤炉，未发现农药等瓶子。

3. 既往史 既往患风湿性关节炎30年余，慢性支气管炎20年余；否认高血压、糖尿病、冠心病病史；否认肝炎及结核等传染病病史；否认重大外伤史及其他手术史；否认输血史；无烟酒嗜好。否认食物、药物过敏史。

（二）入院查体

体温36℃，脉搏87次/分，呼吸16次/分，血压144/100mmHg。

老年女性，昏迷，GCS评分5（E1V1M3），被动体位，查体不合作。眼睑无水肿，全身皮肤黏膜无黄染。双侧瞳孔等大等圆，对光反射灵敏。双肺呼吸音粗，未闻及明显干湿性啰音，心率87次/分，律齐，各瓣膜听诊区未闻及病理性杂音。腹部平坦，腹柔软，肠鸣音6次/分。双侧肌力查体不合作，双侧巴宾斯基征阴性。四肢肢体末端发绀明显（病例23图1）。

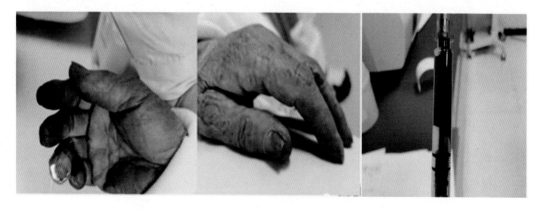

病例23图1 患者四肢肢体末端发绀，抽静脉血呈黑墨色

（三）辅助检查

血气分析：pH 7.38，PO_2 79mmHg，PCO_2 39mmHg，血钾 3.2mmol/L，血糖 15.4mmol/L，血乳酸 5.4mmol/L，血钙 1.39mmol/L，碱剩余 2.0mmol/L，血氧饱和度 95%。

血细胞分析：白细胞计数 33.12×10^9/L，中性粒细胞百分比 92.8%，血红蛋白 167g/L，血小板计数 174×10^9/L。

无机离子：钾 3.91mmol/L，钠 139mmol/L，氯 99mmol/L，钙 2.78mmol/L，磷 0.76mmol/L，镁 1.05mmol/L。

肾功：肌酐 84.1mmol/L，尿素氮 5.15mmol/L。

肝功：总胆红素 21.9μmol/L，谷丙转氨酶 92U/L，谷草转氨酶 190U/L，血淀粉酶 147U/L。

凝血分析五项：纤维蛋白原 1.58g/L，凝血酶时间 24.6 秒，PT 活动度 65.3%；降钙素原 9.985ng/ml；肌钙蛋白 I 1.062ng/ml；脑钠肽 13 999pg/ml。

毒物筛查：血一氧化碳分析阴性，血百草枯阴性，尿苯二氮䓬类阴性，胆碱酯酶 7589U/L。

颅脑 CT：两基底节区腔隙灶。

胸部 CT：双肺散在条索影。

床旁彩超：心脏：左室射血分数 58%，左室短轴缩短分数 29%，左室下壁、后壁中间段及心尖段动度减低，余室壁节段运动正常，主动脉反流（少量）。双下肢静脉：左侧小腿肌间静脉血流淤滞状态。

腹部 CT：胃部高密度影（病例 23 图 2）。

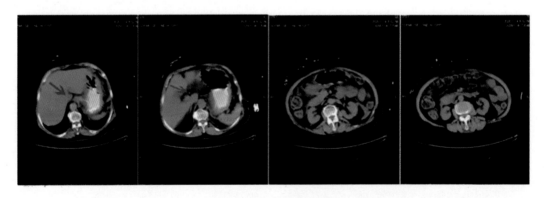

病例 23 图 2　腹部 CT 示：胃部高密度影，如箭头所示

（四）入院诊断

1. 昏迷查因

　　急性中毒（口服）？

　　急性脑血管病？

2. 高乳酸血症。

3. 高钙血症。

4. 心肌损伤。

5. 肝功能损害。

6. 慢性支气管炎。

7. 风湿性关节炎。

（五）治疗经过

1. 抢救室快速处置

（1）紧急处理：交代病情，农药中毒。

（2）气管插管，呼吸机辅助通气。

（3）置胃管、清水洗胃，洗胃液呈偏黄、偏褐色，洗胃过程中护士感气味刺鼻，后出现头痛、恶心。

（4）收入急诊监护室（EICU）。

（5）嘱患者家属回家继续搜索现场，是否遗留农药瓶子（屋内屋外）。

2. 入院治疗

（1）清除胃肠毒物：胃肠减压＋复方聚乙二醇＋活性炭＋牛奶胃管注入。

（2）血液净化：血液灌流＋持续血液滤过＋CRRT；减轻缺氧症状：亚甲蓝、维生素C。

（3）抗炎性反应：甲泼尼龙40mg，1次/12小时。

（4）升压：去甲肾上腺素30μg/min、多巴胺15μg/（kg·min）。

（5）补液：白蛋白40g＋羟乙基淀粉＋晶体液24小时共计9098ml，总出量1450ml（胃肠减压引流1000ml、大便100ml、尿液300ml）。

（6）保肝：硫普罗宁、多烯磷脂酰胆碱保肝。

（7）祛痰：氨溴索祛痰。

（8）抗感染：头孢哌酮钠舒巴坦钠。

三、护理措施

1. 严格执行危重患者急危重症监护室护理常规。

2. 加强各路管道护理，积极抗感染，治疗原发病，预防呼吸机相关性肺炎的发生，预防泌尿系统等的感染。

3. 准确记录出入量，观察有无水、电解质紊乱情况。

4. 加强营养支持，进食高热量、高蛋白饮食。

5. 康复训练，协助患者进行患肢关节的功能运动。

6. 心理护理，帮助患者树立战胜疾病的信心。

四、患者转归情况

乳酸水平见病例23表1。

病例 23 表 1　各时间段乳酸水平（mmol/L）

时间	8:42	11:41	15:58	18:42	21:52	次日9:47
乳酸	5.4	3.5	7.6	11.2	12.7	>15
BE 值	-2.0	-8.1	-8.5	-15	-0.5	-0.7

血细胞分析：白细胞计数 23.38×10^9/L，中性粒细胞百分比 89.9%，血红蛋白 125g/L，血小板 60×10^9/L。

无机离子：钾 3.51mmol/L，钠 157mmol/L，氯 104mmol/L，钙 2.51mmol/L，磷 0.90mmol/L，镁 0.89mmol/L。

肾功：肌酐 148.5μmmol/L，尿素氮 10mmol/L。

肝功：总胆红素 34.9μmol/L，直接胆红素 20.9μmol/L，谷丙转氨酶 5672U/L，谷草转氨酶 10 947U/L，白蛋白 19.1g/L，前白蛋白 121mg/L。

凝血分析五项：纤维蛋白原 0.85g/L，凝血酶时间 35.6 秒，PT 活动度 13.3%，国际标准化比值 3.59，D - 二聚体 10 117pg/ml。

2020 年 1 月 15 日 13:10 分患者家属放弃治疗，自动离院。

五、经验总结

1. **病史**　该患者病史不明确，有效信息少，对于不明原因的急危重症，作为急诊工作者应警惕是否中毒，需仔细问诊，搜寻病史，不放过任何细节,避免漏诊,延误抢救时间。

2. **体征**　急性中毒具有突发性，病理机制不清晰、危险性、持续作用等特点，往往涉及意识水平、皮肤、黏膜、呼吸道、肝肾功能，造成多脏器损伤，典型的临床症状、体征不明显。

3. **腹部 CT 的提示意义**　腹部 CT 显示胃内有高密度液体或者高密度片剂可能表明药物过量，为昏迷患者药物过量（农药物中毒）的诊断提供线索。

4. 针对该患者的救治，总结石硫合剂中毒的几大临床特点：①消化道腐蚀；②意识障碍；③缺氧表现：高乳酸血症、代谢性酸中毒；④皮肤发绀；⑤高钙血症，肝功、心肌受损明显。

（山东第一医科大学第二附属医院：谢　伟）

病例 24　大剂量氨氯地平中毒 1 例

一、概述

氨氯地平是第 3 代二氢吡啶钙拮抗剂，临床广泛应用于治疗高血压、心绞痛等疾病。随着使用的日益广泛，氨氯地平中毒的病例也并不鲜见。氨氯地平过量中毒时，可使心脏功能受抑制，导致严重低血压、多器官功能不全，亦可出现心动过缓、心脏停搏等，严重时有生命危险。氨氯地平中毒后及时、规范的治疗可明显改善患者的预后。

二、病例报告

（一）病史摘要

1. 主诉 患者党某某，女，36岁。因"自服氨氯地平片约300片"于2020年5月16日22：59急诊来院。

2. 现病史 患者于2020年5月16日19：00因商业投资失败自服氨氯地平约300片（1500mg），出现乏力，伴恶心、呕吐2次，无头晕，无胸闷、喘憋，无腹痛、腹胀，无意识丧失，约3小时后到济南市某医院就诊，给予洗胃、补液等治疗（具体不详），为求进一步治疗转来我院急诊内科。急诊测血压80/46mmHg，患者逐渐出现意识淡漠、皮肤湿冷、尿量减少等休克表现。完善相关检查：血细胞分析：白细胞计数13.8×10⁹/L，中性粒细胞百分比82.7%，中性粒细胞绝对数11.45×10⁹/L，血红蛋白132g/L，血小板计数305×10⁹/L；凝血常规：凝血酶原时间12.5秒，活化部分凝血活酶时间24.6秒，纤维蛋白原1.83g/L，D－二聚体0.44mg/L；血生化：谷丙转氨酶13U/L，谷草转氨酶14U/L，葡萄糖7.5mmol/L，尿素5.7mmol/L，肌酐109μmol/L，钙3.04mmol/L，磷0.97mmol/L，镁0.8mmol/L，钾3.3mmol/L，钠134mmol/L，氯103mmol/L；严重急性呼吸窘迫综合征。冠状病毒抗体测定（IGG）：新型冠状病毒抗体IgG阴性（－），新型冠状病毒抗体IgM阴性（－）。

3. 既往史 既往窦性心动过速、过敏性鼻炎病史，未正规治疗。患者否认新型冠状病毒肺炎流行病学史。

（二）诊疗经过

来院后即刻给予补钙、补液、维持血压（去甲肾上腺素+多巴胺）、保护胃黏膜等治疗；为进一步治疗，收入我科住院。入院后给予患者特级护理，监测生命体征及指脉血氧饱和度，出入量、意识状态，通知病危。

入院后测血压83/48mmHg，去甲肾上腺素以1.65μg/（kg·min）的大剂量持续泵入。血气分析：PO_2 140mmHg，PCO_2 22mmHg，钾3.1mmol/L，钠136mmol/L，血糖11.8mmol/L，乳酸3.1mmol/L。

住院后前12小时监测血压维持在70~98/40~62mmHg，逐渐加大去甲肾上腺素用量，后期血压对去甲肾上腺素用量的增加失去反应性，最终去甲肾上腺素用量滴定在2.36μg/（kg·min）。右股深静脉穿刺置管，给予双重血浆分子吸附（double plasma molecular adsorption，DPMAS）（共2次：2小时+3小时）+血浆置换（共2次：1050ml+1000ml）+血液滤过（共2次：6小时+15小时）。给予补钙、高糖+胰岛素、补液、血管活性药物，维持血压、保护肝肾功能、纠正电解质紊乱等对症支持治疗。肝酶指标监测虽一直在正常范围，但监测血气分析乳酸最高升至7.9mmol/L，提示肝脏功能减退；血糖最高升至21.5mmol/L。

入院第3天，患者述腹痛、腹胀，喘憋明显，面罩吸氧（FiO_2 50%），氧饱和度维持在85%~92%。查体：血压101/53mmHg（去甲肾上腺素泵入维持），颜面水肿。床旁彩超示：下腔静脉直径约 20mm，双侧胸腔积液、腹腔积液。血气分析：氧分压 51mmHg，二氧化碳分压 29mmHg，钾 3.3mmol/L，钠 137mmol/L，血糖 11.9mmol/L，乳酸 2.0mmol/L，氧合指数 102mmHg。血气分析提示 Ⅰ 型呼吸衰竭。给予无创呼吸机辅助通气后氧饱和度升至 96%；患者腹痛、腹胀，胃肠道功能减退，结合床旁腹部超声，考虑出现胃肠道黏膜水肿、渗出，组织间隙水肿。给予输血浆、补充白蛋白、乌司他丁等治疗。给予积极治疗后，患者去甲肾上腺素用量逐渐减少，乳酸水平逐渐下降，氧合指数逐渐升高，组织水肿及浆膜腔积液逐渐消失。

入院第 4 天，患者停用无创呼吸机，血压平稳，停用去甲肾上腺素。

入院第 5 天，患者组织水肿及浆膜腔积液等基本完全缓解，当日转入普通病房，病情持续好转，于入院第 9 天痊愈出院。

三、讨论

氨氯地平为第 3 代二氢吡啶钙拮抗剂（亦称钙通道阻滞剂），口服后 6~12 小时血药浓度达至高峰，绝对生物利用度约为 64%~90%，氨氯地平的生物利用度不受摄入食物的影响。氨氯地平通过肝脏被广泛（约 90%）代谢为无活性的代谢产物，其他 10% 以原药形式排出，60% 的代谢物经尿液排出。氨氯地平的相对分子质量为 567.1，血浆蛋白结合率约为 93%，其血浆清除率为双相性，终末消除半衰期约为 35~50 小时。连续每日给药 7~8 天后，氨氯地平的血药浓度达到稳态。氨氯地平的药代动力学不受肾功能损害的影响。老年患者以及肝功能衰退患者，氨氯地平的药物清除率减慢，从而导致曲线下面积（AUC）增加约 40%~60%，在中重度心功能不全患者中也观察到了相似的 AUC 增加。氨氯地平能够抑制钙离子跨膜进入血管平滑肌和心肌。氨氯地平与二氢吡啶及非二氢吡啶的结合位点均可结合。心肌和血管平滑肌的收缩过程依赖于细胞外钙离子通过离子通道进入细胞内来完成。氨氯地平可选择性抑制钙离子跨膜转运，对血管平滑肌细胞的作用比心肌细胞作用强。氨氯地平不影响血清钙的浓度，在生理酸碱度范围内，氨氯地平是一种离子化的复合物，通过与钙通道受体在结合位点缓慢地结合/分离实现其逐步起效的作用。

氨氯地平严重过量会导致外周血管过度扩张伴有显著的低血压及反射性心动过速，氨氯地平抑制钙离子跨膜转运虽具有一定选择性，但大量中毒亦可使心脏功能受抑制，致机体出现相对或绝对的循环容量不足，导致严重低血压、致命性休克、急性肾损伤、多器官功能不全，亦可出现心动过缓、Ⅱ 或 Ⅲ 度房室传导阻滞、心脏停搏等[1]。有时还可出现代谢性酸中毒及急性呼吸窘迫综合征[2]。该病例出现了全身皮肤水肿及胸、腹腔积液，其机制为氨氯地平引起血管扩张致使组织毛细血管内压力增高，从而加速血管内液体渗出，组织间液增加，导致外周水肿及浆膜腔积液。治疗原则与大部分经口药物中毒一样，尽早充分洗胃、活性炭吸附、导泻排出胃肠道未吸收的药物，对于已经经胃肠道吸收的药物，给予有效的血液净化治疗，维持内环境稳定、水电解质代谢平衡及各脏器的保护支持治疗，这些均为大部分药物中毒普遍适用的治疗原则。同时对于氨氯地平此类药的中毒，还有一些特异性的治疗措施，比如给予钙剂拮抗、扩充血容量、高胰岛素/血糖正常方案、维持血压、强心等[3]。

1. 钙剂的应用　是氨氯地平中毒重要的治疗措施，是其特效解毒剂，静脉应用葡萄糖酸钙有益于逆转钙通道阻滞的影响。文献建议将血钙浓度维持于 2 ~ 3mmol/L[4]，亦有文献建议静脉应用钙剂的最大量为葡萄糖酸钙 30g/12h[5]。本例中毒患者采用微量泵持续泵入的方式补充钙剂，用量为 9g/d，通过检测血离子显示血钙浓度 2.12 ~ 2.64mmol/L。建议钙剂应用时间应持续到血压平稳。

2. 高胰岛素/血糖正常方案　钙离子通道还大量分布于胰岛 β 细胞上，并在葡萄糖刺激胰岛素分泌过程中发挥中心作用[6]。氨氯地平可阻断胰岛 β 细胞 Ca^{2+} 通道，拮抗胰岛 β 细胞 Ca^{2+} 的内流，从而减少胰岛素的释放，产生胰岛素抵抗和高血糖症。本病例既往无糖尿病病史，入院查糖化血红蛋白为 5.3%，但入院后检测血糖最高至 21.5mmol/L，血糖的升高除应激原因外，上述机制应占主要原因；后期氨氯地平清除、代谢后，随着血压趋于稳定，血糖亦很快恢复正常。大剂量外源性胰岛素的补充可以有效抵抗钙通道阻滞剂引起的胰岛素抵抗，增加心肌细胞对碳水化合物的吸收，加速心肌细胞乳酸的氧化和逆转其代谢性酸中毒，从而发挥其较强的正性肌力作用[7]。此外，高剂量胰岛素可抑制脂肪酸的代谢，提高儿茶酚胺类药物的效应，产生血管舒张作用，改善微循环和系统灌注等[8]。该病例采用了微量泵持续泵入胰岛素的治疗方案，并规律监测血糖，必要时补充高糖。常规推荐方案为：1U/kg 胰岛素静脉注射，后 0.1 ~ 1U/(kg·h) 持续泵入，其泵入速度需进行滴定。为预防低血糖的出现，在胰岛素泵入同时持续性泵入葡萄糖注射液。当患者心率、血压稳定后可考虑停用，通常疗程为 6 ~ 96 小时[7]。该方案会导致血清钾向细胞内流，应注意监测血钾浓度并适量补钾。

3. 血液净化治疗　血液净化治疗是药物中毒一种重要的治疗手段，可有效清除体内毒物及炎症因子，维持水、电解质平衡及血流动力学稳定等。氨氯地平的相对分子质量为 567.1，血浆蛋白结合率约为 93%，组织分布广泛，表观分布容积为 21L/kg，这些特性决定氨氯地平清除困难；由于血液透析或血液滤过以清除中小分子物质为主，不能清除大分子物质，所以血液透析及血液滤过对清除氨氯地平基本无效。在药物吸收入血而尚未分布到组织中时，采用血液灌流及血浆置换治疗可有效降低药物在体内浓度。有时血液灌流及血浆置换需多次治疗的原因是后期随着血液中药物被清除，血药浓度下降，组织中的药物会再次入血。北京协和医院何怀武[9]等报道了 1 例 340mg 氨氯地平中毒的 65 岁患者共血浆置换 4 次血药浓度才下降至满意。该患者早期存在休克表现，血液滤过虽不能清除血液中的氨氯地平，可通过血液滤过的方式清除体内炎症介质和有毒代谢产物等，对维持血流动力学稳定有积极作用。该患者应用了 DPMAS(共 2 次) + 血浆置换(共 2 次) + 血液滤过的血液净化方式。DPMAS 为双重血浆分子吸附系统，其作用相当于血液灌流，可以吸附血液中的氨氯地平。还有文献报道针对氨氯地平中毒引起的顽固性低血压还可采用脂肪乳剂、亚甲蓝、钙离子增敏剂左西孟旦以及胰高血糖素等进行治疗[7]。因本病例采取了上述措施后，病情很快好转、稳定，故未再用后续这些治疗措施。

（山东第一医科大学附属中心医院：任田田　司　敏）

参 考 文 献

[1] 邓文博, 丁志荣, 李焕根. 氨氯地平过量致多器官功能不全胸膜腔积液[J]. 药物不良反应杂志, 2010, 12(6): 424 – 425.

[2] Izdes S, Altintas N D, Soykut C. Acute respiratory distress syndrome after verapamil intoxication: Case report and literature review [J]. Acta Clin Belg, 2014, 69(2): 116 – 119.

[3] Palatnick W, Jelic T. Emergency department management of calcium – channel blocker, beta blocker, and digoxin toxicity[J]. Emerg Med Pract, 2014, 16(2): 1 – 19.

[4] 杨立佩, 赵素焕, 刘凤奎, 等. 常见中毒与实用急救措施[M]. 北京: 北京科学技术出版社, 2012: 244 – 247.

[5] Upreti V, Ratheesh V R, Dhull P, et al. Shock due to amlodipine overdose[J]. Indian J Crit Care Med, 2013, 17(6): 375 – 377.

[6] 卫生部合理用药专家委员会. 中国医师/药师临床用药指南[M]. 重庆: 重庆出版社, 2009: 581 – 583.

[7] 谢悦良, 彭玥, 董李晨, 等. 临床药师参与大剂量左旋氨氯地平中毒解救的药学实践[J]. 中国医院药学杂志, 2015, 35(4): 350 – 354.

[8] Woodward C, Pourmand A, Mazer – Amirshahi M. High dose insulin therapy, an evidence – based approach to beta blocker/calcium channel blocker toxicity[J]. Daru, 2014, 22(1): 36 – 40.

[9] 何怀武, 刘大为, 柴文昭, 等. 血浆置换抢救难治重症氨氯地平过量中毒一例[J]. 中华医学杂志, 2010, 90(5): 359 – 360.

病例 25   急性有机磷杀虫剂中毒 1 例

一、概述

有机磷农药是全球使用最广泛、用量最大的杀虫剂之一, 急性有机磷农药中毒(acute organophosphorus pesticide poisoning, AOPP)为临床常见疾病, 据世界卫生组织(WHO)估计每年全球有数百万人发生 AOPP, 其中约 20 万人死亡, 且大多数发生在发展中国家。我国每年发生的中毒病例中 AOPP 占 20% ~ 50%, 病死率为 3% ~ 40%。AOPP 起病急、进展快, 及时、规范的干预及救治可明显降低 AOPP 的死亡率。

二、病例报告

(一)病史摘要

1. 主诉   患者法某某, 男, 24 岁, 因"口服'敌敌畏'约 250ml 1 天"于 2019 年 3 月 8 日入院。

2. 现病史   患者 1 天前与家人争吵后口服"敌敌畏"约 250ml, 后出现恶心、呕吐,伴胸闷憋气，无头痛、头晕，无大小便失禁，服药 1 小时后被家属发现送至我院急诊，完善相关检查，给予洗胃、导泻、碘解磷定、阿托品等治疗，2019 年 3 月 7 日 20：45 患者突发窒息，心率下降至 40 次/分，给予心肺复苏、气管插管及肾上腺素等抢救药物治疗，患者生命体征逐渐恢复平稳。为进一步治疗，3 月 8 日以"急性有机磷中毒"收入病房。自发病以来，患者无法进食，大小便正常，体重未测。查体：体温 36.3℃，脉搏 119 次/分，呼吸 19 次/分，血压 96/70mmHg，青年男性，镇静状态，肥胖体型，发育正常，营养良好。全身皮肤、黏膜无明显黄染及出血点，浅表淋巴结未触及肿大。头颅无畸形，双侧眼睑无水肿，巩膜无黄染，结膜无充血，双侧瞳孔等大形圆，直径约 3.0mm，对光及调节反射存在。耳、鼻无异常。口唇无发绀，颈软，气管居中，甲状腺未触及肿大。双侧胸廓对称，胸骨无压痛，双侧呼吸动度一致，双肺呼吸音低，未闻及干湿性啰音。心前区无异常隆起，心音有力，心律齐，各瓣膜听诊区未闻及病理性杂音。腹平软，未见腹壁静脉显露曲张，未见胃肠型及蠕动波，全腹无压痛、反跳痛，肝脾肋下未触及，肝肾区无叩痛，移动性浊音（－），肠鸣音活跃。脊柱四肢无畸形，双下肢无水肿。双侧膝腱、跟腱反射正常存在，巴宾斯基征、脑膜刺激征阴性。辅助检查：我院血常规（2019－3－7）：白细胞计数 25.93×10^9/L，中性粒细胞百分比 76.8%，淋巴细胞百分比 18.6%。凝血功能：凝血酶时间 14.9 秒，D－二聚体 11.6mg/L。肝功生化：葡萄糖 10.40mmol/L，余无明显异常。胆碱酯酶活性：8U/L。

（二）治疗经过

患者在急诊行洗胃、导泻等治疗及应用碘解磷定（2g，1 次/8 小时）、阿托品（首剂 10mg，1mg，1 次/1 小时）等解毒药物治疗，期间因呼吸肌麻痹导致呼吸衰竭行气管插管。入科时查体瞳孔较前扩大（直径 3.0mm），皮肤干燥、颜面潮红、心率增快（119 次/分），考虑已达"阿托品化"，故将阿托品减量至 0.5mg、1 次/1 小时，此后逐渐减量至停用。碘解磷定亦逐渐减量，一周后停用。同时予以保肝、抑酸、营养支持等对症治疗。2019 年 3 月 11 日胃管回抽出红色胃液，化验潜血试验阳性，查体左下腹胀痛，考虑存在消化道出血，予以禁饮食，局部应用凝血酶止血，加用头孢曲松抗感染治疗。2019 年 3 月 13 日进行脱机训练并于 2019 年 3 月 14 日拔除气管插管。患者于 2019 年 3 月 12 日行床旁胸片示：符合支气管肺炎表现。2019 年 3 月 17 日行胸部 CT（病例 25 图 1）示：双肺炎症，双侧胸腔少许积液。复查胆碱酯酶活性逐渐恢复，未见明显肝肾功能损害（病例 25 表 1）。2019 年 3 月 18 日患者诉腹胀伴阵发性腹痛。查体：右下腹压痛、反跳痛。行立位腹部平片（病例 25 图 2）：符合肠梗阻表现。予以胃肠减压，新斯的明 0.25mg、肌内注射、1 次/日，停头孢曲松。2019 年 3 月 20 日患者恢复排便、排气，停胃肠减压，嘱其流质饮食。立位腹部平片：符合不全肠梗阻表现。

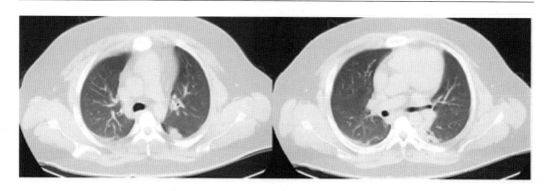

病例 25 图 1　胸部 CT

病例 25 表 1　患者住院期间化验结果

	日期	3月7日	3月9日	3月12日	3月15日	3月18日	3月23日
血常规	WBC(109/L)	25.93	18.27	12.87	10.16	15.51	7.96
	N(%)	76.8	79.3	77	70.8	78.9	53
	Lymph(%)	18.6	11.8	11.1	17.8	11.5	27.9
	Plt(10^9/L)	336	232	255	238	333	249
降钙素原	PCT(ng/ml)		0.5		0.17	0.06	
肝功	ALT(U/L)	19	15	16		45	30
	AST(U/L)	20	19	11		32	18
	GGT(U/L)	48	36	47		85	66
	ALP(U/L)	114	68	74		76	72
	TBIL(μmol/L)	14.17	25.3	13.7		20.4	15
	DBIL(μmol/L)	2.94	4.4	2.9		4.1	3.2
	IBIL(μmol/L)	11.23	20.9	10.8		16.3	11.8
肾功	BUN(mmol/L)	4.3	5			5.6	2.6
	Cr(μmol/L)	62.98	71			59	67
凝血功能	PT(s)	14.9	114.8				
	APTT(s)	30.6	33.7				
	D-二聚体	11.6	5.55				
血气分析	pH 值	7.16	7.4				
	PO₂(mmHg)	68	97				
	PCO₂(mmHg)	33	42				
	Lac(mmol/L)	7.7	1.4				
	HCO₃⁻(mmol/L)	11.8	25.4				
	SPO₂(%)	93.9	98.9				
胆碱酯酶活性(U/L)		8	99	207	246		

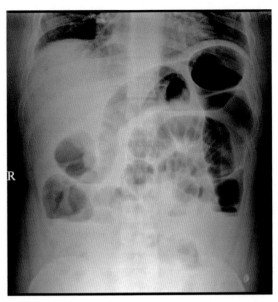

病例 25 图 2　腹部立位平片

2019 年 3 月 22 日复查立位腹部平片：未见明显异常。停新斯的明。

2019 年 3 月 25 日行胃镜检查(病例 25 图 3)示：急性胃黏膜损伤。患者除吞咽时胸骨后不适外，无其他不适症状，病情好转出院，院外服用保护胃黏膜药物治疗。

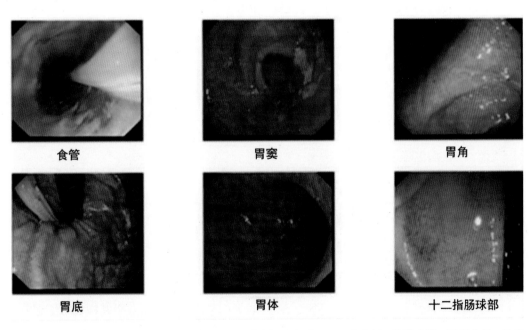

| 食管 | 胃窦 | 胃角 |
| 胃底 | 胃体 | 十二指肠球部 |

镜下描述：距门齿 25cm 以下食管黏膜充血糜烂，距门齿 40cm 达贲门，黏膜光滑，开闭自然，齿状线清楚。黏液湖清，量中等。全胃黏膜充血水肿糜烂，胃角呈弧形，蠕动尚好，幽门口充血水肿，十二指肠腔黏膜充血，降段无异常。

病例 25 图 3　胃镜检查

三、诊疗思路

(一)诊断依据

患者有明确的有机磷农药服毒史，服药后短时间内出现胸闷、气短、恶心、呕吐等毒蕈碱样症状，并在就诊后出现呼吸肌麻痹等烟碱样症状，全血胆碱酯酶活性明显降低，依据中华人民共和国卫生部《职业性急性有机磷杀虫剂中毒诊断标准》(GBZ 8 - 2002)[1]及《急性有机磷农药中毒诊治临床专家共识(2016)》[2]，诊断急性重度有机磷中毒明确。

(二)鉴别诊断

急性有机磷中毒应与中暑、急性胃肠炎或脑炎、脑血管意外、阿片类中毒等鉴别，尚需与氨基甲酸酯类杀虫剂、沙蚕毒素类、毒蕈中毒等中毒鉴别。除此之外，在诊断过程中应注意合并症的鉴别诊断，如吸入性肺炎、外伤、合并其他毒物中毒等。

1. 氨基甲酸酯类杀虫剂　与急性有机磷中毒临床症状体征相似，胆碱酯酶活力也明显下降，与有机磷抑制胆碱酯酶不同的是其作用快、恢复快。依据毒物接触史及毒物检测结果可明确诊断。

2. 其他类型杀虫剂　多数杀虫剂无典型的胆碱能危象表现，胆碱酯酶活力正常。依据毒物接触史、临床表现及实验室检查一般不难鉴别。

(三)治疗原则

1. 阻断毒物吸收　主要措施包括洗胃、催吐、吸附、导泻等。

2. 解毒剂　肟类复能剂[3]和抗胆碱能药物是目前急性有机磷中毒的主要特效解毒剂，解毒剂的应用遵循早期、联合、足量、重复，以复能剂为主、抗胆碱能药为辅的原则。

1)复能剂：使用原则为早期、足量、足疗程。首选氯磷定，如无法获得氯磷定可选用碘解磷定。氯磷定一般宜肌内注射，亦可静脉缓慢注射，首次剂量推荐见病例25表2，随后以0.5~1.0g、1次/2小时肌内注射，根据病情酌情延长用药间隔时间，疗程一般3~5天，严重病例可适当延长。

病例25 表2　常用复能剂首次推荐剂量

药物	轻度中毒(g)	中度中毒(g)	重度中毒(g)
氯磷定	0.5~1.0	1.0~2.0	1.5~3.0
碘解磷定	0.4	0.8~1.2	1.0~1.6

2)抗胆碱能药：使用原则为早期、适量、反复、个体化，直至毒蕈碱样症状明显好转或达到"阿托品化"后维持。

(1)阿托品：是目前最常用的抗胆碱能药物，急性有机磷中毒患者应迅速给予足量的阿托品，并使其达到"阿托品化"。首剂推荐量见病例25表3，一般首次给药10分钟未见症状缓解即可重复给药，严重者5分钟即可重复给药。重复剂量多采用中度、轻度量,达"阿托品化"后给予维持量。维持量一般为轻度中毒:0.5mg,1 次/4～6 小时;中度中毒:0.5～1mg,1 次/2～4 小时;重度中毒:0.5～1mg,1 次/1～2 小时。中毒情况好转后逐步减量至停用。

(2)戊乙奎醚:选择性作用于 M_1、M_3、M_4 受体的抗胆碱能药,对心率影响小,用药剂量小,作用时间长,生物半衰期长,重复用药次数少,近年应用较多。首剂推荐量见病例 25 表 3,维持量一般为轻度中毒:1mg,1 次/12 小时;中重度中毒:1～2mg,1 次/8～12 小时。

病例 25 表 3 常用抗胆碱能药首次推荐剂量

药物	轻度中毒(mg)	中度中毒(mg)	重度中毒(mg)
阿托品	2～4	4～10	10～20
戊乙奎醚	1～2	2～4	4～6

Meta 分析显示阿托品联合戊乙奎醚可缩短患者达"阿托品化"时间,加快胆碱酯酶活性恢复,缩短住院时间,降低死亡率,优于阿托品或戊乙奎醚单药应用[4]。

3. 血液净化 急性有机磷中毒患者应用血液净化尚缺乏足够的循证医学证据,使用时应严格把握治疗指征。方式首选血液灌流,应在中毒后 24 小时内进行,一般 2～3 次即可,具体根据患者病情及毒物浓度监测结果决定。合并肾功能不全、多器官功能障碍综合征(multiple organ dysfunction syndrome,MODS)等情况时,考虑联合血液透析或连续性肾脏替代治疗(CRRT)治疗。

4. 脂肪乳剂和输血治疗 动物实验发现,脂肪乳剂联合碘解磷定和阿托品治疗急性有机磷中毒,可以减轻急性有机磷中毒导致的肺损伤、预防外周型呼吸肌麻痹、保护肾脏、减轻肝损伤。输注新鲜血浆和全血理论上可中和血液中游离有机磷,有助于提升血浆胆碱酯酶活性,但临床上均缺乏循证医学证据。

5. 有机磷水解酶 体外研究表明有机磷水解酶可水解不同类型的有机磷杀虫剂,但尚需动物实验进一步证实[5]。

6. 血必净注射液 有研究显示在常规治疗基础上联合应用血必净注射液可改善急性有机磷中毒患者临床疗效[6]。

7. 氧疗及机械通气 急性有机磷中毒可导致低氧血症和呼吸衰竭,建议患者常规吸氧,呼吸衰竭者及时予以机械通气。

8. 抗生素的应用 急性有机磷中毒患者一般无需抗感染治疗,如存在感染的相关证据,根据感染部位、轻重、病原菌合理抗感染治疗。

9. 对症支持治疗 积极给予营养支持及脏器功能支持等对症支持治疗。

(山东第一医科大学附属省立医院:张兴国 冯宝宝)

参 考 文 献

[1] 中华人民共和国卫生部. 职业性急性有机磷杀虫剂中毒诊断标准(GBZ 8 - 2002). 北京：法律出版社，2002：1 - 3.

[2] 中国医师协会急诊医师分会. 急性有机磷农药中毒诊治临床专家共识(2016)[J]. 中国急救医学，2016，36(12)：1057 - 1065.

[3] Worek F, Thiermann H, Wille T. Organophosphorus compounds and oximes：A critical review[J]. Archives of Toxicology, 2020, 94(7)：2275 - 2292.

[4] Shiyuan Yu, Yanxia Gao, Joseph Walline, et al. Role of penehyclidine in acute organophosphorus pesticide poisoning[J]. World Journal of Emergency Medicine, 2020, 11(1)：37 - 47.

[5] Eddleston M, Clutton R E, Taylor M, et al. Efficacy of an organophosphorus hydrolase enzyme(OpdA) in human serum and minipig models of organophosphorus insecticide poisoning. Clinical Toxicology, 2020, 58(5)：397 - 405.

[6] Huang P, Li B, Feng S, et al. Xuebijing injection for acute organophosphorus pesticide poisoning：A systematic review and meta - analysis[J]. Annals of Translational Medicine, 2019, 7(6)：112.

病例 26　急性百草枯中毒 1 例

一、概述

百草枯对人畜具有很强的毒性，因误服或自服引起急性中毒屡有发生，尤其是在发展中国家较为突出，已成为农药中毒致死事件的常见病因，继有机磷农药中毒之后第二个引起死亡的农药中毒类型。百草枯中毒至今尚无有效解毒药物，许多治疗方法仍处于探索中，缺乏循证医学的证据。但可以肯定的是，尽早地、积极地采取措施清除进入体内的毒物是成功救治急性百草枯中毒患者的基础。

二、病例报告

(一)病史摘要

1. 主诉　患者张某某，男，19 岁，因"口服百草枯约 100ml 17 小时"于 2019 年 8 月 29 日入院。

2. 现病史　患者 17 小时前自服百草枯约 100ml 后出现恶心、呕吐、腹痛、腹泻，大便呈绿色稀便，无胸闷、呼吸困难等不适，家属发现后立即送往当地医院行洗胃、导泻及对症治疗，测尿百草枯浓度 >100μg/ml，未行血液灌流及血液滤过治疗。2 小时前来我院急诊，予以血液灌流及对症处理后收入病房。自患病以来，患者食欲缺乏，小便正常，大便如上述，体重未测。

(二)入院查体

体温 36.9℃，脉搏 78 次/分，呼吸 16 次/分，血压 100/70mmHg。青年男性，神志清，精神差，发育正常，营养中等，自主体位，查体欠合作。全身皮肤、黏膜无明显黄染及出血点，浅表淋巴结未触及肿大。头颅无畸形，双侧眼睑无水肿，巩膜无黄染，结膜无充血。双侧眼球活动自如，瞳孔等大形圆，对光及调节反射正常存在。耳、鼻无异常。口唇无发绀，咽部充血，两侧扁桃体无肿大。颈软，气管居中，甲状腺未触及肿大。双侧胸廓对称，胸骨无压痛，双侧呼吸动度一致，双肺呼吸音粗，未闻及干湿性啰音。心前区无异常隆起，心音有力，心律齐，各瓣膜听诊区未闻及病理性杂音。腹平软，未见腹壁静脉显露曲张，未见胃肠型及蠕动波，全腹无压痛、反跳痛，肝脾肋下未触及，肝肾区无叩痛，移动性浊音（－），肠鸣音活跃。脊柱四肢无畸形，双下肢无水肿。双侧膝腱、跟腱反射正常存在，巴宾斯基征、脑膜刺激征阴性。

（三）诊疗经过

患者入院后给予甲泼尼龙（160mg，静脉滴注，1 次/8 小时）、大剂量氨溴索注射液（300mg，静脉滴注，1 次/8 小时）、乌司他丁注射液（0.1mIU，静脉滴注，1 次/8 小时）抗炎，维生素 C、还原谷胱甘肽抗氧化治疗，及补液利尿、保护胃黏膜等药物治疗，并预防性应用抗生素（头孢曲松2g，静脉滴注，1 次/日）治疗。同时联合应用血液灌流及持续血液净化治疗。患者服毒次日即出现肾损害，尿素氮、肌酐水平升高。转氨酶及胆红素水平在第3、第4天明显升高并达到高峰，此后逐渐下降，至出院前已基本恢复正常（住院期间化验结果详见病例26表1）。患者入院次日（2019 年 8 月 30 日）行胸部 CT（病例26图1A）示：左肺下叶炎症表现。2019 年 9 月 5 日及 2019 年 9 月 10 日（病例26图1B）复查胸部 CT 示肺部病变逐渐进展至双肺并出现胸腔积液、心包积液。2019 年 9 月 17 日及2019 年 9 月 24 日（病例26图1C）复查时上述病变较前吸收、好转。患者症状逐渐好转，将注射用甲泼尼龙逐渐减量，至 2019 年 9 月 21 日改为甲泼尼龙片32mg、口服、1 次/日。2019 年 9 月 25 日行肺功能检查示：轻度限制性通气功能障碍，中度弥散功能障碍。于 2019 年 9 月 26 日病情好转出院，嘱其出院后继续口服甲泼尼龙，逐渐减量至停药。

病例 26 表 1 患者住院期间化验结果

化验		日期（月－日）						
		8－29	8－31	9－1	9－6	9－11	9－16	9－21
血常规	WBC(10⁹/L)	18.58	18.66	12.82	18.07	23.65	19.03	13.92
	N(%)	92.2	87.5	86.7	86.3	89.8	91.9	76.8
	Plt(10⁹/L)	228	111	92	188	256	228	140
肝功能	ALT(U/L)	12	674	825	702	279	173	101
	AST(U/L)	34	594	418	140	56	41	19
	GGT(U/L)	17	257	286	449	267	176	108
	ALP(U/L)	104	104	132	219	151	130	116
	TBIL(μmol/L)	25.08	108.12	117.2	71.39	38.2	29.4	21.8
	DBIL(μmol/L)	5.38	58.8	92.1	43.8	18.4	13.1	8.6
	IBIL(μmol/L)	19.7	47.32	25.1	27.59	19.8	16.3	13.2

化验		日期（月－日）						
		8－29	8－31	9－1	9－6	9－11	9－16	9－21
肾功能	BUN（mmol/L）	11.9	10.7	10.6	17.5	14.3	9.4	8.5
	Cr（μmol/L）	242.37	254.83	234	234.79	162	126	111
凝血功能	PT（s）	14.8	15.5	15.3				
	APTT（s）	36.8	34.4	33.8				
血气分析	pH 值	7.37	7.41					
	pO$_2$（mmHg）	77	95					
	pCO$_2$（mmHg）	40	40					
	Lac（mmol/L）	1.7	1.9					
	HCO$_3$$^-$（mmol/L）	23.1	25.4					
	SpO$_2$（%）	97	99.1					
尿百草枯浓度（μg/ml）		＞100	10～30	3～10				

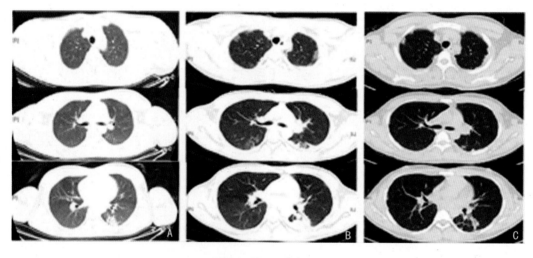

病例 26 图 1　胸部 CT

三、诊疗思路

1. 诊断依据　患者有明确的百草枯服毒史，尿中检出百草枯，短期内出现肺脏、肾脏、肝脏等多器官损伤，依据中华人民共和国卫生部《职业性急性百草枯中毒的诊断》（GBZ 246－2013）[1]、《急性百草枯中毒诊治专家共识（2013）》[2]及《百草枯中毒诊断与治疗"泰山共识"（2014）》[3]，诊断急性重度百草枯中毒明确。

2. 治疗原则　目前，临床上尚无急性百草枯中毒的特效解毒药物，对其救治仍处于探索中。尽管如此，可以肯定的是，尽早地、积极地采取措施清除进入体内的毒物是成功救治急性百草枯中毒患者的基础。

（1）阻断毒物吸收：主要措施包括催吐、洗胃与吸附、导泻、清洗等。

（2）促进毒物排出：补液利尿及血液净化治疗。血液灌流是清除血液中百草枯的有效治疗手段[4]。早期血液灌流可以迅速清除毒物，宜在洗胃后马上进行，6 小时内完成效果较好，超过上述时限血液灌流仍可有效清除毒物[5]。有研究表明强化血液灌流联合血液滤过可降低急性百草枯中毒死亡率，并改善预后[6]。

（3）糖皮质激素及免疫抑制剂：糖皮质激素是治疗百草枯中毒的主要药物[7]，早期足量糖皮质激素治疗首选甲泼尼龙，重症患者可给予甲泼尼龙每日 500～1000mg 冲击治疗，连用 3～5 天后，根据病情逐渐减量。免疫抑制剂因其肝毒性导致应用受限，但近期有学者进行 Meta 分析表明联合糖皮质激素及免疫抑制剂的免疫抑制脉冲疗法可显著降低死亡率，而肝肾不良事件的发生率与对照组相比无差异[8]。

（4）氨溴索、抗氧化剂及其他药物：氨溴索注射液在血药浓度达到 50～100μmol/L 时可以发挥抗炎、抗氧化及促进肺表面活性物质合成等作用，其对应的用药剂量为 15～20mg/kg。大剂量氨溴索通过促进肺表面活性物质合成降低肺泡表面张力，减轻肺泡萎陷，从而保证肺泡换气功能；通过降低多种氧自由基水平，降低对肺组织的氧化损伤；还可以通过多种途径降低 TNF、IL－1、IL－6 等炎性因子的合成和释放，降低肺组织的损伤，从而保护肺功能。抗氧化剂如还原谷胱甘肽、N－乙酰半胱氨酸、维生素 C 等理论上可以清除氧自由基，减轻肺损伤。其他药物如蛋白酶抑制剂乌司他丁、非甾体抗炎药水杨酸钠及血必净、丹参、银杏叶提取物注射液等中药制剂，对急性百草枯中毒治疗均有相关文献报道，其疗效在探索阶段。

（5）氧疗及机械通气：吸氧可促进氧自由基形成，加重百草枯引起的肺损伤，原则上不予吸氧。但对于血气分析氧分压 <40mmHg 或血氧饱和度 <70% 的呼吸衰竭患者，应该积极给予吸氧，可采用鼻导管、面罩等给氧方式。吸氧不能改善症状时可考虑机械通气治疗，包括无创通气及有创通气辅助呼吸。临床上需要机械通气治疗的患者多预后不良。

（6）抗生素的应用：由于急性百草枯中毒可导致多器官损伤，加之使用糖皮质激素及免疫抑制剂，可考虑预防性应用抗生素。一旦有感染的确切证据，应立即针对性地应用强效抗生素。

（7）对症支持治疗：积极给予保肝、护肾、纠正电解质紊乱及营养支持等对症支持治疗。

（山东第一医科大学附属省立医院：张兴国　冯宝宝）

参 考 文 献

[1] 中华人民共和国卫生部 . 职业性急性百草枯中毒的诊断（GBZ 246－2013）. 北京：中国标准出版社，2013：1－2.
[2] 中国医师协会急诊医师分会 . 急性百草枯中毒诊治专家共识（2013）[J]. 中国急救医学，2013，33（6）：484－489.
[3] 百草枯中毒诊断与治疗泰山共识专家组，菅向东 . 百草枯中毒诊断与治疗“泰山共识”（2014）[J].

中国工业医学杂志, 2014, 27(02): 117 – 119.

[4] 吴嘉荔, 李雪, 李文峰, 等. 血液灌流对急性重度口服百草枯中毒预后的影响[J]. 宁夏医科大学学报, 2019, 41(04): 408 – 411.

[5] Wang H R, Pan J, Shang A D, et al. Time – dependent haemoperfusion after acute paraquat poisoning[J]. Scientific reports, 2017, 7(1): 2239.

[6] Chen A B, Li F, Di E M, et al. Influence of strengthened hemoperfusion combined with continuous veno-venous hemofiltration on prognosis of patients with acute paraquat poisoning: SHP + CVVH improve prognosis of acute PQ patients[J]. BMC pharmacology & toxicology, 2020, 21(1): 49.

[7] 兰超, 李海娜, 李莉, 等. 甲泼尼龙联合氨溴索对急性百草枯中毒家猪肺损伤的影响研究[J]. 中国全科医学, 2014, 17(17): 1998 – 2001.

[8] Xu Y, Lu Y. Systematic review and meta – analysis of the efficacy and safety of immunosuppressive pulse therapy in the treatment of paraquat poisoning[J]. Journal of Zhejiang University. B. Science, 2019, 20(7): 588 – 597.

病例 27 急性聚四氟乙烯裂解物中毒 1 例

一、概述

含氟聚合物是常用的工业原料, 其本身无毒, 不引起急性中毒。但如果加温裂解, 可产生多种有毒热解物, 属高毒类。意外吸入有机氟单体、裂解气、残液气、氟聚合物热解气, 均可引起急性中毒。如在生产环境中, 短时间内吸入过量有机氟单体、裂解气或热解气, 可引起以呼吸系统损害为主的全身性疾病, 如化学性支气管炎、肺炎、急性呼吸窘迫综合征、肺间质纤维化, 甚至能够导致患者死亡。早期、及时的救治可有效减轻患者疾病严重程度, 降低死亡率。

二、病例报告

(一)病史摘要

1. 主诉 患者张某某, 男, 45 岁, 因"吸入聚四氟乙烯裂解物 2 天"于 2020 年 6 月 24 日入院。

2. 现病史 患者于 2 天前吸入聚四氟乙烯裂解物(接触约半小时), 18 小时后出现胸闷、咳嗽、咳黄黏痰, 伴头晕, 无发热、恶心、呕吐、头痛、意识不清等, 就诊于当地医院, 输液治疗(具体不详)后咳嗽减轻, 仍感胸闷, 为进一步治疗来我院。急诊以"急性聚四氟乙烯裂解物中毒"收入院。患者自患病以来, 饮食、睡眠尚可, 大小便正常, 体重无明显变化。

3. 既往史 既往糖尿病病史 5 年, 应用胰岛素控制血糖, 空腹血糖在 7mmol/L 左右, 餐后血糖在 10mmol/L 左右; 脑梗死病史 6 年余, 未遗留后遗症; 吸烟 20 余年, 约 10 支/日; 饮酒 20 余年, 约半斤/日。

（二）入院查体及辅助检查

体温 36.7℃，脉搏 80 次/分，呼吸 20 次/分，血压 135/74mmHg。中年男性，神志清，精神可，发育正常，营养中等，自主体位，查体合作。全身皮肤、黏膜无明显黄染及出血点，浅表淋巴结未触及肿大。头颅无畸形，双侧眼睑无水肿，巩膜无黄染，结膜无充血。双侧眼球活动自如，瞳孔等大形圆，对光及调节反射正常存在。耳、鼻无异常。口唇无发绀，咽部无充血，两侧扁桃体无肿大。颈软，气管居中，甲状腺未触及肿大。双侧胸廓对称，胸骨无压痛，双侧呼吸动度一致，双肺呼吸音粗，可闻及较广泛湿性啰音。心前区无异常隆起，心音有力，心律齐，各瓣膜听诊区未闻及病理性杂音。腹部平坦，未见腹壁静脉显露曲张，未见胃肠型及胃肠蠕动波，触软，全腹无压痛、反跳痛，肝脾肋下未触及，肝肾区无叩痛，移动性浊音（－），肠鸣音正常。脊柱、四肢无畸形，双下肢无水肿。双侧膝腱、跟腱反射正常存在，巴宾斯基征、脑膜刺激征（－）。

辅助检查（2020-6-24）：血常规：白细胞计数 17.84×10^9/L，中性粒细胞百分比 95.2%，C 反应蛋白 146.8mg/L，血清淀粉样蛋白 A 320mg/L。

入院后化验（2020-6-25）示：血常规：白细胞计数 17.35×10^9/L，中性粒细胞百分比 92.3%，淋巴细胞百分比 3.3%，C 反应蛋白 92.9mg/L。肝功生化：白蛋白 38.9g/L，葡萄糖 15.21mmol/L，尿素 9.3mmol/L，余指标无明显异常。血气分析（鼻导管吸氧 4L/分）：pH 7.41，PCO_2 44mmHg，PO_2 128mmHg，血乳酸 1.7mmol/L，碳酸氢根 27.9mmol/L，氧饱和度 97.8%。尿常规：比重 1.036，葡萄糖（4＋）；大便常规无异常。

胸部 CT（病例 27 图 1A）：双肺对称性分布磨玻璃密度灶，请结合临床治疗后复查；扫描范围所及胸下段食管壁略显增厚，食管旁淋巴结增大，请结合临床必要时内镜检查。

（三）治疗经过

治疗上给予鼻导管吸氧，大剂量甲泼尼龙（160mg，静脉滴注，1 次/12 小时×4 天；80mg，1 次/12 小时×3 天；40mg，1 次/12 小时×3 天；40mg，1 次/日×3 天；出院时改为 32mg，1 次/日口服）抗炎，大剂量氨溴索注射液（500mg，静脉滴注，1 次/12 小时）抗纤维化，普米克令舒及吸入用乙酰半胱氨酸溶液雾化吸入化痰及还原谷胱甘肽（3.0g，静脉滴注，1 次/日）保肝治疗，同时请内分泌科会诊，应用胰岛素控制血糖。

入院第 6 天（2020-6-30）患者胸闷、喘憋症状明显缓解，仍感活动后气短、乏力，咳嗽、咳痰基本消失。复查血常规：白细胞计数 10.76×10^9/L，中性粒细胞百分比 91.9%，淋巴细胞百分比 4.0%，C 反应蛋白 4.4mg/L；降钙素原 0.09ng/ml；肝功生化：白蛋白 36.4g/L，葡萄糖 16.14mmol/L，尿素 9.8mmol/L，低密度脂蛋白胆固醇 3.98mmol/L，余指标无明显异常。胸部 CT（2020-6-29）（病例 27 图 1B）：双肺渗出性改变，较前吸收好转；扫描范围所及胸下段食管壁略显增厚，食管旁淋巴结增大，请结合临床及内镜检查。逐渐将激素减量，入院第 12 天（2020-7-5）患者症状基本消失，无明显不适，复查胸部 CT（病例 27 图 1C）：双肺少量渗出性改变，较前明显吸收好转；双肺下叶轻度间质性改变；扫描范围所及胸下段食管壁增厚程度较前减轻，食管旁淋巴结较前缩小，请结合临床。影像学提示肺部病变明显吸收好转，于 2020 年 7 月 6 日出院，嘱其出院后继续口服甲强龙，逐渐减量至停药。

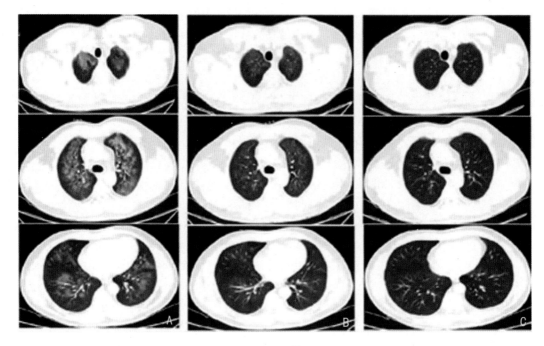

病例 27 图 1　胸部 CT

三、诊疗思路

（一）病例分析

患者有职业性聚四氟乙烯裂解物接触史，18 小时后出现胸闷、咳嗽、咳痰等呼吸道症状，查体肺部可闻及广泛湿性啰音，胸部 CT 示急性肺泡性肺水肿，依据《职业性急性有机氟中毒诊断标准》（GBZ66 - 2002）[1]，诊断急性重度聚四氟乙烯裂解物中毒（急性肺泡性肺水肿）。

职业性急性有机氟中毒，是指工人在生产环境中，短时吸入过量有机氟单体裂解气、残液气或热解气，引起的以呼吸系统损害为主的全身性疾病。如化学性支气管炎、肺炎、急性呼吸窘迫综合征（ARDS）、肺间质纤维化，严重的可导致患者死亡。按严重程度分为轻、中、重度。

1. 轻度中毒　有头痛、头晕、咳嗽、咽痛、恶心、胸闷、乏力等症状，肺部有散在性干性啰音或少量湿性啰音。X 线胸片见两肺中下肺野肺纹理增强、边缘模糊等征象，符合急性支气管炎、支气管周围炎临床征象[2]。

2. 中度中毒　凡有下列情况之一者，可诊断为中度中毒：

（1）轻度中毒的临床表现加重，出现胸部紧束感、胸痛、心悸、呼吸困难、烦躁及轻度发绀，肺部局限性呼吸音减低，两肺有较多的干性啰音或湿性啰音。X 线胸片见肺纹理增强，有广泛网状阴影，并有散在小点状阴影，使肺野透亮度降低，或见水平裂增宽、支气管袖口征，偶见 Kerley 氏 B 线，符合间质性肺水肿临床征象[3]。

（2）症状、体征如上，两中下肺野肺纹理增多，斑片状阴影沿肺纹理分布，多见于中内带，广泛密集时可融合成片，符合支气管肺炎临床征象。

3. 重度中毒　凡有下列情况之一者，可诊断为重度中毒[4]：

（1）急性肺泡性肺水肿。

（2）急性呼吸窘迫综合征（ARDS）。

（3）中毒性心肌炎。

（4）并发纵隔气肿、皮下气肿、气胸。

4. 氟聚合物烟尘热　部分患者吸入有机氟聚合物热解物后，出现畏寒、发热、寒颤、肌肉酸痛等金属烟热样症状，可伴有咳嗽、胸部紧束感、头痛、恶心、呕吐等，一般在 24～48 小时内消退。

（二）治疗原则

1. 凡有确切的有机氟气体意外吸入史者，不论有无自觉症状，必须立即离开现场，绝对卧床休息，进行必要的医学检查和预防性治疗，并观察 72 小时。

2. 早期给氧，氧浓度一般控制在 50%～60%，慎用纯氧及高压氧。急性呼吸窘迫综合征时可应用较低压力的呼气末正压呼吸（PEEP 5cmH$_2$O 左右）。

3. 早期、足量、短程应用糖皮质激素。强调对所有中毒患者就地给予糖皮质激素静脉注射等预防性治疗。中毒患者根据病情轻重，在中毒后第 1 天可适当加大剂量，以后足量短程静脉给药。中度以上中毒患者，为防治肺纤维化，可在急性期后继续小剂量间歇应用糖皮质激素。

4. 维持呼吸道畅通，可给予支气管解痉剂等超声雾化吸入。咳大量泡沫痰者宜早期使用去泡沫剂二甲基硅油（消泡净）。出现呼吸困难经采用内科治疗措施无效后可行气管切开术。

5. 大剂量氨溴索　氨溴索注射液在血药浓度达到 50～100μmol/L 时可以发挥抗炎、抗氧化及促进肺表面活性物质合成等作用，其对应的用药剂量为 15～20mg/kg。大剂量氨溴索通过促进肺表面活性物质合成降低肺泡表面张力，减轻肺泡萎陷，从而保证肺泡换气功能；通过降低多种氧自由基水平，降低对肺组织的氧化损伤；还可以通过多种途径降低 TNF、IL-1、IL-6 等炎性因子的合成和释放，降低肺组织的损伤，从而保护肺功能。

6. 出现中毒性心肌炎及其他临床征象时，治疗原则一般与内科相同。

7. 合理选用抗生素，防止继发性感染。

8. 氟聚合物烟尘热，一般给予对症治疗。凡反复发病者，应给予防止肺纤维化的治疗。

（山东第一医科大学附属省立医院：张兴国　冯宝宝）

参 考 文 献

[1] 中华人民共和国卫生部. 职业性急性有机氟中毒诊断标准(GBZ 66 - 2002). 北京: 法律出版社, 2004: 1 - 2.

[2] 何钦, 朱若凯, 时庆华, 等. 职业性急性有机氟中毒 10 例临床分析[J]. 江西医药, 2018, 53(5): 488 - 489.

[3] 刘建营, 朱建忠, 刘林祥, 等. 职业性急性氟中毒的影像学表现及其临床应用价值[J]. 中国地方病防治杂志, 2018, 33(2): 210 - 211.

[4] Hamaya R, Ono Y, Chida Y, et al. Polytetrafluoroethylene fume - induced pulmonary edema: A case report and review of the literature[J]. Journal of Medical Case Reports, 2015, 9: 111.

病例 28   急性三光气中毒 1 例

一、概述

光气为一种高毒类刺激性气体, 遇水缓慢分解为二氧化碳和盐酸, 是化工产品的基础原料, 广泛用于农药、染料、塑料、制药等领域。我国是世界上光气产量和使用量最大的国家, 每年产量超过百万吨级, 职业性接触人员众多。目前, 光气泄露引起的人员伤亡和严重社会危害仍然存在。光气中毒的靶器官是肺, 常发生迟发性中毒性肺水肿甚至急性呼吸窘迫综合征(ARDS), 目前尚无特效的解毒方法, 病死率较高。因此, 对光气中毒的临床诊治及其研究显得尤为重要。

二、病例报告

(一)病史摘要

1. **主诉** 患者周某某, 男, 41 岁, 因"接触三光气 3 天余"于 2018 年 5 月 22 日入院。

2. **现病史** 患者 3 天前在工作中因三光气泄漏, 虽穿戴 D 级防护服, 接触三光气约 10 分钟, 当时可闻及刺激性气味, 有眼部刺激感及流泪, 十余分钟后出现咳嗽, 10 小时后出现咳痰, 痰为黄色黏痰, 伴胸闷、呼吸困难、恶心、呕吐, 无发热。当地医院给予吸氧等治疗, 症状未见好转。为求进一步诊治来我院, 以"急性三光气中毒"收入我科。自发病以来, 患者饮食可, 睡眠差, 大小便正常, 体重较前无明显变化。

3. **既往史** 既往吸烟史 10 余年, 5 ~ 10 支/日。

(二)入院查体

体温 36.7℃, 脉搏 72 次/分, 呼吸 19 次/分, 血压 123/74mmHg。青年男性, 神志清，精神可，发育正常，营养良好。全身皮肤黏膜无黄染，浅表淋巴结未及肿大。睑结膜无苍白，巩膜无黄染，双侧瞳孔等大同圆，对光反射灵敏。口唇无发绀。颈软，气管居中，甲状腺无肿大，颈静脉无怒张。胸廓对称无畸形，双肺呼吸运动均等，触觉语颤正常，叩诊清音，双肺呼吸音粗，可闻及哮鸣音。心前区无异常隆起，心尖搏动正常，叩诊心界范围正常，心律齐，心音正常，各瓣膜听诊区未闻及病理性杂音。腹部未见胃肠型及蠕动波，未见腹壁静脉曲张，腹软，无压痛、反跳痛，墨菲征（－），肝脾肋下未触及，肝肾区无叩击痛，移动性浊音（－），肠鸣音正常。脊柱、四肢无畸形，双下肢无水肿。四肢肌力、肌张力正常，膝腱、跟腱反射正常存在，双侧巴宾斯基征（－）。

（三）辅助检查

山东省立医院胸部 CT（2018－5－21）（病例 28 图 1）：双肺多发斑片、结节状高密度灶。

血气分析（鼻导管吸氧 10L/分）：pH 7.44，PCO_2 35mmHg，PO_2 52mmHg，血乳酸 1.7mmol/L，碳酸氢根 23.8mmol/L，血氧饱和度 91.5%。

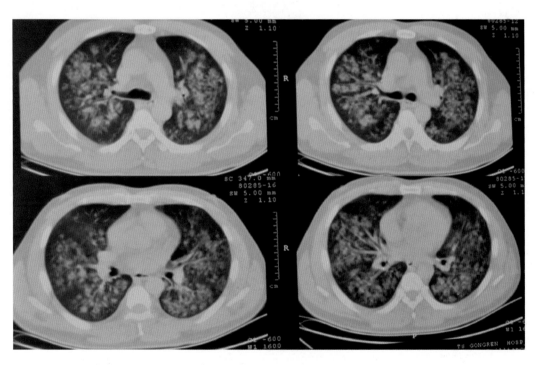

病例 28 图 1　患者入院前胸部 CT

（四）诊治经过

入院后化验（2018－5－23）示：血常规：白细胞计数 16.12×10^9/L，中性粒细胞百分比 95.7%，淋巴细胞百分比 3.0%；肝肾功能、凝血功能无异常。治疗方案：吸氧；甲强龙 500mg、静脉滴注、1 次/日，3 天后减量为 160mg、静脉滴注、2 次/日，以后每 3 天剂量减半维持治疗；沐舒坦 500mg、静脉滴注、2 次/日，共 2 周；还原型谷胱甘肽 3.0g、静脉滴注、1 次/日，共 2 周；乌司他丁 0.3MIU、静脉滴注、1 次/8 小时，共 1 周。

患者症状逐渐消失，2018 年 5 月 28 日复查胸部 CT(病例 28 图 2)：双肺病变明显吸收好转，激素逐渐减量，2018 年 6 月 5 日改为泼尼松 30mg 口服、1 次/日，于 2018 年 6 月 7 日出院，嘱其出院后继续口服泼尼松，逐渐减量至停药。

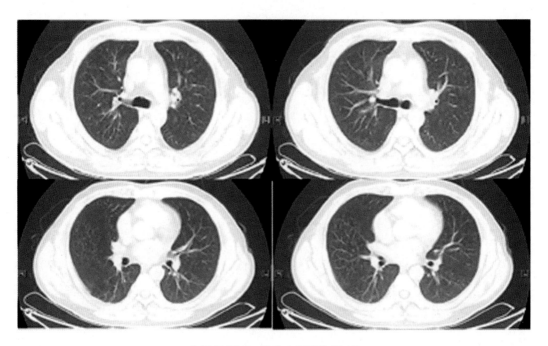

病例 28 图 2　治疗 1 周后胸部 CT

三、诊疗思路

1. 诊断依据　患者有短时间职业性三光气接触史，有急性呼吸系统损害的症状、体征以及胸部影像学表现，依据中华人民共和国卫生部《职业性急性光气中毒的诊断》(GBZ 29－2011)标准[1]：

(1)中度中毒，具有下列情况之一者：①急性支气管肺炎；②急性间质性肺水肿。

(2)重度中毒，具有下列情况之一者：①肺泡性肺水肿；②急性呼吸窘迫综合征；③休克。

该患者诊断急性重度三光气中毒(肺泡性肺水肿)明确。

2. 治疗原则[2]

(1)合理氧疗：光气中毒肺水肿期患者有明显的缺氧症状，缺氧进一步加重病情恶化。因此合理给氧有助于改善肺泡、肺间质水肿和缺氧，扩张陷闭肺泡，增加肺组织顺应性，保持功能残气量和提高氧分压。动物实验证实暴露后 1 小时进行早期气道正压干预可以改善急性肺损伤症状并提高生存率。若缺氧症状无好转，及时改用气管插管通气[3]。如上述治疗无效的急性呼吸窘迫综合征患者，可考虑体外膜肺氧合(extracorporeal membrane oxygenation，ECMO)[4]。

(2)早期、足量、短程应用肾上腺糖皮质激素：糖皮质激素被证明对氯气引起的肺损伤是有效的,但是否适用于光气所致肺损伤尚存在争议[5]。动物实验表明,应用布地奈德、地塞米松处理暴露小鼠后,通过测定呼出气中的一氧化氮和二氧化碳评价药物的疗效,发现布地奈德等未显著改善生存率和肺水肿[6]。在另一项针对单次大剂量糖皮质激素治疗光气致大鼠急性肺损伤的研究中,甚至得到了大剂量使用地塞米松或联合水杨酸钠可能加重肺毒性的结论[7]。临床报道方面,不管是儿童还是成人中毒,均强调早期、短程应用糖皮质激素。作为防止肺水肿的首选药物,其机制为抑制细胞因子释放、炎症和血管渗漏;减少自由基并提高细胞对缺氧的耐受力;增加中枢系统应激能力和抑制炎症,抗纤维化作用、抗过敏作用、解除支气管痉挛;改善微循环,促进肺间质液吸收,扩张末梢毛细血管、减少外周阻力等。

(3)其他对症及支持治疗:氨溴索注射液在血药浓度达到 $50 \sim 100 \mu mol/L$ 时可以发挥抗炎、抗氧化及促进肺表面活性物质合成等作用,其对应的用药剂量为 $15 \sim 20mg/kg$。大剂量氨溴索通过促进肺表面活性物质合成降低肺泡表面张力,减轻肺泡萎陷,从而保证肺泡换气功能;通过降低多种氧自由基水平,降低对肺组织的氧化损伤;还可以通过多种途径降低 TNF、IL-1、IL-6 等炎性因子的合成和释放,降低肺组织的损伤,从而保护肺功能。乌司他丁是一种有效的蛋白酶抑制剂,对胰蛋白酶、丝氨酸蛋白酶、中性粒细胞弹性蛋白酶、纤溶酶等多种酶均具有抑制作用,在发生炎症反应时,乌司他丁可调控和缓解炎症反应,提高组织修复与愈合的速度。

(山东第一医科大学附属省立医院:张兴国 冯宝宝)

参 考 文 献

[1] 中华人民共和国卫生部.职业性急性光气中毒的诊断(GBZ 29-2011).北京:中国标准出版社,2011:1-2.

[2] 刘勃志,海春旭,李文丽.急性光气中毒的临床诊治及其研究进展[J].中华劳动卫生职业病杂志,2020,38(1):66-70.

[3] Graham S, Fairhall S, Rutter S, et al. Continuous positive airway Pressure:An early intervention to prevent phosgene-induced acute lung injury[J]. Toxicology Letters, 2018, 293:120-126.

[4] 王凤珍,温贤铭,鲁玉凤,等. ECMO 联合 CRRT 技术在重度光气中毒患者的救治与监护体会[J].当代医学,2019,25(17):106-108.

[5] Holmes W W,Keyser B M,Paradiso D C,et al. Conceptual approaches for treatment of phosgene inhalation-induced lung injury[J]. Toxicology Letters,2016,244:8-20.

[6] Luo S, Pauluhn J, Trubel H, et al. Corticosteroids found ineffective for phosgene-induced acute lung injury in rats[J]. Toxicology Letters, 2014, 229(1):85-92.

[7] Liu F, Pauluhn J, Trubel H, et al. Single high-dose dexamethasone and sodium salicylate failed to attenuate phosgene-induced acute Lung injury in rats[J]. Toxicology, 2014, 315:17-23.

病例 29　蛛丝马迹寻真凶:急性甲氨蝶呤中毒 1 例

一、概述

甲氨蝶呤(methotrexate,MTX)为二氢叶酸还原酶抑制剂,使二氢叶酸不能还原成有生理活性的四氢叶酸,阻碍嘌呤核苷酸和嘧啶核苷酸生物合成中一碳基团的转移,抑制胸腺核苷酸合成酶,抑制 DNA 合成,起到抗代谢的作用,具有很强的抗肿瘤和免疫抑制作用。MTX 用于白血病、淋巴瘤、绒毛膜上皮癌等多种肿瘤的治疗,同时有很强的骨髓抑制等作用。MTX 也可以作用于增生旺盛的细胞和组织,如滑膜细胞、骨髓造血细胞、黏膜细胞、肝组织,可引起骨髓抑制、黏膜溃疡、肝毒性等不良反应。低剂量 MTX 能抑制活化的 T 细胞,广泛应用于自身免疫病的治疗,不良反应发生率相对较低。MTX 中毒事件发生不仅增加患者经济负担,而且后果严重,危及患者生命。现为大家介绍一例经典病例,将病例特点及诊疗经过进行归纳分析,旨在进一步提高医务人员对 MTX 中毒的认识,从而辅助临床诊断,避免延误治疗。

二、病例报告

(一)病史摘要

1. 主诉　患者陈某某,男性,57 岁,于 2018 年 6 月 29 以"百草枯中毒"收住急诊病房。

2. 现病史　2018 年 6 月 21 日患者因喷洒农药时双下肢皮肤接触百草枯,未行处理,第 2 天出现发热,自测体温 37.6℃,无恶心呕吐,无头痛头晕,无咳嗽咳痰,无意识障碍及大小便失禁。在当地诊所输液治疗(具体用药不详,无甲氨蝶呤)无明显效果,后出现腹泻,大便 5~6 次/日,为稀便,便后有鲜血,伴口腔溃疡,于 6 月 29 日就诊山东某医院,给予实验室检查(结果未出),诊断为"百草枯中毒",给予质子泵抑制剂、抗感染(青霉素类)、保肝等药物治疗,效果欠佳,当日到我院急诊内科就诊。患者神志清楚,精神欠佳,双下肢皮肤及臀部皮肤可见多处皮肤损伤,以右小腿为著,局部皮肤坏死破溃结痂,可见多处皮肤损伤及皮疹;口腔可见多处黏膜破溃,以"百草枯中毒"收住急诊病房。患者自发病来,神志清楚,精神欠佳,饮食睡眠尚可;大便如上所述,小便未见异常;体重无明显变化。

3. 既往史　既往银屑病病史,近期服用中药治疗(具体成分不详);否认糖尿病、高血压、冠心病病史。1 年前因左下肢深静脉血栓行静脉滤器植入术,后因发热给予取出滤器,术后口服华法林抗凝治疗,定期监测(具体不详);6 月 27 日停服华法林抗凝。否认重大外伤史,无输血史。否认肝炎、结核病等传染病病史及接触史。否认药物及食物过敏史;预防接种史随当地。

（二）入院查体

体温 36℃，脉搏 80 次/分，呼吸 18 次/分，血压 128/88mmHg。中年男性，发育正常，营养中等，正力体型，自主体位，查体合作。神志清楚，精神欠佳。双下肢皮肤及臀部皮肤可见多处皮肤损伤，以右小腿为著，局部皮肤坏死破溃结痂，余皮肤黏膜可见多处皮肤损伤及皮疹；浅表淋巴结未触及肿大。头颅五官无畸形，眼睑无水肿，双瞳孔等大等圆，直径约 3mm，对光反射灵敏，巩膜无黄染，球结膜无充血及水肿，双眼球各方向运动自如。耳鼻无畸形及异常分泌物，口唇无发绀，伸舌居中，咽部充血，扁桃体不大，口腔可见多处黏膜破溃。颈软，气管居中，颈静脉无怒张。胸廓无畸形，呼吸动度均等，听诊双侧呼吸音粗，未闻及明显干湿性啰音及哮鸣音。心前区无隆起，心界不大，心前区无异常隆起与凹陷，心率 80 次/分，律齐，各瓣膜听诊区未闻及杂音。腹部平软，肝脾肋下未触及，肠鸣音稍弱。外生殖器未查。脊柱、四肢无畸形，四肢肌张力、肌力正常。双下肢无水肿，双侧锥体束征阴性，脑膜刺激征阴性。

（三）辅助检查

（济南市中心医院，2018 - 6 - 29）白细胞计数 1.20×10^9/L，中性粒细胞百分比 65.40%，血红蛋白 137g/L，血小板计数 28×10^9/L。

（四）入院诊断

1. 百草枯中毒。
2. 血液系统两系减少，原因待查。
3. 银屑病。
4. 左下肢深静脉血栓术后。

（五）治疗经过

患者于 2018 年 6 月 29 日收住院后行血常规示白细胞计数 1.20×10^9/L，中性粒细胞百分比 65.4%，血红蛋白 137g/L，血小板计数 28×10^9/L。血气分析示 pH 7.4，PCO_2 40mmHg，PO_2 86mmHg，乳酸 2.4mmol/L，血氧饱和度 97.1%。降钙素原 0.12ng/ml。肝功示谷丙转氨酶 101.0U/L，白蛋白 29g/L。凝血常规全项示凝血酶原时间 23.10 秒，PT 活动度 30.10%，D - 二聚体 4.34mg/L。感染性病毒系列示阴性。肾功、血离子、肌钙蛋白、尿常规未见异常。胸部 CT 示：①双肺少许纤维灶，双侧胸膜增厚；②右肺肺大疱。给予泮托拉唑、甲强龙、哌拉西林钠他唑巴坦钠等药物治疗，急请血液科医师会诊，建议完善相关检查血异常白细胞形态，CD55、CD59、甲状腺 3 项结果回报示无明显异常。患者于 6 月 30 日早晨排便 1 次，为暗红色血便，量约 100ml，无恶心呕吐。追问病史，患者诉近 3～4 天排便均与今晨排便性质相同，为暗红色血便。考虑患者血小板减少，出现消化道出血可能性大；嘱其禁食，给予加强抑酸保护胃肠黏膜，生长抑素止血治疗；同时血小板 1 个治疗量输注。

2018 年 7 月 1 日查血细胞示白细胞计数 0.48×10^9/L，中性粒细胞计数 0.05×10^9/L，血小板计数 27×10^9/L。再次给予输注血小板治疗，并给予重组人粒细胞刺激因子注射液 0.15mg，患者出现血液系统三系减少、皮肤红斑、消化道出血，不能排除与口服治疗银屑病偏方药物有关。因为很多偏方里掺有甲氨蝶呤等药物治疗银屑病，进一步为患者检测了甲氨蝶呤药物浓度，同时给予亚叶酸钙拮抗叶酸的抑制作用；继续禁食、止血、补液、输注血小板等对症支持治疗；调整抗生素升级为比阿培南抗感染治疗。

2018 年 7 月 2 日 09：50 复查血细胞分析示白细胞计数 1.27×10^9/L，中性粒细胞计数 0.07×10^9/L，血小板计数 23×10^9/L；遵血液科会诊意见，增加重组人粒细胞刺激因子剂量为 0.3mg、皮下注射、1 次/日，0.2mg、皮下注射、1 次/晚；甲氨蝶呤浓度回报为 0.06μmol/L。

2018 年 7 月 3 日出现双侧腹股沟区疼痛，双下肢及臀部多发红斑，破溃，口腔溃疡疼痛，脱发。复查血细胞分析示白细胞计数 3.13×10^9/L，血红蛋白 109g/L，血小板计数 51×10^9/L。给予加用口服生理盐水 100ml 加重组人粒细胞刺激因子 0.1mg、康复新液及碳酸氢钠注射液漱口。

2018 年 7 月 5 日复查血细胞分析示白细胞计数 21.00×10^9/L，中性粒细胞百分比 79.1%，血红蛋白 120g/L，血小板计数 104×10^9/L。复查胸部 CT 示：①双肺少许纤维灶，双侧胸膜增厚；②右肺肺大疱，较前（6 月 29 日 CT 片）未见明显变化。

2018 年 7 月 10 日双下肢红斑破溃已结痂，斑块颜色较前明显变淡，口腔疼痛较前明显减轻，脱发较前减少，无发热、憋喘等不适。复查血常规示白细胞计数 12.32×10^9/L，中性粒细胞百分比 75.10%，血红蛋白 115g/L，血小板计数 173×10^9/L，复查甲氨蝶呤浓度为 0，患者好转出院。

三、讨论

甲氨蝶呤（MTX）为叶酸拮抗剂，可通过竞争性抑制二氢叶酸还原酶活性，干扰 DNA 和 RNA 的合成，临床上大剂量甲氨蝶呤多用于增生活跃的恶性肿瘤的治疗。同时 MTX 还可通过抑制胸苷酸合成酶、5 - 氨基咪唑 - 4 - 甲酰胺核苷酸甲酰转移酶活性及多胺类物质的合成，从而发挥免疫抑制及抗炎作用。小剂量甲氨蝶呤（LD - MTX）用于银屑病、类风湿关节炎等自身免疫疾病的治疗[1]。甲氨蝶呤在使用时常发生各种严重毒副反应，主要表现为肠胃道反应、黏膜炎、肝脏转氨酶一过性升高、骨髓抑制等[2]。银屑病患者银屑病斑块上出现糜烂、溃疡是低剂量 MTX 治疗银屑病的过程中一种少见的不良反应[3]。所以银屑病患者在原有银屑病斑块基础上，若出现皮肤破损可警惕 MTX 中毒。关于 MTX 中毒，其最常见风险因素包括 MTX 不规律或超大剂量使用、药物之间协同作用、感染，同时使用减少 MTX 肾脏排泄的药物也是常见的风险因素。减少 MTX 肾脏排泄的药物包括非甾体抗炎药、磺胺类、青霉素类和质子泵抑制剂等[4]。

本例患者因明确接触百草枯后出现发热就诊，可首先考虑百草枯中毒。百草枯中毒时，肺部病变为著，而且严重，24 小时内可出现肺水肿、肺出血，1~3 天内可因急性呼吸窘迫综合征死亡。1~2 周内发生肺间质纤维化，并进行性加重，以致呼吸衰竭死亡。对百草枯中毒目前无特效解毒药物，可行血液灌流清除百草枯，挽救生命。本例患者肺部变化不明显，检测血象急速下降，且伴有明确皮肤黏膜破损及皮疹，百草枯中毒尚不能完全解释。分析此病例，应深入患者既往病史及用药史。患者既往银屑病多年，未在正规医院治疗，自行使用偏方治疗，药物成分不详；自诉应用此药物后银屑病有一定疗效，无其他不适。本患者突然出现急性毒性反应，皮肤破损处感染；且患者就诊过程中使用了质子泵抑制剂、青霉素类药物，更进一步减少甲氨蝶呤药物的排泄，进而出现骨髓抑制，出现白细胞、血小板极速下降。2011 年美国食品药品监督管理局更新 MTX 的药品标签，警示奥美拉唑与 MTX 的相互作用[5]；可能的机制是 PPIs 抑制肾脏 H^+/K^+- ATP 酶泵，通过将 H^+ 泵入肾小管同时协同转运 K^+ 进入细胞内而酸化尿液，阻碍 MTX 清除[5]。患者入院后白细胞、血小板极速下降，且伴有消化道出血、感染，死亡率极高，前期与血液科协作，才有更多时间去寻找病因，明确诊断，才能给予正确治疗方案。

此病例提醒我们，在疾病诊断过程中，当诊断不能解释患者已有的临床表现时，应积极寻找其他病因；同时与患者充分交流，了解既往其应用药物情况。该患者既往银屑病病史，应用偏方后有一定缓解；当患者出现口腔糜烂、银屑病斑块上皮肤糜烂，且伴有血象异常，应警惕 MTX 中毒，并立即停止含有 MTX 药物治疗及影响 MTX 排泄的药物，及时、足量地给予亚叶酸钙和叶酸等进行治疗，挽救患者生命。

（山东第一医科大学附属中心医院：任凤芹　司　敏）

参 考 文 献

[1] Zou Y Z, Mei D, Han X, et al. Effects of serum methotrexate con – centration in high – dose methotrexate therapyserum methotrexate concentration monitoring and analysis of 1050 patients[J]. Clin Med J(临床药物治疗杂志), 2017, 5(15): 22 – 26.

[2] 邵佳. 急性白血病的治疗及逆转多药耐药的研究[J]. 实用诊断与治疗杂志, 2005, 19(2): 120.

[3] Fridlington J L, Tripple J W, Reichenberg J S, et al. Acute methotrexate toxicity seen as plaque psoriasis ulceration and necrosis: A diagnostic clue[J]. Dermatol Online J, 2011, 17(11): 2.

[4] Zou Y Z, Feng L. Methotrexate toxicity due to combine use of omeprazole[J]. ADRJ(药物不良反应杂志), 2016, 18 (4): 305 –307.

[5] Suzuki K, Doki K, Homma M, et al. Coadministration of protonpump inhibitors delays elimination of plasma methotrexate in high – dose methotrexate therapy[J]. Br J Clinical Pharmacol, 2009, 67(1): 44 –49.

病例 30　急性有机磷中毒（敌敌畏）1 例

一、概述

有机磷农药（organophosphorus pesticide）是全球使用最广泛、用量最大的杀虫剂之一，根据其毒性强弱分为高毒、中毒、低毒三类，而敌敌畏属中毒类；急性有机磷中毒（acute organophosphorus pesticide poisonging, AOPP）为临床常见疾病，据世界卫生组织（WHO）估计每年全球有数百万人发生 AOPP，其中约 20 万人死亡，且大多数发生在发展中国家。我国每年发生中毒病例中 AOPP 20% ~50%，病死率 3% ~40%。AOPP 起病急、进展快，早发现、早诊断并及时规范地干预及治疗可以明显降低 AOPP 的死亡率。

二、病例报告

（一）病史摘要

1. **主诉** 患者赵某某，女，65 岁。因"口服敌敌畏 3 小时"于 2020 年 5 月 14 日入院。

2. **现病史** 患者于 3 小时前口服敌敌畏约 300ml，当时神志清，可言语交流，呕吐 1 次，量约 50ml，呕吐物可闻及刺激性农药气味，家中未发现其他药物空瓶。家属立即拨打 120 送至我院，转运途中出现意识不清、呼之不应，伴大汗，无大小便失禁。送至我院抢救室后，立即给予洗胃，并应用阿托品、碘解磷定、保肝、补液等药物治疗。急查血常规：白细胞计数 10×10^9/L、红细胞计数 4.49×10^9/L、血红蛋白 140g/L、血小板计数 222×10^9/L；肝肾功、生化：谷丙转氨酶 < 6U/L、谷草转氨酶 59U/L、总胆红素 24.9μmmol/L、尿素 6mmol/L、肌酐 68.2μmmol/L、钾 2.8mmol/L、钠 141.0mmol/L、钙 2.2mmol/L、二氧化碳结合力 23.0mmol/L；淀粉酶 193U/L，胆碱酯酶 982U/L；凝血项目：凝血酶原时间 13.7 秒、D - 二聚体 230ng/ml；心梗三项、术前八项未见明显异常；颅脑 + 胸部 + 上腹部 CT 示：多发腔隙性脑梗死（必要时 MR）；双肺下叶间质性改变、局部间质纤维化表现；双肺纤维条索；主动脉硬化；肝囊肿可能；食管中上段管腔轻度扩张（建议结合临床）。现患者仍有意识不清，为进一步治疗，以"急性有机磷中毒"收住院。患者自发病以来神志模糊，未进饮食，大小便未解，体重无明显变化。

3. **既往史** 40 余年前因右侧小腿外伤行牵引、固定治疗；左膝韧带撕裂行手术治疗；后循环缺血、腔隙性脑梗死病史 2 年；左卵巢囊性成熟性畸胎瘤微创术后 2 年。否认高血压、糖尿病、冠心病等慢性病病史，无肝炎、结核等传染病病史及其密切接触史，否认药物等过敏史，无烟酒等不良嗜好。无精神病史。

（二）入院查体

体温 36.6℃，脉搏 80 次/分，呼吸 28 次/分，血压 143/72mmHg。发育正常，营养中等，浅昏迷状态，被动体位，查体不能合作。全身皮肤黏膜无黄染及出血点，皮肤干燥，皮温不高，左膝外侧及右小腿见陈旧性瘢痕，浅表淋巴结未触及肿大。头颅无畸形，五官端正，眼睑无水肿，结膜无充血，双瞳孔等大等圆，直径约 4mm，对光反射灵敏。耳鼻内无异常分泌物，口唇无发绀。颈软，无抵抗感，气管居中，甲状腺未及肿大。胸廓对称，呼吸动度相同。双肺呼吸音粗，未闻及干湿性啰音。心律规整，各瓣膜区未闻及病理性杂音。腹平软，肝脾肋下未及。脊柱呈生理性弯曲，双下肢无水肿。双侧巴宾斯基征阴性。余查体不能配合。

（三）辅助检查

院前报告：血常规（2020 - 5 - 13）：白细胞计数 10×10^9/L、红细胞计数 4.49×10^9/L、血红蛋白 140g/L、血小板计数 222×10^9/L。

肝肾功（2020 - 5 - 13）：谷丙转氨酶 < 6U/L、谷草转氨酶 59U/L、总胆红素 24.9μmmol/L、尿素 6mmol/L、肌酐 68.2μmmol/L、钾 2.8mmol/L、钠 141.0mmol/L、钙

2. 2mmol/L、二氧化碳结合力 23. 0mmol/L。

淀粉酶(2020 – 5 – 13)：193U/L。

胆碱酯酶(2020 – 5 – 13)：982U/L。

凝血七项(2020 – 5 – 13)：凝血酶原时间 13. 7 秒、D – 二聚体 230ng/ml。

心梗三项、病毒全套(2020 – 5 – 13)：未见明显异常。

颅脑 + 胸部 + 上腹部 CT(2020 – 5 – 14)：多发腔隙性脑梗死(必要时 MR)；双肺下叶间质性改变、局部间质纤维化表现；双肺纤维条索；主动脉硬化；肝囊肿可能；食管中上段管腔轻度扩张(建议结合临床)。

(四)诊疗经过

1. 诊断依据

(1)病情特点：①患者老年女性，急性起病，敌敌畏接触史明确。②既往后循环缺血、腔隙性脑梗死。③主要表现为：意识不清、大汗、呕吐刺激性农药气味胃内容物。④入院查体：浅昏迷状态，查体不能配合。⑤辅助检查：胆碱酯酶982U/L 明显下降；钾2.8mmol/L；颅脑 CT 多发腔隙性脑梗死未见急性脑梗死、出血、占位效应等；胸部 + 上腹部 CT：双肺下叶间质性改变、局部间质纤维化表现；双肺纤维条索；主动脉硬化；肝囊肿可能；食管中上段管腔轻度扩张(建议结合临床)。

(2)诊断思路：患者有明确的口服敌敌畏病史，明显的蕈碱样症状(M 样症状)及中枢神经系统症状；院前化验胆碱酯酶活性明显下降小于30%；颅脑 CT 排除急性脑血管病，并排除其他药物中毒可能，可明确诊断为急性重度有机磷中毒。

2. 入院诊断

(1)急性有机磷中毒(重度)。

(2)双肺下叶间质性改变。

(3)电解质紊乱(低钾血症)。

(4)后循环缺血。

(5)腔隙性脑梗死。

(6)肝囊肿。

3. 鉴别诊断

(1)急性脑梗死：常发生于中老年，临床上主要表现为偏瘫、偏身感觉障碍、偏盲、言语障碍等，行颅脑 CT 或磁共振有助于明确诊断。

(2)急性脑出血：多在劳累、生气、情绪激动后突然发病。主要表现如下：①局部症状：半身瘫痪、言语障碍、感觉障碍、眩晕、视力障碍等。②全身症状：头痛、呕吐、嗜睡、昏迷等。由于出血部位和出血多少的不同，脑出血患者的表现也有轻有重。轻型者可能仅有局部症状，严重者可在数小时内死亡。行颅脑 CT 或磁共振有助于明确诊断。

(3)其他药物中毒：如安定、阿普唑仑、煤气等，根据患者药物接触史、临床表现、辅助检查等，可明确及排除诊断。

4. 治疗方案及措施　入院后即采取如下措施。

(1)保持呼吸道通畅。

（2）完善血气分析示：pH 7.48、PCO_2 35mmHg、PO_2 131mmHg、钠 134mmol/L、钾 3.6mmol/L、血乳酸 1.3mmol/L；肾功＋胰腺检测＋肝功：肌酐 56μmol/L，尿素 6.40mmol/L，淀粉酶 269U/L，白蛋白 37.9g/L，胆碱酯酶 316U/L，丙氨酸氨基转移酶 14U/L，天冬氨酸氨基转移酶 20U/L；血常规＋C 反应蛋白：白细胞计数 10.42×10^9/L↑，中性粒细胞百分比 86.8%，C 反应蛋白 16.2mg/L，红细胞计数 4.28×10^{12}/L，血红蛋白 132g/L，血小板计数 230×10^9/L。血脂、凝血、生化、BNP 等基本正常。

（3）快速清除毒物：血液灌流、擦洗身体及毛发、吸附剂、灌肠等。

（4）早期、反复使用抗胆碱能药物及胆碱酯酶复能剂：阿托品注射液、碘解磷定注射液、盐酸戊乙奎醚注射液。

（5）保护重要脏器、抗感染、抗凝、纠正电解质紊乱、营养支持、补液及对症药物治疗。经以上治疗后第 16 天痊愈出院。

5. 出院诊断

（1）急性有机磷中毒（重度）。

（2）双肺下叶间质性改变。

（3）电解质紊乱（低钾血症）。

（4）后循环缺血。

（5）腔隙性脑梗死。

（6）肝囊肿。

三、讨论

1. 诊断方面　有机磷农药毒物接触史与临床表现一致，即明确的有机磷农药接触史，结合胆碱能神经兴奋为主的临床症状和体征以及胆碱酯酶活力下降，排除其他中毒和疾病。通常急性有机磷中毒农药的临床诊断即为临床确诊，毒物检测分析通常是不必要的。

2. 治疗方面　清除毒物。

（1）洗胃为清除经消化道摄入毒物中毒的方法之一，在我国广泛使用。相关研究结果显示，洗胃能降低急性（尤其是重度）中毒患者的病死率，同时也建议对此结果做进一步循证医学研究[1,2]。因此建议洗胃的原则为愈早愈好，一般在服毒后 1 小时内洗胃，但对某些毒物或有胃排空障碍的中毒患者也可延长至 4~6 小时；对无特效解毒治疗的急性重度中毒，如患者就诊时即已超过 6 小时，仍可酌情考虑洗胃；对于农药中毒，例如有机磷、百草枯等要积极洗胃；而对于药物过量，洗胃则要趋向于保守。

（2）血液灌流是通过灌流器内活性炭或树脂的吸附作用[3]，将溶解在患者血液中的毒物及其溶剂直接清除，从而迅速降低血液和脏器中毒物浓度[4]。其中树脂对非极性物质具有特殊的表面亲和力，不仅吸附容量大、吸附速度快，而且机械强度高、生物相容性好，更适合于清除有机磷农药[5]。在常规治疗基础上联合血液灌流治疗急性有机磷中毒是非常安全的，较单纯常规治疗具有很大的优势。可使患者住院时间和胆碱酯酶恢复时间显著缩短[6]。

（3）解毒方面：解毒剂的应用必须坚持"在观察中用药和在用药中观察"的个体化原则。碘解磷定为有机磷农药中毒患者重要的救治药物。该药物是一种胆碱酯酶复活剂，可增强去乙酰胆碱酯酶的活性，通过减少积聚的乙酰胆碱量，达到解毒目的。盐酸戊乙奎醚注射液能够影响 N_1 受体，存在良好抵抗兴奋作用、抵抗惊厥作用、抵抗躁动作用等。盐酸戊乙奎醚注射液能够将有机磷中毒导致的中枢中毒情况和外周中毒状况予以缓解，而且不影响 M_2 受体，存在比较少的药物不良反应现象。盐酸戊乙奎醚注射液治疗有机磷中毒的临床疗效确切，可明显改善患者临床症状及体征，且安全性较高[7]。

（4）体外膜肺氧合（ECMO）在抢救治疗重症急性中毒中可提高生存出院率，主要针对中毒重症合并循环与呼吸功能障碍，包括心脏呼吸骤停复苏后的患者；ECMO 也可以运用于中毒重症患者[8,9]。

对于本例患者，需要注意的是有机磷治疗过程中"反跳"现象及中间综合征的发生；一旦发生则病死率高。出院后要注意有机磷迟发性神经病的发生。

特别警示：要积极预防药物中毒的发生，建立健全一系列农药销售、运输及保管制度。同时加强安全宣传教育，让群众保管好有机磷农药，切勿与生活用品混放，以免被误服。

（山东大学第二医院：葛山山）

参 考 文 献

[1] 赵玉良，刘昆，王福华. 造瘘洗胃抢救经口有机磷农药中毒 47 例分析[J]. 急诊医学，1995，4（1）：48－50.

[2] Li Y, Tse M L, Gawarammana I, et al. Systematic review of controlled clinical trials of gastric lavage in acute organophosphorus pesticide poisoning[J]. Clin Toxicol(Phila), 2009, 47(3): 179－192.

[3] Ghannoum M, Bouchard J, Nolin T D, et al. Hemoperfusion for the treatment of poisoning: Technology, determinants of poison clearance, and application in clinical practice[J]. Semin Dial, 2014, 27(4): 350－361.

[4] Eddleston M, Street J M, Self I, et al. A role for solvents in the toxicity of agricultural organophosphorus pesticide[J]. Toxicology, 2012, 294(2/3): 94－103.

[5] Ichiyasu H, Horio Y, Masunaga A. Efficacy of direct hemoperfusion using polymyxin B－immobilized fiber column(PMX－DHP) in rapidly progressive interstitial pneumonias: Results of a historical control study and a review of previous studies[J]. Ther Adv Respir Dis, 2017, 11(7): 261－275.

[6] 张明浩，张伟，简伟明，等. 血液灌流治疗急性重度有机磷农药中毒安全性和有效性的 Meta 分析[J]. Medical Recapitulate, 2020, 26(14): 2866－2872.

[7] 马书伟，谭肖红. 盐酸戊乙奎醚注射液治疗有机磷农药中毒的临床疗效[J]. 临床合理用药，2020, 13(6c): 63－64.

[8] Wang G S, Levitan R, Wiegand T J, et al. Extracorporeal membrane oxygenation(ECMO) for severe toxicological exposures: Review of the toxicology investigators consortium(ToxIC)[J]. Med Toxicol, 2016, 12(1): 95－99.

[9] De Lange D W, Sikma M A, Meulenbelt J. Extracorporeal membrane oxygenation in the treatment of poisoned patients[J]. Clin Toxicol(Phila), 2013, 51(5): 385－393.

病例 31　发热伴血小板减少综合征(SFTS)1 例

一、概述

发热伴血小板减少综合征是一种以发热伴血小板减少为主要临床表现的传染性疾病。该病的传播途径多为蜱虫叮咬,病原体为新型布尼亚病毒[1]。该病临床起病急、病情进展快、病死率高,少数患者病情较重,可因多脏器功能障碍导致死亡。因此,在疫情高发区应做好个人防护和预防健康宣教。

二、病例报告

(一)病史摘要

1. 主诉　患者曹某某,男,33 岁。主因"发热 5 天、肝功能异常 1 天"于 2020 年 6 月 9 日入院。

2. 现病史　患者 5 天来无明显诱因出现发热,体温最高 38.4℃,不伴畏寒寒战,无头痛头晕,无咳嗽咳痰,无胸闷胸痛,无恶心呕吐,无尿频、尿急、尿痛;自服药物治疗(具体不详),效果欠佳。为进一步治疗于昨日来我院急诊医学中心就诊。查血常规:白细胞计数 1.58×10^9/L、中性粒细胞计数 0.83×10^9/L、淋巴细胞计数 0.7×10^9/L、红细胞计数 6.19×10^{12}/L、血红蛋白 174g/L、血小板计数 65×10^9/L;心梗 3 项:肌钙蛋白 I 0.14ng/ml、肌酸激酶同工酶 42.4ng/ml、肌红蛋白 >1000ng/ml;D - 二聚体 5930ng/ml;肝肾功、生化:谷丙转氨酶 133U/L、谷草转氨酶 642U/L、肌酐 119μmol/L、钾 3.4mmol/L、钠 130mmol/L、氯 94mmol/L、钙 1.8mmol/L;C 反应蛋白未见异常。尿常规:尿白细胞 6.45/HPF、管型 11.5/LPF、病理管型 +/μl、隐血(1 +)、尿蛋白(3 +)。心电图示:窦性心动过速,广泛 T 波异常(可能由心肌缺血引起)。胸部 CT 示:细支气管炎表现,左肺上叶小结节(考虑纤维结节);左肺上叶陈旧性肺结核表现(建议结合临床相关病史);冠状动脉走行区高密度影(建议结合临床)。给予抗感染、营养心肌等治疗,效果可。为行进一步治疗,门诊拟"①发热原因待查;②肝损害;③冠状动脉粥样硬化性心脏病 PCI 术后"收入院。患者自发病以来神志清楚,精神一般,食纳尚好,睡眠质量可,黑色稀便,1 ~ 2 次/日,小便无异常,体重无变化。

3. 既往史　2014 年肺结核病史,于 2014 年至 2018 年应用抗结核药物治疗(具体不详);患冠状动脉粥样硬化性心脏病 6 年;2014 年在外院植入心脏支架 3 枚,术后应用阿司匹林、立普妥等药物治疗;1 年前左上肢骨折病史,在外院手术治疗(具体不详)。

(二)入院查体

体温 36.0℃,脉搏 90 次/分,呼吸 21 次/分,血压 120/75mmHg。青年男性,神志清楚,精神正常,发育正常,营养中等。查体合作。全身皮肤黏膜无黄染,无出血点或皮疹,肝掌阴性,浅表淋巴结未触及肿大。头颅无畸形,巩膜无黄染,结膜无苍白,眼睑无水肿，双侧瞳孔等大等圆，对光反射存在，耳鼻无异常分泌物，鼻通气良好，口唇无发绀，咽部充血，扁桃体无肿大。颈软，气管居中，甲状腺未触及肿大，颈静脉无充盈。双肺呼吸音粗，未闻及干湿性啰音。心前区无隆起，未触及震颤，心率90次/分，律规整，各瓣膜听诊区未闻及病理性杂音。腹平坦，无胃肠型及蠕动波，触之软，无压痛、反跳痛。肝脾肋下未及，墨菲征（－），肝区无叩痛，肾区无叩痛，移动性浊音（－），肠鸣音正常。左上肢可见长15cm手术瘢痕，愈合良好。肛门外生殖器未查。双下肢无水肿。腹壁反射正常，肱二头肌、肱三头肌、膝腱、跟腱反射正常，巴宾斯基征（－），扑翼样震颤（－）。

（三）诊疗经过

1. 入院诊断

（1）发热原因待查

发热伴血小板减少综合征（severe fever with thrombocytopenia syndrome，SFTS）？
肾综合征出血热？

（2）冠状动脉粥样硬化性心脏病PCI术后。

（3）陈旧性肺结核。

（4）左上肢骨折术后。

2. 入院辅助检查

2020年6月10日检查示：天冬氨酸氨基转移酶597U/L、肌酸激酶同工酶17.1ng/ml；α－羟丁酸脱氢酶866U/L；乳酸脱氢酶1262U/L；缺血修饰白蛋白93.5U/ml；葡萄糖6.52mmol/L；肌酸激酶17844U/L；钠134mmol/L；氯96mmol/L；钙2.05mmol/L；钾3.51mmol/L。降钙素原0.160ng/ml。心梗3项：肌酸激酶同工酶18.1ng/ml；肌红蛋白328.5ng/ml；超敏肌钙蛋白I 0.07ng/ml。血白细胞计数1.79×10⁹/L；中性粒细胞计数0.74×10⁹/L；血小板计数28×10⁹/L；红细胞计数5.82×10¹²/L；血红蛋白162g/L。凝血酶原时间11.7秒；活化部分凝血活酶时间47.2秒；D－二聚体1433ng/ml。脑钠肽、C反应蛋白、粪便常规、布氏杆菌凝集试验正常；（病毒全套）乙肝抗原、梅毒螺旋体特异性抗体、HIV、丙肝抗体：阴性。尿常规：隐血（3＋）；尿蛋白（3＋）。

2020年6月11日示：丙氨酸氨基转移酶153U/L；天冬氨酸氨基转移酶376U/L；总蛋白52.2g/L；白蛋白32.4g/L；前白蛋白13.7g/L；碱性磷酸酶31U/L；钾4.15mmol/L；钠137mmol/L；氯101mmol/L；乳酸脱氢酶857U/L；肌酸激酶5829U/L；α－羟丁酸脱氢酶664U/L。超敏肌钙蛋白0.08ng/ml；肌酸激酶同工酶5.9ng/ml；肌红蛋白78.2ng/ml。白细胞计数：3.15×10⁹/L；中性粒细胞计数0.35×10⁹/L；血小板计数22×10⁹/L；红细胞计数5.18×10¹²/L；血红蛋白143g/L。尿常规：隐血（1＋）；尿蛋白（3＋）。

2020年6月13日示：白细胞计数6.78×10⁹/L；中性粒细胞计数3.2×10⁹/L；血小板计数32×10⁹/L；红细胞计数5.19×10¹²/L；血红蛋白143g/L。外送济南市传染病医院检查结果：布尼亚病毒核酸检测（＋），流行性出血热IgM抗体（－），肥达、外斐抗体（－）。

2020年6月16日尿常规未见明显异常。

2020 年 6 月 17 日示：白细胞计数 6.83×10^9/L；血小板计数 221×10^9/L；红细胞计数 4.84×10^{12}/L；血红蛋白 131g/L。新型冠状病毒核酸检测（－）。

2020 年 6 月 22 日示：丙氨酸氨基转移酶 40U/L；天冬氨酸氨基转移酶 21U/L；总蛋白 61.5g/L；白蛋白 39g/L；前白蛋白 30.2g/L；碱性磷酸酶 33U/L。白细胞计数 6.04×10^9/L；血小板计数 315×10^9/L；红细胞计数 4.06×10^{12}/L；血红蛋白 110g/L。

3. 治疗经过　入院后给予抗病毒（利巴韦林 0.5g，2 次/日）、保肝（异甘草酸镁 100mg，1 次/日）、补液等治疗；住院后第 2 日出现精神神经症状，给予甘露醇脱水治疗；入院第 5 天体温已降至正常，食欲缺乏、乏力症状基本改善；入院 2 周临床症状基本缓解，复查相关指标（血常规、肝肾功生化、肌酶谱、心梗 3 项、尿常规等）恢复正常，办理出院。

4. 出院诊断

（1）发热伴血小板减少综合征（新型布尼亚病毒感染）。

（2）冠状动脉粥样硬化性心脏病 PCI 术后。

（3）陈旧性肺结核。

（4）左上肢骨折术后。

三、经验总结

1. 发热伴血小板减少综合征（SFTS）的流行病学　流行季节在山区、丘陵和林区地带的农村多发，潜伏期一般为 7~14 天，平均 9 天，发病前 2 周内有被蜱虫叮咬史[2]。

2. 发热伴血小板减少综合征（SFTS）的临床症状　以发热和呼吸道或消化道症状急性起病，随后出现血小板和白细胞数进行性下降。分 4 期：潜伏期、发热期、多器官功能衰竭期和恢复期。绝大多数患者预后良好，既往有基础疾病、老年患者、出现精神神经症状、出血倾向明显、低钠血症等提示病重，预后较差[3]。

3. 发热伴血小板减少综合征（SFTS）的诊断　主要依据血清新型布尼亚病毒核酸检测和血清中分离出新型布尼亚病毒。血清学检查新型布尼亚病毒 IgM 抗体尚在研究中[4]。

4. 发热伴血小板减少综合征（SFTS）的治疗　以对症支持治疗为主[5]。发热患者给予物理降温，必要时使用退热药。有明显出血或血小板数很低（<30×10^9/L）的患者推荐输注血小板和血浆[6]。若患者中性粒细胞数量严重减少，给予 G-CSF。合并细菌或者真菌继发性感染者给予合适的抗生素或抗真菌药。

5. 发热伴血小板减少综合征（SFTS）的防护　应当采取通用防护措施，对患者的血液、分泌物、排泄物及被其污染的环境和物品，可采取高温、高压、含氯消毒剂等方式进行消毒处理。在抢救或护理危重患者时，尤其是患者有咯血、呕血等出血现象时，医务人员及陪护人员应当加强个人防护，避免与患者血液直接接触。

（山东大学第二医院：高鹏辉）

参 考 文 献

[1] 中华人民共和国卫生部. 发热伴血小板减少综合征防治指南(2010 版). 中华临床感染病杂志,
2010, 4(4): 193 - 194.

[2] 黄晓霞. 我国发热伴血小板减少综合征监测、诊断现状与防控策略研究[D]. 中国疾病预防控制
中心, 2017.

[3] 王宁, 张伟, 段建平, 等. 发热伴血小板减少综合征神经系统受累患者的临床特征[J]. 中国感染
控制杂志, 2018, 17(11): 958 - 964.

[4] 程宁宁, 杜燕华, 黄学勇, 等. 发热伴血小板减少综合征实验室诊断方法的比较与评价[J]. 天津
医药, 2017, 45(02): 210 - 214.

[5] 孙相启. 探讨痰热清与利巴韦林治疗发热伴血小板减少综合征的疗效观察[J]. 中国医药指南,
2018, 16(14): 187 - 188.

[6] 陶刚, 李晓燕. 血小板输注治疗发热伴血小板减少综合征患者的效果观察[J]. 中外医学研究,
2019, 17(03): 123 - 124.

病例 32　血栓性血小板减少性紫癜 1 例

一、概述

血栓性血小板减少性紫癜是一种较少见的微血管血栓 - 出血综合征,主要临床特征
包括血小板减少性紫癜、微血管病性溶血、神经精神症状、发热和肾损害,分为遗传性
和获得性两种。起病凶险,进展迅速,预后不佳,且早期容易漏诊、误诊,如不能及时有
效治疗,其死亡率可高达90%。临床中需提高对该病的认识。

二、病例报告

(一)病史摘要

1. 主诉　病例孙某某,男性,45 岁。因"乏力 6 天、发热 4 天"于 2020 年 1 月 31 日
收入住院。

2. 现病史　患者于 6 天前无明显诱因出现全身乏力,伴头痛、腰痛明显,无明显的
恶心、呕吐,无腹痛、腹泻,无头晕,无意识障碍,无胸闷、心慌。就诊于当地医院,查血
常规:白细胞计数 12.8×10⁹/L、血红蛋白 38g/L、血小板计数 17×10⁹/L;肝功:谷草转
氨酶 104U/L、总胆红素 49.9mmol/L、间接胆红素 31.1μmol/L;腹部 B 超:右肾实质回
声增强。4 天前患者出现发热,体温最高38.2℃,伴意识模糊、乏力明显,遂来我院就
诊。查胸部 + 颅脑 + 上腹部 CT:少许腔隙性脑梗死、左侧少许硬膜下积液、支气管炎表

现；心腔内密度减低，符合贫血表现；胃壁不规则增厚(考虑肿瘤性病变可能大)，腹腔及腹膜后多发肿大淋巴结。C-反应蛋白 14.17mg/L。血常规：白细胞计数 14.84×10^9/L、血红蛋白 38.0g/L、血小板计数 13×10^9/L；血凝：凝血酶原时间 17.9 秒、活化部分凝血活酶时间 48.1 秒、纤维蛋白原 57.7μg/ml、D-二聚体 >20 000.0ng/ml；肝肾功＋生化：谷草转氨酶 116.8U/L、总胆红素 52.6μmol/L、未结合胆红素 45.9μmol/L、尿素 10.4mmol/L、钠 133.5mmol/L、氯 95.8mmol/L。心梗三项、淀粉酶、血氨、病毒系列未见明显异常。心电图：窦性心动过速、P-R 间期过短、侧壁 ST 段异常。

3. 既往史 既往体健；吸烟 1 包/天×20 年；饮酒 3 两/天×20 年；无家族遗传疾病史。

(二)入院查体

体温 36.6℃，脉搏 99 次/分，呼吸 19 次/分，血压 122/88mmHg。神志清楚，精神欠佳，发育正常，营养中等，查体合作。全身皮肤黏膜黄染，无皮疹或出血点，浅表淋巴结未触及肿大。双侧球结膜无充血、水肿，睑结膜苍白，双侧瞳孔等大等圆，直径约 3mm，对光反射灵敏；鼻唇沟两侧对称，口角无歪斜，颈软，颈静脉无怒张，气管居中，甲状腺未触及肿大。双侧胸廓对称，双侧呼吸动度对称，双肺叩诊呈清音，未闻及明显啰音，未闻及胸膜摩擦音。心界不大，心率 99 次/分，律齐，各瓣膜听诊区未闻及病理性杂音。腹部平坦，未见肠型、蠕动波，腹软，剑突下压痛，无反跳痛，肝脾肋下未及，肝肾区无叩痛，移动性浊音阴性，肠鸣音正常。脊柱、四肢无畸形，双下肢无水肿，四肢肌力肌张力正常。足背动脉搏动正常存在，病理反射未引出。

(三)诊疗经过

患者入院后再次出现嗜睡状态，呼之可应，自诉腰痛，伴有茶色尿。给予成分输血，但难纠正贫血及血小板减少。积极联系血液科会诊，给予骨髓穿刺，结果示：增生明显活跃，G=3%，E=86%，G/E=0.0:1；粒系：仅见少量粒细胞，形态未见明显异常；红系：幼红细胞比值明显增高，各期均见，部分幼红细胞体较小，易见花瓣样幼红细胞，成熟红细胞大小不一，易见盔形、椭圆形等异型性红细胞，裂片红细胞6%左右，易见嗜多色红细胞；全片共见巨核 5 个(幼稚型 1 个，颗粒型 4 个)，血小板少见；未查见特殊病理细胞。意见：骨髓象幼红细胞86%，易见嗜多色红细胞，裂片红细胞6%左右，外周血裂片红细胞5%左右。综合考虑患者病史、存在精神症状、血红蛋白低、血小板明显减少、胆红素升高且以间接胆红素升高为主、coombs 试验阴性、肾功能正常、血清铁、铁蛋白、叶酸、维生素 B_{12} 不低以及骨髓细胞学结果，诊断为血栓性血小板减少性紫癜。

在相关循证医学证据的指导下，在住院期间给予了患者积极的治疗：①血浆置换治疗：采用新鲜冰冻血浆，每次 40~60ml/kg，每日 1 次，待患者症状缓解、血小板计数恢复正常后，逐渐延长置换间隔；②在积极联系血浆置换的过程中，临时给予患者新鲜冰冻血浆输注[20~40ml/(kg·d)]；③考虑患者病情为急性发作，给予甲泼尼龙静脉滴注以达到免疫抑制作用，随后过渡至泼尼松，病情缓解后逐渐减量至停用；④给予输注洗涤红细胞以纠正贫血；⑤其他对症支持治疗。经积极治疗，患者症状逐渐缓解，血小板计数、贫血、胆红素升高等情况均有好转。

三、病例分析与讨论

血栓性血小板减少性紫癜(thrombotic thrombocytopenic purpura，TTP)是一种较少见的弥散性微血管血栓－出血综合征；好发于 10～39 岁，男女比例约为 1:2，预后差。如不能及时有效治疗，其死亡率可高达 90%，近年发病率大约为 5/100 万[1]。其发病机制主要涉及血管性血友病因子(VWF)裂解蛋白酶(ADAMTS13)活性缺乏、血管内皮细胞 vWF 异常释放、血小板异常活化等方面。

TTP 可分为遗传性和获得性两种，后者又根据有无原发病分为特发性和继发性。遗传性 TTP 是由于 ADAMTSl3 基因突变导致酶活性降低或缺乏所致，常在感染、应激或妊娠等诱发下发病。特发性 TTP 多由于患者体内存在的抗 ADAMTS13 自身抗体导致酶活性降低或缺乏，最为常见。继发性 TTP 则继发于感染、肿瘤、自身免疫性疾病、造血干细胞移植等，发病机制复杂，预后不佳。

临床上以血小板减少性紫癜、微血管病性溶血、神经精神症状、发热和肾损害典型五联征表现为特征；部分患者可仅表现为血小板减少性紫癜、微血管病性溶血、神经精神症状的三联征[2]。其中，最常见的表现为出血和神经精神症状：出血以皮肤黏膜和视网膜出血为主，严重者可有内脏或颅内出血；神经精神症状可表现为头痛、意识紊乱、头痛、淡漠、失语、惊厥、视力障碍、谵妄、偏瘫以及局灶性感觉或运动障碍等，以发作性、多变性为特点。另外，仅有约半数患者会出现发热。

因 TTP 病情凶险，病死率高，因此当患者出现三联征或典型的五联征时需高度警惕 TTP 的发生，当仅出现血小板减少伴神经精神症状时亦应高度怀疑 TTP。典型的血细胞计数变化和血生化改变也有利于 TTP 的诊断：红细胞和血小板计数显著降低，尤其是外周血涂片中红细胞碎片明显增高；血清游离血红蛋白增高，乳酸脱氢酶明显升高；而凝血功能则基本正常。另外，部分患者可检测到血浆 ADAMTS13 活性显著降低；在特发性 TTP 患者中则可发现 ADAMTS13 抑制物；但 ADAMTS13 检测对于初始治疗决策的意义尚有争议[3]。同时需与溶血尿毒综合征(hemolytic uremic syndrome，HUS)、弥散性血管内凝血(disseminated intravascular coagulation，DIC)、HELLP 综合征、Evans 综合征、子痫等疾病相鉴别。

对于已明确诊断或高度怀疑 TTP 的患者，不论轻型或重型都应尽快开始积极治疗[4]。诊疗经过中提到血浆置换治疗为 TTP 患者的首选治疗方案，但对于继发性 TTP 患者，血浆置换可能无效。同时，特发性 TTP 患者可加用长春新碱等免疫抑制剂；复发和难治性特发性 TTP 患者可加用抗 CD20 单抗；血浆置换无效或多次复发患者可大剂量静脉输注免疫球蛋白；对确诊和高度疑似病例，静脉输注血小板应十分谨慎，仅在发生危及生命的严重出血时才可考虑使用。

80% 以上的 TTP 患者通过血浆置换可长期存活，但其复发率仍高达 30%，在病情稳定后应用潘生丁和/或阿司匹林可在一定程度上减少复发。TTP 的复发多数出现在首次发作后的 1 年内，遗传性和特发性 TTP 患者更易复发。TTP 病情凶险，如不能及时治疗死亡率高，因此在临床上需提高警惕，早发现、早治疗。

(山东大学第二医院：赵　洁)

参 考 文 献

［1］Knobl P. Inherited and acquired thrombotic thrombocytopenic purpura（TTP）in adults［C］. Seminars in Thrombosis and Hemostasis, 2014, 40(4): 43 −502.

［2］葛均波, 徐永健. 内科学(第8版)［M］. 北京: 人民卫生出版社, 2013.

［3］George J N, Al −Nouri Z L. Diagnostic and therapeutic challenges in the thrombotic thrombocytopenic purpura and hemolytic uremic syndromes［J］. Hematology, 2012, 2012(1): 604 −609.

［4］中华医学会血液学分会血栓与止血学组. 血栓性血小板减少性紫癜诊断与治疗中国专家共识(2012年版)［J］. 中华血液学杂志, 2012, 33(011): 983 −984.

第二章　外科急症

病例 33　多学科协作抢救急性主动脉夹层 1 例

一、概述

主动脉夹层是由于各种原因导致的主动脉内膜、中膜撕裂，主动脉内膜与中膜分离，血液流入，致使主动脉腔被分隔为真腔和假腔[1]。主动脉夹层是一类严重威胁人们生命健康的危重型心血管病。主动脉夹层早期的死亡率高至每小时 1%[2]，是急性胸痛中病情最为凶险的一类疾病。随着近年来影像学技术的提高，医务人员对该病的认识水平提高，主动脉夹层的诊断符合率也不断提高。主动脉夹层一旦确诊，需要立即急救处理，急诊科、心血管内科、心脏外科等协作挽救患者的生命。

急诊工作中要对主动脉夹层提高认识，对胸痛临床表现典型和不典型的患者要考虑到主动脉夹层的可能性，及时行相关检查以尽早确诊，利于后续的抢救治疗。

二、病例报告

（一）病史摘要

1. 主诉　病例黄某某，男性，26 岁。因"胸痛 2 小时"于 2018 年 10 月 28 日入我院急诊门诊就诊。

2. 现病史　患者于 2 小时前无明显诱因出现剧烈持续性胸骨后、全腹部及腰部撕裂样疼痛，伴有大汗淋漓；胸痛与体位、呼吸运动无关。无放射痛，无心慌、胸闷、喘憋；无发热、咳嗽、咳痰；无头痛、头晕；无恶心、呕吐；无腹泻。

3. 既往史　既往体健，无高血压、冠心病、胆囊炎等慢性病病史。吸烟 6 年，20 支/日；无饮酒史。

（二）入院查体

体温 36.6℃，脉搏 64 次/分，呼吸 18 次/分，血压 111/37mmHg。痛苦表情，瘦高体型，自主体位，查体合作。头、颈、胸未见异常。双侧呼吸运动对称，触觉语颤正常，叩诊清音，双肺呼吸音清，无干湿性啰音，无胸膜摩擦音。心前区无隆起，心尖搏动正常，未触及震颤，心浊音界无扩大，心率 64 次/分，律齐，心音有力，主动脉瓣听诊区闻及 2/6 收缩期杂音。腹部平坦柔软，腹部压痛，无反跳痛。肝脾肋下未及，肝区无叩痛，墨菲征阴性。腹部未闻及血管杂音。双上肢血压对称，双侧桡动脉、足背动脉搏动良好。

（三）诊疗经过

1. 抢救室处理　患者到达抢救室后予以建立静脉通道、心电监护、吸氧，进行血常规、D－二聚体、心肌损伤标志物等化验，并行急诊心脏彩超、胸部 CT、行主动脉 CTA 等检查。心脏彩超：双房左室大，二尖瓣反流（中度），主动脉瓣反流（重度），三尖瓣反流（中度），肺动脉高压（中度），心包积液（少量），升主动脉、主动脉弓及降主动脉可显示段管腔内条带样回声。提示：主动脉夹层动脉瘤（Ⅰ型可能）。胸部 CT：双肺上叶胸膜下肺大泡，左肺下叶条片影，心影增大，升主动脉扩张（病例 33 图 1）。主动脉 CTA 检查：升主动脉、主动脉弓、降主动脉、腹主动脉上段管腔内线状低密度影，将管腔分为真、假两腔，升主动脉扩张，见多处破口，病变起自升主动脉根部，下方达肾动脉水平，累及右侧头臂干、左侧颈总动脉及左锁骨下动脉，左肾动脉及腹腔干及肠系膜上动脉起自真腔（病例 33 图 2）。诊断为主动脉夹层 DeBakey Ⅰ型。心脏外科医师会诊后紧急收入心外科病房。

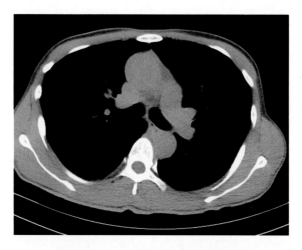

病例 33 图 1　胸部 CT：升主动脉扩张

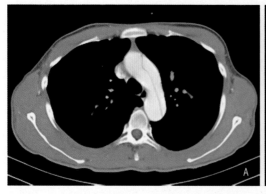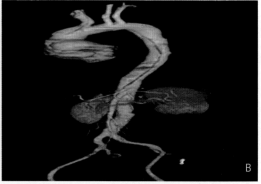

A—主动脉腔内见低密度线状影；B—主动脉腔内线样影，主动脉分为两腔

病例 33 图 2　主动脉 CTA

2. 入院诊断

（1）主动脉夹层 DeBakey Ⅰ型。

（2）马方综合征。

3. 住院治疗经过　入院后给予镇静、降压，于 2018 年 10 月 28 日 9∶30 在全麻和体外循环下行 Bentall + 全主动脉弓置换 + 支架象鼻手术。术后给予气管插管呼吸机辅助呼吸；头孢呋辛、哌拉西林钠他唑巴坦钠抗感染；镇静、降压，应用血管活性药物维持血压平稳；输浓缩红细胞、冰冻血浆及凝血因子纠正贫血和凝血障碍，全胃肠外营养支持治疗，并予以胸腔置管引流等综合治疗。经治疗后病情平稳，2018 年 11 月 10 日复查心脏彩超：符合主动脉夹层术后超声改变，二尖瓣反流（轻 - 中度），主动脉瓣机械瓣前向血流加速，二尖瓣反流（中度），肺动脉高压（轻度）。胸部平片：左肺中下野密度增高，主动脉夹层术后（病例 33 图 3）。于 2018 年 11 月 11 日治愈出院。

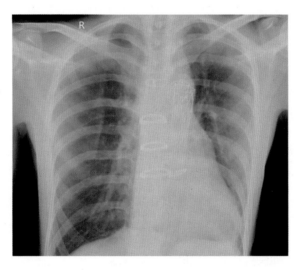

病例 33 图 3　胸部平片：主动脉夹层术后改变

三、病例分析及讨论

动脉夹层的发病危险因素有高血压、抽烟、遗传、血管直接损伤以及药物（可卡因、安非他明）等因素[3]。基因异常在马方综合征中多见，研究表明我国汉族女性 MMP - 9 基因 *rs*2274756 变异是胸主动脉夹层的易感因素[4]。马方综合征因影响结缔组织发育导致主动脉结构异常，易在该病基础上合并主动脉夹层。该患者青年男性，体型瘦长，曾诊断为马方综合征，有 6 年抽烟史。马方综合征由于考虑患者在马方综合征基础上，抽烟加速了主动脉夹层的发生。

主动脉夹层临床表现依受累血管范围不同。最常见、最典型的症状是胸骨后、前胸、后背、腹部突然发生的撕裂样剧痛[5]，疼痛随着向动脉远端撕裂范围扩大或有放射痛。合并脏器缺血症状常有晕厥、截瘫、腹痛或少尿等症状。最常见的体征为高血压，其他体征有低血压、脉搏短绌、血管杂音和器官缺血体征。主动脉夹层 DeBakey Ⅰ型是累及范围最广的一种类型，病情也最为凶险。由于夹层累及主动脉起始部和心肌，可以出现主动脉瓣反流、心肌梗死、心包压塞、器官缺血等危重表现[6]。在临床上由于合并心肌梗死，往往按心肌梗死予以抗凝、溶栓等治疗，造成误诊误治情况。该例患者为青年男性，起病急，发病后表现为广泛的胸部、腹部和腰部剧烈疼痛，体检血压不高，有主动脉瓣杂音，腹部压痛体征。心脏彩超提示心脏扩大，动脉腔内条带影，动脉 CTA 明确诊断为主动脉夹层 DeBakey Ⅰ 型。从病史、体检和辅助检查方面均符合主动脉夹层 DeBakey Ⅰ 型的临床特点。

主动脉夹层患者起病急，主要在急诊就诊并确诊。因此，早期识别并诊断主动脉夹层是急诊医生面临的问题。随着胸痛中心在全国的建立，胸痛患者及早进入急诊绿色通道可以明显缩短患者的救治时间。

临床上疑诊主动脉夹层时，主要的诊断方法是影像学检查手段。CT、经胸心脏超声、食管超声和 MRI 是常用检查手段[7]。动脉造影（CTA）是目前应用最广泛的主动脉夹层的诊断方法，检查灵敏度和特异度较高，具有省时、方便，辅助鉴别肺栓塞和判断临床分型的优点。经胸心脏超声也是临床常用检查方法，具有方便、快捷和床边检查的优势，特别在急诊对鉴别急性心肌梗死、急性心包压塞方面有较大帮助。因此在急诊常用心脏超声初步筛查，以主动脉 CTA 来确诊主动脉夹层。常规 12 导联心电图检查是急性胸痛患者必查项目，当主动脉夹层累及冠状动脉影响冠脉灌注时心电图常出现 ST - T 改变，新出现 Q 波[8]，甚至急性心肌梗死的心电图改变等表现。因此在临床上高度怀疑主动脉夹层时，不能满足于急性心肌梗死的诊断，要进一步检查以排除主动脉夹层。该患者心电图未出现心肌缺血表现，心脏彩超和主动脉造影有典型主动脉夹层表现，因此诊断比较迅速，为急症手术争取了宝贵抢救时间。

在实验室化验方面，D - 二聚体是用来鉴别肺栓塞和主动脉夹层的指标，0.5μg/ml 是鉴别肺栓塞和主动脉夹层的诊断节点[8]。纤维素原也是用来鉴别急性冠脉综合征和主动脉夹层的指标。在急诊工作中胸痛患者建议常规化验 D - 二聚体和凝血指标以辅助鉴别诊断主动脉夹层、肺栓塞和急性冠脉综合征患者。

在急症抢救过程中，主要以降低动脉压为主，首选 β - 受体阻滞剂，使收缩压降到 100 ~ 120mmHg，心率控制在 60 ~ 80 次/分[9]。如果单用药效果不好，可联合用药，常选用钙离子通道阻滞剂和（或）肾素 - 血管紧张素抑制剂。如果血压控制仍然不达标，可以再选择其他降压药物（如硝普钠等）。另外加强镇静、镇痛治疗，加强循环支持和重要脏器功能保护，为患者后续的手术治疗创造条件。

主动脉夹层的主要治疗方法是开放性手术治疗，手术方式根据受累主动脉范围、心脏瓣膜受累情况和动脉破口位置选择[10]。对于主动脉夹层的治疗主要以手术为主，因此主动脉夹层诊断明确后尽早请心血管外科会诊，尽早手术治疗。在部分患者病情危重或者不适宜手术治疗情况下，也可以行腔内支架封堵术。主动脉夹层 DeBakey Ⅰ 型主要手术是进行 Bentall 手术和人工血管移植术。本例患者成功进行了 Bentall + 全主动脉弓置换 + 支架象鼻手术。术后患者经过一系列支持治疗，治愈出院。总结该例患者，其发病突然，病情重，夹层累及范围广泛，急症就诊后值班医师高度警惕该病，及时做了相关检查明确诊断，发病 24 小时内及时进行了主动脉夹层的外科治疗，成功挽救了生命。因此，对于主动脉夹层的诊治，首先接诊医师要有相关医学知识和足够的警惕，另外，医院多科室间的通力合作也是抢救患者生命的关键。

(深圳市第四人民医院萨米国际医疗中心：刘景艳)

参 考 文 献

[1] 中国医师协会心血管外科分会大血管外科专业委员会. 主动脉夹层诊断与治疗规范中国专家共识[J]. 中华胸心血管外科杂志, 2017, 33(11): 641 - 654.

[2] Tsai T T, Trimarchi S, Nienaber C A. Acute aortic dissection: perspectives from the international registry of acute aortic dissection(IRAD)[J]. Eur J Vasc Endovasc Surg, 2009, 37(2): 149 - 159.

[3] Nienaber C A, Clough R E. Management of acute aortic dissection[J]. Lancet, 2015, 385(9970): 800 - 811.

[4] Wang X L, Liu O, Qin Y W, et al. Association of the polymorphisms of MMP - 9 and TIMP - 3 genes with thoracic aortic dissection in Chinese Han population[J]. Acta Pharmacol Sin, 2014, 35(3): 351 - 355.

[5] Esther V, Wolfgang H, Manfred C, et al. Aortic emergencies - diagnosis and treatment: Apictorial review[J]. Insights Imaging, 2015, 6(1): 17 - 32.

[6] Santini F, Lucialli G B, Montalbano G, et al. Acute type A aortic dissection: An update on a still challenging disease[J]. J CaIdiovasc Med(Hagerstown), 2007, 8(2): 102 - 107.

[7] 刘轶凡, 董智慧, 姜宝红, 等. 急性主动脉综合征研究进展[J]. 中华外科杂志, 2018, 56(12): 957 - 960.

[8] Gawinecka J, Schönrath F, Von EA. Acute aortic dissection: pathogenesis, risk factors and diagnosis[J]. Swiss Med Wkly, 2017, 147: 14486 - 14489.

[9] Suzuki T, Isselbacher E M, Nienaber C A, et al. Type - selective benefits of medications in treatment of acute aortic dissection (from the International Registry of Acute Aortic Dissection [IRAD])[J]. Am J Cardiol, 2012, 109(1): 122 - 127.

[10] Elsayed R S, Cohen R G, Fleischman F, et al. Acute type a aortic dissection[J]. Cardiol Clin, 2017, 35(3): 331 - 345.

病例 34　自发性髂总静脉破裂 1 例

一、概述

髂静脉自发性破裂非常罕见，目前为止，国内外文献报道的共 30 例患者(1961—2004 年)。其发病的具体病因尚不清楚，髂静脉的解剖结构、雌激素水平及血管本身的损伤都是发生髂静脉破裂的因素，多好发于女性患者，主要发生在较大创伤和盆腔手术中。治疗的首要原则是按出血性休克进行抢救，在抗休克治疗的同时准备手术。积极的液体复苏、及时的剖腹探查和破裂静脉壁的修补及术后抗深静脉血栓形成治疗可取得较好的预后。

二、病例报告

（一）病史摘要

1. 主诉　患者刘某某，男性，55 岁，因"左下腹疼痛 2 小时"于 2017 年 12 月 9 日入我院急诊科抢救室。

2. 现病史　患者 2 小时前入厕大便时突发左下腹痛，疼痛剧烈，无缓解，120 送入院。自诉左下腹痛，憋尿感，未解小便；无恶心、呕吐等症状。既往有"泌尿系结石"病史；脑部有开颅手术史（具体病情不详）。

（二）入院查体

血压 157/136mmHg，脉搏 106 次/分，呼吸 21 次/分，血氧饱和度 99%；痛苦貌，神志淡漠，大汗淋漓，查体欠合作，下腹部膨隆，压痛（＋），以左下腹为重，拒触。双侧肾区叩击痛（－）。

（三）诊疗经过

患者入抢救室后，立即建立静脉输液通道，化验血常规（2017 年 12 月 9 日 19:54）示：白细胞计数 $23.93 \times 10^9/L$，中性粒细胞百分比 78.7%，血红蛋白 150g/L，血小板计数 $201 \times 10^9/L$；血淀粉酶（2017 年 12 月 9 日 19:54）53U/L；肝肾功能检测值基本正常，脑钠肽 <12pg/ml，心梗三项示肌红蛋白 102.1ng/ml，肌钙蛋白与肌酸激酶同工酶正常；凝血系列正常；心电图示窦性心动过速 100 次/分。患者无尿未能完成泌尿系彩超及尿常规检查。患者腹痛较重，给予解痉止痛及补液治疗，腹痛无缓解。行腹部及盆腔 CT（病例 34 图 1）检查示腹盆腔内异常密度灶，血肿？腹腔及腹膜后渗出性改变；双肾低密度灶，囊肿可能。同时请普外科、介入医学科、周围血管科、重症医学科等科室进行多科会诊，患者腹痛无好转，建议给予肌内注射阿片类止痛药，效果欠佳，考虑患者血肿仍继续出血增大可能，继续补液应用止血药物治疗。

（2017 年 12 月 9 日 22:20）患者血压逐渐下降至 85/56mmHg，心率 143 次/分，复查血常规示白细胞计数 $25.81 \times 10^9/L$，中性粒细胞百分比 81.0%，血红蛋白 123g/L，血小板计数 $184 \times 10^9/L$；应用血管活性药物（多巴胺），行腹盆腔强化 CT 检查，同时给予合血，补充血浆（400ml）和红细胞（2U）。腹部盆腔强化 CT（病例 34 图 2、病例 34 图 3）检查示腹腔及腹膜后异常密度灶，考虑出血，血肿较前平扫时增大。患者开始出现左下肢膝关节以下肿胀明显，皮温较右侧低，疼痛。考虑血肿压迫左侧髂血管或者血栓形成所致。经积极抗休克治疗，患者血压维持在 96～110/56～60mmHg，心率 120 次/分左右。复查血常规（2017 年 12 月 10 日 00:56）示白细胞计数 $23.0 \times 10^9/L$，中性粒细胞百分比 87.4.0%，血红蛋白 108g/L，血小板计数 $144 \times 10^9/L$。至此患者腹痛较前好转；经多学科会诊后，以"腹痛原因待查：腹盆腔血肿，失血性休克"收入我院重症医学科。

介入科急症给予腹主动脉＋左下肢动静脉造影＋双侧髂内动脉栓塞＋下腔静脉滤器置入术，术中动脉造影示双侧髂外及髂内动脉未见明显造影剂外溢等出血征象；左侧腘动脉及远端动脉血流明显减慢；给予双侧髂内动脉栓塞；静脉造影示双侧髂总静脉、下腔静脉血栓形成；左侧髂总静脉局部不排除造影剂外溢可能；给予下腔静脉滤器置入术。周围血管科医师同台给予剖腹探查＋腹壁盆腔血肿清除术＋左侧髂静脉破裂修补术，术中见腹壁至膀胱前壁间有一巨大血肿，约15cm×10cm大小，切开包块包膜，内见机化血栓，取出血栓约1000ml，见左髂总静脉一长约0.2cm裂口，给予缝合。骨科医师给予行左下肢筋膜室高压切开减压术；术后患者继续于重症医学科治疗，至康复出院。

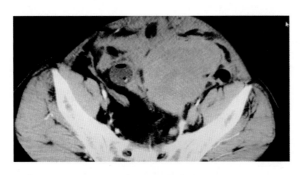

病例34 图1 左侧腹盆腔血肿

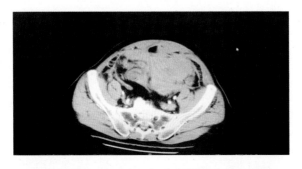

病例34 图2 强化CT示左侧腹盆腔血肿未强化

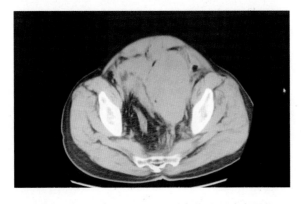

病例34 图3 强化CT示左侧腹盆腔血肿未强化

三、病例分析与讨论

髂静脉破裂非常罕见，其发病的病因尚不清楚，髂静脉的解剖结构、雌激素水平及血管本身的损伤都是发生髂静脉破裂的因素[1]，多好发于女性患者，主要发生在较大创伤和盆腔手术中；髂静脉自发性破裂更加罕见，国内外文献报道的共30例患者（1961—

2004年)[2]。据本例患者可以看出，患者如厕小便时，突发剧烈腹痛，难以忍受，既往有尿路结石病史。患者入院时血压较高，心率稍快，血红蛋白正常，容易导致我们误诊。虽然患者初查血常规及淀粉酶基本正常，但此例患者应用解痉止痛药及阿片类止痛药物效果都欠佳，基本上无效，给予我们一定的启示；患者所患病症较复杂，引起我们的重视，进一步行相关检查，明确腹痛原因。

起病急、低血压或休克、腹胀并扪及髂窝非搏动性肿块为该疾病的共同表现，但术前诊断异常困难。影像学检查除了可排除腹主动脉瘤破裂可能性之外，似乎很难再提供其他有益的帮助。另外，影像学检查还可能延误手术时机[3]。患者病情进展较快，本例患者因无尿未能完成泌尿系彩超检查，行强化 CT 检查前，出现休克及邻近主要血管受压引起供血回流障碍，伴有血栓形成，使得患者病情更加复杂，增加了患者死亡的风险性。

根据本例抢救体会，首要原则是按出血性休克进行抢救，边行容量复苏抗休克边准备手术。积极的复苏、及时地剖腹探查和破裂静脉壁的修补及术后抗深静脉血栓形成治疗可取得较好的预后。

（山东大学第二医院：郭家健）

参 考 文 献

[1] Cho Y P, Kim Y H, Ahn J, et al. Successful conservative man – agement for spontaneous rupture of left common iliac vein[J]. Eur J Vasc Endovasc Surg, 2003, 26(1): 107 – 109.

[2] 杨学全. 髂静脉自发性破裂的诊断与治疗[J]. 中国煤炭工业医学杂志, 2006, 9(4): 309 – 311.

[3] Kwon T W, Yang S M, Kim D K, et al. Spontaneous nlpture of the left extemal iliac vein[J]. Yonsei Med J, 2004, 45(1): 174 – 176.

病例 35　手指再造 1 例

一、概述

手不仅是劳动的工具，还是人们的仪表的重要组成部分。手指缺损不仅对人们的生活与工作造成不便，而且还影响到人们的形象和社交活动。拇指通过其伸、屈、内收、外展、对掌等动作，使手能够准确而灵活地完成捏、抓、握、持、夹、拧等许多重要的动作。拇指约占整个手功能的 40%[1]。尤其占手 80% 功能的持、握功能更是离不开拇指的配合，无论是强力持握（握锤柄）还是精细持握（捏针线），拇指形成了与其他四指唯一相对抗的支柱[2]。鉴于拇指如此重要的功能，各种原因造成的拇指缺损常需要再造新的拇指重建其功能。

手指与拇指再造是一个历史性的研究课题。自 1852 年法国医生 Huguier 行虎口加深重建拇指功能起，160 年以来这个课题始终是在继承中创新、在创新中发展。1966 年，华山医院杨东岳首创的游离第 2 足趾移植术的思路，可以追逆到 1900 年奥地利医生 Nicoladoni 报道的利用第 2 足趾带蒂移植再造拇指手术的启发；在应用显微外科技术的基础上，把带蒂移植发展成为游离移植的结果。在我们创用游离第 2 足趾移植的同时，美国的 Buncke 和英国的 Cobbett 设计了拇趾移植，也是 Nicoladoni 手术的继承与发展。Morrison 又在此基础上发展成拇甲瓣移植术。此后，Foucher、魏福全根据拇与手指缺损的形态与大小，设计出各种类型的趾移植（称节段性趾再造或修饰性趾移植）。1981 年于仲嘉首创的再造手技术，实质上是游离足趾移植术与拇甲瓣手术的巧妙组合。自 1999 年开始，提出了手拇指全形再造的概念[3]：不再是简单地移植足趾，而是像建筑设计一样，从不同部位设计取材，组装出一个外形与功能近似正常的手指，并在临床上应用全形再造的概念，从指尖再造到长手指再造再到多手指再造，进行了系列研究。手指再造术除手术方法在不断地创新与改进外，如何提高再植指的成活率、如何增加其功能及如何降低供区的损失等，都是这个历史性研究课题的探索内容[4]。

拇指再造术，首先要明确拇指损伤程度及患者全身状况是否符合再造条件，其次根据断端缺损情况进行术前分型评估与设计，同时术后的血运观察、抗凝治疗、患指保暖等措施亦是决定手术成功与否的关键。

二、病例报告

（一）病史摘要

1. 主诉　刘某某，男性，46 岁。因"外伤致右手拇示中指疼痛出血伴活动受限 5 小时"于 2018 年 4 月 28 日入院。

2. 现病史　患者于 5 小时前在家中劳作时被玉米机挤伤，致右手拇示中指疼痛出血，伴屈伸活动受限。查右手 X 片示：①右手中指近节指骨骨折；②右手第二掌骨远端骨折；③右手拇指及示指部分指骨缺如。拟"①右手拇指离断毁损伤；②右手示指毁损伤；③右手中指开放性外伤；④右手开放性外伤"收治入院。患者自受伤以来，神志清楚，精神尚可，未进饮食，大小便无特殊，体重无明显变化。

3. 既往史　既往否认高血压、冠心病、糖尿病等慢性病病史；否认有肝炎、结核等传染病病史及相关密切接触史；否认其他重大外伤及手术史；否认输血史；否认食物、药物过敏史；预防接种史随当地。

（二）入院查体

体温 36.1℃，脉搏 67 次/分，呼吸 21 次/分，血压 180/102mmHg。中年男性，神志清楚，精神尚可，痛苦表情，查体合作。全身皮肤黏膜无黄染及皮疹；浅表淋巴结未触及肿大。头颅无畸形，眼睑无水肿，结膜无苍白，巩膜无黄染，双瞳孔等大等圆，对光反射存在。耳郭无畸形，鼻翼无翕动，口唇无发绀，咽部无充血，扁桃体无红肿。颈软，无抵抗感，气管居中，甲状腺无肿大。胸廓对称无畸形，双肺无啰音。心率 67 次/分，心律规整，各瓣膜区未闻及病理性杂音。腹部平软，全腹无压痛及反跳痛，未触及包块；肝脾肋下均未触及，肠鸣音正常。外生殖器及肛门未查。四肢查体详见专科检查。

专科检查：右手拇指末节缺如，可见指骨外露，屈伸活动受限；右手示指缺如，可见掌骨头外露并骨折；中指多处开放性裂伤，屈伸活动受限，皮肤感觉迟钝，指端血运略差；各伤口污染严重，出血活跃(病例35图1)。

（三）入院诊断

1. 右手拇指离断毁损伤。

2. 右手示指毁损伤。

3. 右手中指开放性外伤。

4. 右手开放性外伤。

（四）诊治思路

1. 术前评估　患者有再造愿望；年龄5~50岁；全身状况良好；足部供区无外伤感染、冻疮；足背静脉未反复穿刺输液，无活动性脚癣及甲癣。

2. 术前讨论

1)患者为急诊手外伤，创面污染较重，考虑创面感染风险极高；一期手术暂行清创、中指再植骨折复位、拇指残端旷置，待创面稳定后择期行拇指再造术。

2)明确拇指缺损分度：拇指缺损后，为便于选择再造方法，将拇指缺损分为6度，并根据不同的缺损程度及伤情，结合患者要求及技术情况选择手术方案[5]。该病例为Ⅲ度缺损，于近节指骨缺损，拇指将丧失拇指功能的60%~90%；可选择的手术方式有：

(1)虎口加深术：拇指Ⅱ~Ⅲ度缺损伴虎口轻度狭窄者，不愿做足趾移植再造或其他掌骨延长手术者，可选用虎口加深相对延长拇指长度的方法来增进拇指功能。

(2)拇指残端提升加长术：适用于要求保留近节指骨在1cm以上，掌指关节伸、屈活动正常，拇指残端为松软的皮肤且虎口皮肤正常，不愿选其他方法再造或加长者。

(3)带血管神经蒂皮瓣移位加植骨拇指再造术：适用于拇指Ⅲ度缺损，残端皮肤柔软正常，无皮肤瘢痕挛缩，不愿意接受足趾移植、虎口加深及残端提升的患者。

(4)足趾游离移植手指再造术：用吻合血管的足趾移植再造手指与其他传统的再造方法相比具有以下优点：①手术一次完成，疗程短，减轻患者的多次手术痛苦和经济负担；②再造的手指长度适中，具有指甲，外形较佳；③再造手指具有正常血液循环，血供好，术后4~6周即可恢复功能锻炼，且再造指不畏寒；④可恢复再造指应有的功能，用拇甲皮瓣再造拇指，其外形近似原拇指等。可选择的术式有第2趾移植再造或拇甲皮瓣移植再造、游离对侧拇甲瓣第2足趾骨瓣联合再造术。

经与患者及家属充分沟通后，结合患者自身条件，选择游离对侧拇甲瓣第2足趾骨瓣联合再造术。

3. 术前准备　患者术前禁饮食6小时；术区皮肤备皮；术前留置导尿；术前避免在供受区进行输液、抽血等血管破坏性操作；准备消毒床单元、烤灯、输液、楔形抬高垫；充分向患者告知手术相关风险。

4. 手术经过

1)第1次手术

(1)手术时间：2018年4月28日。

（2）手术名称：右手清创探查＋中指再植骨折复位内固定＋示指残修＋拇指残端旷置术。

（3）麻醉方法：超声引导下臂丛神经阻滞＋静脉全麻。

（4）手术经过、术中发现的情况及处理：术中见右手拇指自近节远端完全离断，离断指体毁损严重；示指自掌骨头处完全离断并缺损；中指中节掌侧横形，第3掌指关节背侧横形裂伤。切除创缘皮肤1mm，彻底清创，去除坏死及污染组织。探查未见明显异物，拇指离断指体无再植条件，予旷置残端，待二期再造拇指。去除第2掌骨头，掌骨残端予打磨光滑，修剪残余皮肤软组织至恰好能覆盖第2掌骨残端。于中指近节背侧取纵向切口，切开皮肤及指伸肌腱，显露近节指骨骨折，分别予复位中指中节指骨及近节指骨，纵穿克氏针1枚，斜穿克氏针1枚固定指骨骨折，C臂机透视见骨折复位可，克氏针位置可；探查中指中节尺侧指动脉断裂，第3掌骨桡侧指总动脉断裂并缺损，显微镜下吻合修复断裂的指动脉，松止血带见中指指端血运仍差；于腕掌侧取表浅静脉1条行血管移植修复断裂的指总动脉，中指指端血运可。再次生理盐水及双氧水冲洗伤口。松止血带，创面彻底止血，清点器械无误后，逐层关闭缝合创面。

术后患处细菌培养结果为大肠埃希菌（ESBL）及奇异变性杆菌（ESBL），局部红肿，渗出较多，渗出物为脓性分泌物；根据药敏试验结果选择美罗培南抗感染治疗；同时定期换药，0.9%氯化钠液、过氧化氢液、聚维酮碘溶液反复冲洗，创面感染控制尚可，可见新鲜肉芽组织生长，择期行拇指再造手术（病例35 图2）。

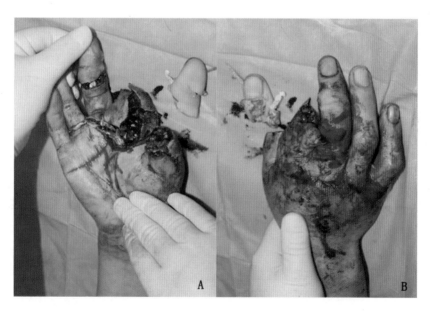

A—掌面观；B—背面观

病例35 图1 急症术前

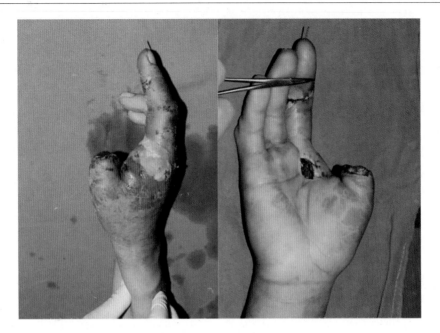

病例 35 图 2　第 2 次术前

2）第 2 次手术

（1）手术时间：2018 年 5 月 17 日。

（2）手术名称：右手手掌清创缝合、取对侧游离拇甲瓣第 2 足趾骨瓣联合再造、右足第 2 趾皮瓣修复右拇趾供区 + 植皮术。

（3）麻醉方法：全麻。

（4）手术经过、术中发现的情况及处理：测量患者左拇指周径及末节甲板宽度、长度、末节指体周径，并记录数值。术中探查见：右拇指自近节指骨中部以远缺损，创面新鲜，彻底清创，松止血带，彻底止血，再次冲洗。更换器械敷料及无菌单。根据缺损大小在右足设计右足拇趾拇甲骨瓣，包含拇趾全部甲板、甲床甲根及远部分趾骨，设计第 2 趾骨关节皮瓣，并带皮条观察血运；在第 1、2 跖骨背侧做一"S"形切口，切开皮肤皮下组织，游离显露拇甲瓣背侧的皮下静脉 2 条，探查见右足第 1 跖背动脉为 Gillbert Ⅰ型，跖背动脉粗细可，第 2 趾动脉较细小，切取拇甲瓣及第 2 趾骨瓣，完整游离血管神经及肌腱，至只有血管神经蒂相连，动脉分离至足背动脉。松止血带，见拇甲瓣及第 2 趾骨瓣创缘出血活跃，0.9% 氯化钠液纱布包扎；在受区找出桡动脉终末支，及掌背静脉 2 条。将拇甲骨瓣及第 2 趾骨关节皮瓣游离取下。手术分两组进行。修手组修剪皮瓣脂肪至合适后，将拇甲瓣和骨瓣组合。移至右拇指，用 1.0 克氏针 1 根贯穿固定拇甲瓣趾骨、拇指近指骨，第 2 趾关节重建指间关节，C 臂透视指骨对位对线好。第 2 趾浅肌腱 - 拇长屈肌腱，第 2 趾伸肌腱 - 拇长伸肌腱仔细修复。显微镜下吻合足背动脉 - 桡动脉、足背浅静脉 - 手背浅静脉 2 条，皮瓣神经 - 拇指尺侧神经吻合，骨瓣神经 - 拇指桡侧指神经分别修复。松止血带，彻底止血，冲洗切口，见右拇指拇甲瓣血运好，第 2 趾骨瓣血运不佳，多次温盐水及罂粟碱和利多卡因处理无效后（见动脉细小痉挛严重），将趾动脉及拇指桡侧指动脉分别和第 2 趾静脉 2 个断端吻合，行静脉动脉化，见第 2 趾皮肤毛细血管反应可。修复供区将第 2 趾皮瓣移位至拇趾皮肤缺损处，将第 2 趾末节趾骨咬除关节面和拇趾末节趾骨对合，克氏针固定，透视见位线合适，缝合皮肤，见足底缺损部分皮肤，取足背皮肤修薄后植于皮肤缺损处，加压包固定。见第二趾皮瓣血运良好。纱布包扎后石膏固定。

5. 术后处理　术后按显微外科常规抗炎、抗凝、抗痉挛等综合治疗，并注意观察移植拇趾甲皮瓣血循环情况。伤口拆线后在医师指导下行康复锻炼，防止关节僵硬。

该患者拇指术后外观指体恢复尚好，无明显臃肿，已可达"以假乱真"程度，指端血运较好，皮肤感觉稍减，可行简单的伸、屈、内收、外展、对掌等动作，可完成捏、抓、握、持、夹、拧等许多重要的动作(病例 35 图 3 至病例 35 图 5)。

三、启示及相关进展

1. 从该病例中得到的启示

(1)该病例患处存在特殊感染，术处红肿渗出较多，手术风险极高，一期手术清创应彻底，失活组织尽可能清理干净。术前应及时根据细菌培养药敏结果，选择高级别抗生素抗感染治疗，同时配合患处定期换药 0.9% 氯化钠液反复冲洗，保持创面相对清洁。

(2)术中分离血管应注意动作轻柔，勿暴力牵拉，力量过大易导致血管痉挛。该例术中第 2 趾骨瓣血运不佳，考虑为牵拉过度所致。当出现血运问题时，可考虑将静脉动脉化进行"自救"。该病例将趾动脉及拇指桡侧指动脉分别和第 2 趾静脉 2 个断端吻合，行静脉动脉化，手术效果可。

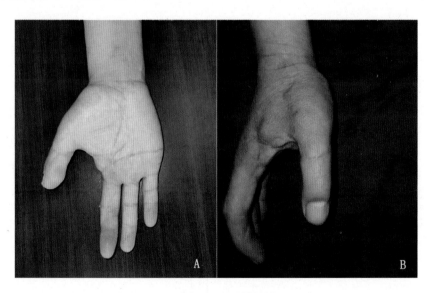

A—掌面观；B—背面观

病例 35 图 3　术后复查

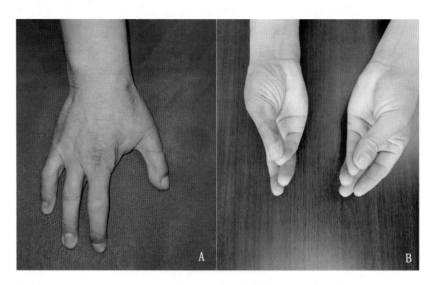

A—背面观；B—功能活动

病例 35 图 4　术后复查

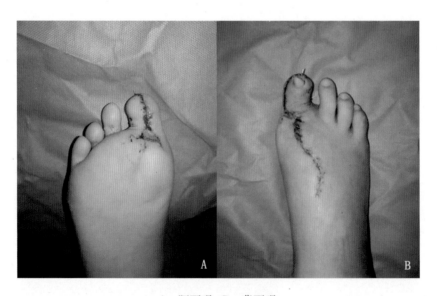

A—跖面观；B—背面观

病例 35 图 5　术后供区足趾

2. 相关进展

（1）数字化设计结合 3D 打印在拇手指全形再造中的应用[6]：新鲜足部标本蓝色乳胶灌注后进行显微解剖，并制作断层解剖标本，收集临床手术病例，针对趾静脉进行观察与解剖测量；采用数字化设计结合 3D 打印技术，指导拇手指再造术前供区设计并指导临床手术开展；针对拇手指全形再造手术中移植髂骨的切取，采用 CAD 软件设计结合

3D打印技术设计出个性化取髂骨导航模块，以指导术中髂骨的切取与整形，提高手术效率；针对临床手指功能活动障碍患者，进行人工手指关节3D打印制备方法的研究，采用Geomagic Qualify对于设计模型、3D打印模型及髓腔形态进行验证，为个性化人工手指关节髓内柄的制备提供实验依据。

（2）彩色多普勒超声技术与CT血管造影在足趾移植再造拇指中的临床应用[7]：彩色多普勒超声成像技术与CTA结合运用于足趾移植再造拇指的术前检查，可以较好地反映出足部供区血管的解剖情况，为临床提供清晰的血供图像，对于临床相关研究有极高价值。近年来新兴的显微CT是一种具有极高分辨率的检查手段，可清晰地显示人体组织内部的细小结构。有条件的医院可采用显微CT联合血管灌注检查，甚至可以清晰呈现人体骨骼等组织内部的血管情况，可更加精确地辨别组织血液供应的来源、走行以及分布，对拇指组合再造手术的术前设计有极高的应用价值，但其价格稍高，且存在损伤性操作。通过对经过血管灌注处理后的足部标本进行CTA扫描，得出图像数据后将其导入MIMIcs三维图像重建软件进行数据再处理及三维重建，可重建出高清的足部三维图像[8]，然后再根据手术的需要模拟术前规划、手术过程，可最大限度地优化手术设计，既避免了对组织的浪费，又安全精准地组合出新的手指，对活体再造数字化模型的临床应用具有较高的指导意义。

（3）拇甲瓣及尺动脉腕上皮支下行支皮瓣瓦合并髂骨植骨再造拇指末节缺损[9]：目前，采用拇趾甲皮瓣联合第2趾胫侧皮瓣瓦合再造拇指在临床上已得到广泛应用，但供区切取后对足部的损伤仍然较大。采用拇趾甲皮瓣及尺动脉腕上皮支下行支皮瓣瓦合并髂骨植骨再造拇指末节能较好地恢复拇指外形及功能，是一种较好的临床治疗方法。供区不牺牲主干血管，且可直接缝合，腕部虽留下线形瘢痕，但腕部功能无明显影响，且对供区损伤明显小于足趾皮瓣。

（4）利用无再植条件的离断拇指骨骼肌腱移植一期再造拇指[10]：将挫伤严重、无再植条件的离断拇指的皮肤和甲床剥除后，将骨骼、关节和肌腱组织原位回植，然后采用同侧游离甲皮瓣移植再造拇指。与传统的甲皮瓣再造法相比，该方法无需切取髂骨，避免了髂骨取骨带来的供区并发症，又能够在很大程度上保留再造拇指的关节活动功能，从而在最大限度上恢复拇指功能。通过急诊再造，拇指近侧残端创面新鲜，解剖关系清晰可辨，血管、神经和肌腱的游离显露容易，便于手术操作。同时，及时的指骨原位回植可恢复断指的血供和营养，利于骨愈合。急诊一期手术避免了分期手术时闭合拇指近侧残端创面带来的拇指残端瘢痕形成、为闭合创面过多去除残端骨骼等组织的缺点，最大限度地保留了局部活性组织。同时，急症手术一次完成治疗使患者缩短了住院周期，降低了经济负担，避免了二次手术的痛苦。

近年来游离拇甲瓣组合第2趾复合组织瓣再造拇指，因其各种优势近年来已被临床逐渐接受，目前虽设计切取理念各有不同，但切取技术已趋成熟，不过这并不意味着此术式已完美无缺。因此手术供区解剖结构复杂多变，手术步骤繁杂，较多关键步骤的做法仍然有很大争议，手术的质量和效果常难以掌控；多数学者在切取时仅依赖临床经验，设计盲目性较大，很难做到精准和规范；再造拇指尤其Ⅳ度及以上的拇指缺损再造外形不完美、功能不满意、供区组织浪费等情况仍客观存在[11]。如何突破这些障碍，使拇指的组合再造达到一个精准设计、外形完美、功能满意的状态仍需要进一步的探索。

（山东大学第二医院：曹松华　张佳东　阚玉杰）

参 考 文 献

[1] Emerson E T, Krizek T J, Greenwald D P. Anatomy, physiology, and functional restoration of the thumb[J].
　　Ann Plast Surg, 1996, 36(2): 180 – 191.

[2] 丁自海, 裴国献. 手外科解剖与临床[M]. 济南：山东科学技术出版社, 1993：87 – 88.

[3] 王增涛, 孙文海, 郝丽文, 等. 手指全形再造[C]. 中华医学会第 10 届全国显微外科学术会议暨世
　　界首例断肢再植成功 50 周年庆典论文集, 2013.

[4] 顾玉东. 拇手指再造的现状与展望[J]. 中华手外科杂志, 1999, (02): 3 – 4.

[5] 曲智勇, 程国良, 郝铸仁. 实用手外科手术学[M]. 北京：人民军医出版社, 1992：248 – 249.

[6] 许靖. 数字化设计结合 3D 打印在拇手指全形再造中的应用及相关解剖[D]. 南方医科大
　　学, 2019.

[7] 李婷, 林大为, 宋志刚. 彩色多普勒超声成像技术与 CT 血管造影在足趾移植再造拇指中的临床应
　　用. 临床和实验医学杂志, 2019, 18(6): 659 – 661.

[8] 孙文海. 长手指组合再造的应用解剖及数字化模型研究[D]. 南方医科大学, 2016.

[9] 刘新益, 巨积辉, 蒋国栋, 等. 拇趾甲皮瓣及尺动脉腕上皮支下行支皮瓣瓦合并髂骨植骨再造拇
　　指末节缺损[J]. 中国美容整形外科杂志, 2020, 31(03): 40 – 43.

[10] 杨凯, 邓玖征, 潘勇卫, 等. 利用无再植条件的离断拇指骨骼肌腱移植一期再造拇指[J]. 第二军
　　医大学学报, 2020, 41(01): 96 – 99.

[11] 董书男, 黄东. 拇指组合再造的研究进展[J]. 实用手外科杂志, 2020, 34(01): 83 – 87.

病例 36　腹腔干夹层、左肾动脉血栓 1 例

一、概述

胸痛中心的建设包含了所有急性非创伤性胸痛的患者，随着诊疗路径的明确化，急性胸痛的救治在全国达到了同质化的结果。但是受限于各种治疗手段在不同级别医院的开展，有部分诊断和治疗还是有所区别。随着胸痛三联（主动脉、肺动脉及冠状动脉）CTA，越来越多诊断不清的疾病也逐渐清晰了起来。但是受到各个扫描窗的不同，三联 CTA 一般不能够包括到降主动脉全程。所以对于单纯腹主动脉夹层的认识也提高到一定的高度，对于疼痛部位的反复确认相当重要，而不是仅仅局限于急性胸痛。新技术应用的同时不要忘记临床表现和基本的临床查体等。

二、病例报告

（一）病史摘要

1. 主诉　刘某某，男，37 岁。主因"上腹痛半天"于 2019 年 3 月 16 日入院。

2. 现病史　患者于半天前无明显诱因始出现腹痛，位于脐周，腹痛呈持续性隐痛，无明显放射。无发热、寒战，无头痛、头晕，无咳嗽、咳痰，无胸痛、胸闷、憋气，无腹胀、腹泻及恶心、呕吐等。未服用药物，直接来我院急诊。实验室和辅助检查：心电图、脑电图无异常，D-二聚体 0.57ng/ml，肌酐 110μmol/L。

3. 既往史　患者无特殊进食情况。既往体健，否认肝炎、伤寒、结核病史。否认高血压、糖尿病等慢性病病史。无外伤史，无中毒史，无药物过敏史。无烟酒嗜好。患者近 1 个月来精神、睡眠、食欲尚可，大小便正常，体重无明显减轻。

（二）入院查体

体温 36.5℃，心率 95 次/分，呼吸 17 次/分，血压 141/76mmHg。发育正常，营养中等，急性病容，神志清楚，问答切题，查体合作。全身皮肤未见皮疹，无皮下结节，全身皮肤无黄染，无皮下出血点。浅表淋巴结无肿大。双眼睑无充血，巩膜无黄染，瞳孔等大等圆，对光反射灵敏。鼻腔通畅，口唇淡红，牙龈无溢血、萎缩，舌苔厚白，伸舌居中，无震颤，口腔黏膜完整，咽部充血，扁桃体无肿大。颈部软，运动无受限，颈静脉无怒张，气管居中，甲状腺无肿大，无结节、震颤。胸廓无畸形，运动无受限，胸壁无水肿，肋骨无压痛，双乳对称，无红肿、压痛，无肿块，呼吸运动对称，语颤两侧相称，两肺叩诊呈清音，听诊呼吸音清，双肺未闻及啰音，无胸膜摩擦音。心前区无异常搏动，无抬举性冲动及细震颤，心界不扩大，心率 95 次/分，节律整齐，心音有力，心脏各瓣膜听诊区未闻及杂音，无心包摩擦音。腹部平坦，皮肤颜色正常，无腹壁静脉曲张，腹软，全腹无压痛，无反跳痛，未触及肿块，肝右肋、剑突下未触及，脾左肋下未触及，墨菲征阴性，肝上界右锁骨中线第五肋间，肝脾区轻叩痛，移动性浊音阴性，肠鸣音 5 次/分，未及血管杂音。肛门未见异常。脊柱无畸形，棘突尤压痛，双肾区无叩痛，四肢关节无红肿及运动障碍，双下肢无水肿。生理反射存在，病理反射未引出。

（三）诊疗经过

1. 诊断思路　该患者发病前无特殊进食史，无恶心、呕吐及腹胀、腹泻等，无感染症状。青年男性，表现为腹部持续性疼痛，常规化验未发现异常，腹部 CT 示胰腺头部略显模糊，淀粉酶正常范围。应用山莨菪碱、间苯三酚等解痉止痛药物不见缓解后给予地佐辛治疗，仍不能够缓解疼痛从而引起高度重视。脑电图未见异常排除腹型癫痫，给予强化 CT 发现腹腔干夹层（病例 36 图 1），同时出现左肾动脉血栓形成（病例 36 图 2），并出现肾梗死表现。结合 D-二聚体、肌酐略升高，诊断明确。

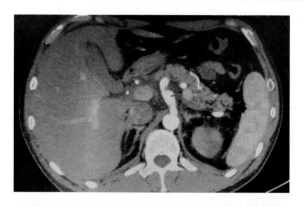

病例 36 图 1　强化 CT(红色箭头为夹层撕裂内膜片)

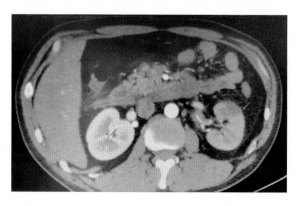

病例 36 图 2　强化 CT(红色箭头为左肾动脉内长条样血栓,绿色箭头为左肾楔形梗死边界)

2. 治疗经过　入院后患者家属拒绝手术治疗,给予保守治疗,予低分子肝素抗凝,复查肾动脉彩超和 CTA,肾动脉血栓逐渐缩小,肾功能恢复良好。出院后给予华法林抗凝治疗。同心肌梗死,此患者在止痛的同时,尽早恢复血流是治疗的关键,特别是支架治疗[2]。住院期间患者再次出现腹痛,全腹痛伴有腹胀、停止肛门排气,普通 CT 示肠梗阻,给予胃肠减压等治疗后好转。再次给予腹部血管强化示多发动脉瘤、腹腔内多发血栓,请内分泌科会诊后诊断"结节性多发动脉瘤",给予糖皮质激素、免疫抑制剂治疗后好转出院。

3. 出院诊断

(1)结节性多动脉炎动脉瘤(腹腔干、脾动脉、肝动脉)。

(2)腹腔内血肿。

(3)高位肠梗阻。

(4)腹腔内多发血栓(腹腔干、脾动脉、肝动脉)。

(5)脾梗死。

(6)左肾动脉二级分支闭塞。

(7)左肾梗死。

(8)急性肾损伤。

(9)肝脏多发囊肿。

(10)右肾结石。

三、经验总结

1. 肾动脉主干栓塞及较大分支栓塞常出现下列主要临床表现[1]

(1)突然发生的患侧腰痛。患者患侧肾区剧烈疼痛多突然出现或者急性加重,也可以出现腹痛及背部剧痛,同时可能伴有发热、头痛、恶心和呕吐等非特异症状,所以容易与急性胆石症、胆囊炎或急性胰腺炎等相混淆。患者体格检查多能发现特异性的肾区(或脊肋角压痛)叩击痛,对急性肾动脉栓塞的诊断有重要意义。辅助检查血常规中性粒细胞增多,尿液检查有血尿和白细胞尿[3],易误诊为肾或输尿管结石、急性肾盂肾炎或肾创伤等。同时血清谷草转氨酶和乳酸脱氢酶明显增高,在急性肾动脉栓塞时增高特别明显(尤其是乳酸脱氢酶)。肾动脉小分支栓塞的症状可较轻,甚至除出现病侧疼痛及尿液检查异常之外,无明显全身症状。

(2)突然出现的高血压或者原有高血压急性升高。患者会突然出现高血压也是本病的特征,血压可重度升高。由于高血压为突然出现或者伴随发作,同时因为肾动脉闭塞导致的高血压要比其他高血压更加明显,所以患者多有头痛头胀感,甚至个别病例会出现高血压危象。

(3)突然出现的肾功能不全和血尿。虽然两侧急性肾动脉栓塞时,常迅速发生少尿性急性肾损伤;但有时急性单侧肾动脉栓塞,对侧肾动脉发生痉挛,同样可出现少尿性急性肾损伤。肾动脉分支栓塞虽然不发生急性肾损伤,但可有肾小球滤过率降低,血清肌酐同样会轻度增高。

2. 鉴别诊断

(1)本病须与急性胆囊炎、胰腺炎等急腹症鉴别:急性胆囊炎患者查体墨菲征阳性,腹部 B 超可见到胆囊炎症或胆结石的存在;急性胰腺炎腹痛可呈"腰带状",血、尿淀粉酶的增高及动态曲线有确诊意义。

(2)与其他肾脏疾病鉴别:肾结石伴泌尿系感染可出现类似肾梗死的症状和体征,但肾功能受损轻微或正常,无高血压及血清酶学增高。

(3)与其他部位动脉栓塞鉴别:肠系膜动脉闭塞引起肠缺血坏死的早期表现与肾梗死相类似,病情发展可出现血便或呕血。不典型的急性心肌梗死症状也可与急性肾梗死混淆。动态观察心肌酶和心电图的衍变很重要。选择性动脉造影是确诊的"金标准"。

3. 结节性多动脉炎(polyarteritis nodosa,PAN) 是一种罕见的原发性系统性血管炎[4],其病因学仍有待了解[5],在治疗和疾病过程具有明显的异质性表现。主要侵犯中小肌性动脉,损害呈节段性分布,易发生于动脉分叉处,向远端扩散。

1)诊断标准:1990 年美国风湿病协会提出的标准可供参考:①体重自发病以来减少≥4kg(无节食或其他原因所致)。②皮肤网状青斑(四肢和躯干)。③睾丸痛和/或压痛(并非感染、外伤或其他原因引起)。④肌痛、无力或下肢触痛。⑤多发性单神经炎或多神经炎。⑥舒张压≥90mmHg。⑦血尿素氮 >14.3mmol/L 或肌酐 >133μmol/L(非肾前因素)。⑧血清 HBV 标记(HBsAg 或 HBsAb)阳性。⑨动脉造影见动脉瘤或血管闭塞(除外动脉硬化、肌纤维发育不育或其他非炎症性原因）。⑩中小动脉壁活检见有包括中性粒细胞和单核细胞浸润。

上述10条中至少有3条阳性者可诊断为结节性多动脉炎，其中活检及血管造影异常具重要诊断依据。

2）鉴别诊断　主要有以下几条。

（1）继发性多动脉炎：系统性红斑狼疮、类风湿关节炎、干燥综合征等其他结缔组织病可合并多动脉炎，其血管炎的病理改变和临床表现与结节性动脉炎相似，但上述疾病均有各自的临床特点，容易鉴别。

（2）变应性肉芽肿病：临床上多有哮喘或过敏史，累及上下呼吸道，如肺内浸润性病变，而肾脏受累相对较少。主要侵犯小动脉、细小动脉和静脉，可见坏死性肉芽肿、各种细胞浸润，尤以嗜酸性粒细胞为主等。

（3）韦格纳肉芽肿：本病主要累及上呼吸道、肺和肾脏，病理改变呈血管坏死及肉芽肿形成，嗜酸性粒细胞很少见。胞质型抗中性粒细胞胞质抗体（c - ANCN）是本病的特异性抗体。

（4）大动脉炎：多见于青年女性，主动脉弓及其分支、肾动脉及其他内脏大动脉常受累。病理可见肉芽肿形成及圆形细胞浸润，后期引起不同部位的狭窄或闭塞。

（青岛市中心医院：于波涛　张　虎）

参 考 文 献

[1] 钱桐荪. 肾动脉血栓形成和肾动脉栓塞[J]. 新医学，2006，37（5）：289 - 290.

[2] Khosla S. Renal artery stenosis：A review of therapeutic options[J]. Minerva Cardioangiol，2005，53（1）：79 - 91.

[3] 金秀男，潘健涛. 肾静脉血栓形成的实验室检查及诊断价值[J]. 新医学，2006，37（5）：290 - 292.

[4] Karadag O，Jayne D J. Polyarteritis nodosa revisited：A review of historical approaches，subphenotypes and a research agenda[J]. Clin Exp Rheumatol，2018，111（2）：135 - 142.

[5] Criado P R，Marques G F，Morita T C A B，et al. Epidemiological，clinical and laboratory profiles of cutaneous polyarteritis nodosa patients：Report of 22 cases and literature review[J]. Autoimmun Rev，2016，15（6）：558 - 563.

病例 37　胆总管结石并扩张 1 例

一、概述

胆总管结石是胆道系统的常见疾病，近年来其发病率呈上升趋势，起病较快，易引起胆囊炎、胰腺炎等，引起肝胆功能及代谢循环出现异常。治疗以清除结石、解除梗阻为主。但胆总管结石较为复杂，常规的内科治疗方法效果甚微，需采取手术治疗。随着内镜技术的发展，内镜逆行胆胰管造影(ERCP)联合内镜下Oddi括约肌切开(endoscopic sphincterotomy，EST)取石成为治疗胆总管结石的主要手段之一。但是术后胆总管结石复发率较高，需警惕结石复发的高危因素，注意加强随访，必要时行胆囊切除术。

二、病例报告

(一)病史摘要

1. 主诉　姜某某，男性，57岁。因"右上腹疼痛9天、加重1天"于2020年3月1日入院。

2. 现病史　患者9天来无明显诱因出现右上腹痛，为阵发性隐痛，无腰背部放射痛，无寒战、发热，无恶心、呕吐，无心慌、憋闷，无腹泻，无呕血、黑便，无黄疸，无小便发黄。在我院门诊查腹部B超示：胆囊多发息肉、胆囊多发结石并胆囊炎；胸部及上腹部CT示：胆囊结石，胆总管结石并胆总管轻度扩张，未行特殊治疗。1天前患者右上腹疼痛加重，程度剧烈，呈持续性绞痛伴阵发加剧，并向右肩背部放射，伴心慌、大汗，遂于我院就诊，急查心电图示：窦性心律，大致正常图形；上腹CT示：胆囊结石，胆囊炎，胆总管结石并胆总管轻度扩张。为求进一步治疗，急诊科以"胆总管结石并扩张"收住入院。患者自发病以来，神志清楚，精神萎靡，食欲不振，睡眠欠佳，大小便无异常，近期体重无变化。

3. 既往史　既往糖尿病病史10余年，平日皮下注射"来得时(甘精胰岛素注射液)"12U，血糖控制可；高血压病史8年余，口服美托洛尔，自诉血压控制可。否认冠心病等其他慢性病史；否认肝炎、结核等传染病病史及其密切接触史；否认手术、重大外伤、输血史；否认食物、药物等过敏史；否认吸烟史、饮酒史。

(二)入院查体

体温36.9℃，脉搏75次/分，呼吸16次/分，血压126/95mmHg；中年男性，营养中等，自主体位，查体合作。全身皮肤黏膜无黄染及出血点，颈部、锁骨上、腹股沟等浅表淋巴结未触及肿大。眼睑无水肿、充血及苍白，双侧瞳孔等大等圆，对光反射灵敏。口唇无发绀，扁桃体无肿大及化脓。颈软，气管居中，甲状腺无肿大，无颈静脉怒张。胸廓对称，双侧呼吸动度均等，双肺未闻及干湿性啰音。心前区无隆起，心界不大，心率75次/分，节律规整，各瓣膜听诊区未闻及病理性杂音。腹部平软，未见胃肠型及蠕动波，右上腹压痛明显，伴反跳痛，墨菲征阳性，肝脾脏肋下未及，肝肾区无叩痛，移动性浊音阴性，肠鸣音正常。脊柱、四肢无畸形，活动正常。外生殖器外观无异常。腹壁反射、膝腱反射正常存在，巴宾斯基征、脑膜刺激征阴性。

(三)门诊辅助检查

腹部B超示(2020-2-24)：胆囊多发息肉、胆囊多发结石并胆囊炎声像图。

胸部及上腹部CT示(2020-2-24)：右肺上叶磨玻璃结节，建议随访，左肺小结节，考虑纤维结节，双肺炎性/纤维索条；双肺局部轻度间质性改变，主动脉及冠状动脉硬化，胆囊结石，胆总管结石并胆总管轻度扩张，肝右叶囊肿可能，肝左叶外侧段可疑低密度，考虑伪影可能，建议结合其他检查(病例37图1)。

上腹部 CT 示(2020 – 2 – 28)：胆囊结石，胆囊炎，胆总管结石并胆总管轻度扩张，肝囊肿可能，腹腔内脂肪间隙模糊，扫及双肾边缘模糊，建议结合临床及其他检查(病例37 图 2)。

肝功示(2020 – 2 – 29)：ALT 161.0U/L、AST 94.0U/L、GGT 210.0U/L；血常规、淀粉酶、血凝系列、病毒系列无明显异常。

心电图示(2020 – 2 – 29)：窦性心律，大致正常图形。

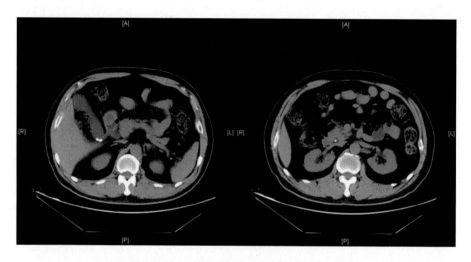

病例 37 图 1　胸部及上腹部 CT(2020 – 2 – 24)

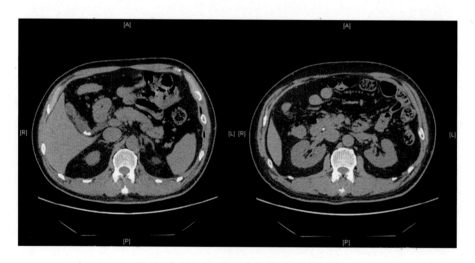

病例 37 图 2　上腹部 CT(2020 – 2 – 28)

(四)入院辅助检查

血常规 + 反应蛋白：(2020 – 3 – 01)白细胞计数 5.33 × 10⁹/L，中性粒细胞百分率82.3%，中性粒细胞计数 4.38 × 10⁹/L，反应蛋白 1.63mg/L；(2020 – 3 – 2)白细胞计数9.54 × 10⁹/L，中性粒细胞百分率 83.3%，中性粒细胞计数 7.94 × 10⁹/L，反应蛋白

1.0mg/L；（2020－3－3）血常规正常；（2020－3－4）血常规正常，反应蛋白54.19mg/L；（2020－3－8）血常规正常，反应蛋白39.3mg/L。

血生化：（2020－3－1）血淀粉酶890U/L，生化离子正常；（2020－3－2）丙氨酸氨基转移酶179U/L，天冬氨酸氨基转移酶71U/L，谷氨酸脱氢酶122.4U/L，γ－谷氨酰转肽酶374U/L，总蛋白62.4g/L，白蛋白34.4g/L，血淀粉酶1487U/L，胰淀粉酶1462U/L，脂肪酶2896U/L；肾功、生化离子正常；（2020－3－3）血淀粉酶630U/L；（2020－3－4）血淀粉酶184U/L；（2020－3－5）血淀粉酶58U/L；（2020－3－8）γ－谷氨酰转肽酶150U/L，总蛋白61.5g/L，白蛋白35.2g/L，血淀粉酶44U/L，胰淀粉酶31U/L，脂肪酶47U/L，肾功、生化离子正常。

心电图（2020－3－1）：窦性心律，大致正常图形。

（2020－3－1）ERCP＋EST＋胆总管取石＋ENBD术，诊断：胆总管结石，ERCP＋EST＋胆总管取石＋ENBD，十二指肠降段憩室，胃息肉。病理结果示（胃底体）胃底腺息肉。

胃肠造影（2020－3－9）：经鼻胆管注入适量对比剂，肝内外胆管显影，胆总管最大横径约1.2cm，腔内未见明显充盈缺损，对比剂顺利进入十二指肠。胆囊显影。

动态心电图（2020－3－9）：正常窦性心律，室上性早搏18次，全程ST－T无明显改变。

（五）最后诊断

1. 胆总管结石并扩张。

2. 胆囊结石。

3. 胆囊息肉。

4. 胃底腺息肉。

5. 十二指肠降段憩室。

6. 2型糖尿病。

7. 高血压。

8. 左肺结节

9. 肝囊肿。

10. 主动脉及冠状动脉硬化

（六）病情评估

1. 患者起病初期行腹部B超及腹部CT提示胆囊结石、胆总管结石并胆系轻度扩张，此时即出现结石阻塞胆总管情况，但未予以处理。后症状突然加重，考虑胆系梗阻加重，胆汁淤积，胆管内压力升高，此时若不及时处理，可快速进展为急性梗阻性化脓性胆管炎、全身炎性反应综合征、脓毒血症甚至感染性休克风险。

2. ERCP＋EST＋ENBD：患者胆总管结石并胆管扩张，需尽快解除梗阻，内科保守治疗效果差，需微创手术干预，首选经内镜逆行胆胰管造影（ERCP）＋内镜下Oddi括约肌切开（endoscopic sphincterotomy，EST）取石＋经内镜鼻胆管引流（endoscopic nasobiliary drainage，ENBD）。

（七）治疗方案与措施

患者胆总管结石合并胆总管扩张，下一步有发生化脓性胆管炎、感染性休克、多器官功能不全风险，需尽快解除梗阻。2020 年 3 月 1 日入院后排除手术禁忌证，立即行 ERCP＋EST＋胆总管取石＋ENBD 术。术中于胆总管下段取出直径约 0.5cm 棕黑色结石 1 枚及少量散碎结，手术过程顺利，安返病房。术后给予抗感染、利胆、抑酸、抑制胰酶分泌、保肝、营养支持、降糖等对症治疗，同时监测血常规、C 反应蛋白、肝功、淀粉酶等指标变化。2020 年 3 月 4 日血淀粉酶明显下降，患者腹痛较前明显减轻，一般情况可，开始恢复流质饮食。2020 年 3 月 6 日血淀粉酶降至正常，抑酸及抑制胰酶分泌药物减量。2020 年 3 月 9 日行肝内外胆管造影示未见明显充盈缺损，对比剂显影通畅，予以拔除鼻胆管，好转出院。但患者仍合并胆囊多发结石，随时都有结石下排至胆总管并发梗阻的风险，遂建议其后期身体恢复后于肝胆外科行胆囊切除术。

三、讨论

胆总管结石即存在于胆总管内的结石，分为原发性和继发性。原发性胆总管结石多发生在有复发性或持续性胆道感染的患者，胆汁淤积、胆道蛔虫病史/十二指肠乳头旁憩室等病史可增加其发生风险。继发性胆总管结石多是由胆囊结石排至胆总管所致。近年来胆总管结石的发病率呈上升趋势，为 1.7%～9.0%。当结石阻塞胆管并继发感染时，典型的临床表现为腹痛、寒战高热和黄疸，称为查科三联征（Charcot triad）；若梗阻未及时解除，在此基础上可出现神志障碍、休克即雷诺五联征（Reynolds pentad），病情危重，同时还会导致肝损伤及胆源性胰腺炎。所以对出现症状的胆总管结石患者，需尽快清除结石，解除梗阻。但胆总管结石较为复杂，常规的内科治疗方法效果甚微，需采取手术治疗。近些年来随着医疗技术水平的发展，内镜技术已取代传统的开腹手术广泛应用于胆道结石治疗中。

内镜逆行胰胆管造影（ERCP）联合内镜下 Oddi 括约肌切开（endoscopic sphincterotomy，EST）取石是一种高效、微创、安全的胆总管结石治疗方法；特别是对体积相对较小（直径＜1cm）的结石，其手术时间短且不会破坏胆总管结构的完整性，创伤小，术后恢复较快[1]。经内镜鼻胆管引流术（endoscopic nasobiliary drainage，ENBD）是在内镜下经十二指肠乳头或经切开的乳头置管入胆总管引流，能迅速有效地解除胆管梗阻，并能预防术后胰腺炎；急性期后，还可通过导管行胆道造影，以对胆管内病变的部位和范围作出较为准确的判断[2-4]。本例患者合并胆囊多发结石及多发胆囊息肉，此次胆总管结石考虑继发于胆囊结石可能性大，符合胆囊切除指征，建议同时行腹腔镜下胆囊切除术，但患者个人强烈拒绝切除胆囊。当务之急为尽快解除由结石嵌顿导致的胆道梗阻，且腹部 CT 示结石体积相对较小，符合 ERCP＋EST 手术指征；同时辅以 ENBD，减轻胆管内高压，保持胆汁引流通畅，即使再次出现胆囊结石脱落，亦不会引起胆汁梗阻出现临床症状。

对于本例患者来说，其存在胆总管结石复发的高危因素：①患者合并胆囊多发结石，结石脱落至胆总管导致继发性胆总管结石的可能性较大，若后期反复发生，建议考虑切除胆囊。②有研究发现 ERCP 操作史会增加结石复发的概率并缩短复发的时间间隔，考虑可能与 ERCP 导致乳头括约肌结构、功能破坏从而继发十二指肠内容物逆行入胆管有关[5~7]。③胆总管扩张是目前公认的结石复发的危险因素；研究发现当胆总管直径≥10mm 时，结石复发的概率增加，因胆总管扩张时，胆汁流速减慢、胆汁淤积，导致胆管慢性炎症甚至并发细菌感染，易于形成结石[8]。

所以对于该患者应注意加强随访，建议其定期复查腹部 B 超及 CT 等影像学检查，及时了解有无胆总管结石复发。

（山东大学第二医院：宫成霞）

参 考 文 献

[1] 李鹏，王拥军，王文海. 中国 ERCP 指南(2018 版)[J]. 中华消化内镜杂志，2018，35(11)：777 - 813.

[2] Xu X D, Dai J J, Qian J Q, et al. Nasobiliary drainage after endoscopic papillary balloon dilatation may prevent postoperative pancreatitis[J]. World J Gastroenterol，2015，21(8)：2443 - 2449.

[3] Ding J, Li F, Zhu H Y, et al. Endoscopic treatment of difficult extrahepatic bile duct stones，EPBD or EST：An anatomic view[J]. World Journal of Gastrointestinal Endoscopy，2015，7(3)：274 - 277.

[4] Poh B R, Ho S P S, Sritharan M, et al. Randomized clinical trial of intraoperative endoscopic retrograde cholangiopancreatography versus laparoscopic bile duct exploration in patients with choledocholithiasis[J]. Br J Surg，2016，103(9)：1117 - 1124.

[5] Natsui M, Saito Y, Abe S, et al. Long - term outcomes of endoscopic papillary balloon dilation and endoscopic sphincterotomy for bile duct stones[J]. Digestive endoscopy，2013，25(3)：313 - 321.

[6] Zhang R C, Luo H, Pan Y L, et al. Rate of duodenal - biliary reflux increases in patients with recurrent common bile duct stones：Evidence from barium meal examination[J]. Gastrointest Endosc，2015，82(4)：660 - 665.

[7] Konstantakis C, Triantos C, Theopistos V，et al. Recurrence of choledocholithiasis following endoscopic bile duct clearance：Long term results and factors associated with recurrent bile duct stones[J]. World Journal of Gastrointestinal Endoscopy，2017，9(1)：26 - 33.

[8] Pei Y, Wang M, Qin R，et al. Intraoperative endoscopic nasobiliary drainage over primary closure of the common bile duct for choledocholithiasis combined with cholecystolithiasis：A cohort study of 211 cases [J]. Surg Endosc，2017，31(8)：3219 - 3226.

病例 38　足部急性创面的修复

一、概述

临床处理急慢性创面常用的方法主要有直接缝合术、皮片移植术、皮瓣移植术和皮肤软组织扩张术[1]。直接缝合术一般用于无皮肤软组织缺损的创面。皮片移植术简单易行，只要创面血运可，人体任何部位皮肤缺损的修复均可使用，但禁用以下几种情况：骨、软骨、肌腱、神经裸露；放射性溃疡；细菌数 > 105cfu/g 的感染创面；异物存留的创面。皮瓣移植术因皮瓣自身有血运易于成活，应用更为广泛，不仅适用于以上皮片移植无法修复的创面，还适用于以下几种情况：无重要组织裸露，但外形或者功能效果要求较高；器官再造；各种局部血运不佳或营养贫乏等难以愈合的伤口。皮肤软组织扩张术可用于全身体表缺损无法直接缝合的创面，但因其并发症较多、手术次数较多、治疗时间长、费用高，扩张期间易发生血肿、感染、扩张器外露等[2]，目前应用较为局限，主要应用于各种瘢痕特别是烧伤后瘢痕以及烧伤后遗畸形的治疗。

下肢急慢性创面在急诊外科较为常见。下肢易与外界物体产生碰撞，造成损伤，轻者为皮肤软组织损伤，重者可合并骨折或者肌肉肌腱断裂，如处理不当则迁延不愈。外科医师应根据创面所在部位、大小、深度以及重要结构暴露的情况进行全面评估，选择恰当的方法覆盖创面，促进创面愈合。

二、病例报告

(一)病史摘要

1. 主诉　王某某，女性，36 岁，因"右足、右踝开放外伤 2 小时"入院。

2. 现病史　患者 2 小时前因车祸导致右足、右踝外伤，由 120 急送入我院。

3. 既往史　既往体健，否认高血压、糖尿病病史、下肢静脉疾病等慢性病病史。

(二)入院查体及辅助检查

体温 36.3℃，脉搏 79 次/分，呼吸 19 次/分，血压 132/83mmHg；神志清楚，精神正常，自主体位。全身皮肤黏膜无黄染，未见皮疹及出血点，浅表淋巴结无肿大。双侧瞳孔等大等圆，对光反应灵敏；耳鼻无异常。颈软，颈静脉无怒张，气管居中。胸廓无畸形，胸骨无压痛，双肺叩清音，听诊双肺呼吸音粗，双肺底未闻及干湿性啰音。心前区无隆起或凹陷，心率 79 次/分，心律规整，心音正常，各瓣膜听诊区未及杂音。腹部平软，无压痛及反跳痛，肝脾肋下未触及，肝肾区无叩痛，移动性浊音(-)，肠鸣音正常。脊柱、四肢无畸形，双下肢指压无水肿。肱二头肌、肱三头肌、腹壁反射及膝跳反射正常，巴宾斯基征(-)。

专科查体：右足背侧大面积皮肤缺损，部分肌肉组织完全离断，出血明显，各足趾末端血运可，小趾感觉略迟钝，其他各趾及足底感觉正常。

X 线示：右足第 2、第 3、第 4 跖骨骨折。血常规、出凝血、心电图均无明显异常。

(三)诊疗经过

1. 入院诊断

(1)右足开放性外伤。

(2)右足背皮肤缺损。

(3)右足多发性骨折。

2. 诊治思路　患者右足开放性骨折，皮肤缺损面积大，污染较重，肌腱外露，应一期行右足清创 + 负压吸引术，待创面新鲜后二期行皮瓣移植术。因皮肤缺损面积大、局部皮瓣不能很好地覆盖创面，所以选取游离皮瓣。股前外侧皮瓣可提供的面积大，位置隐蔽,取瓣后不损伤肢体功能,因此可选用此皮瓣。手术方式:一期行右足清创+负压吸引术;二期行右足清创游离对侧股前外侧皮瓣修复术+伸趾功能重建术,根据术后皮瓣恢复情况决定后期是否需要行皮瓣整复术。

3. 治疗过程　患者入院后积极完善各项术前检查,排除手术禁忌证后,于2018年8月5日急症在腰硬联合麻醉+静脉全麻下行右足清创+负压吸引术。待麻醉生效后,患者取仰卧位,右下肢根部上充气止血带(压力50kPa,每1小时松开10分钟),刷洗清洁右下肢及右足伤口周围皮肤,双氧水、盐水交替冲洗伤口3遍后拭干,常规碘伏消毒铺单。切除创缘皮肤1mm及彻底失活及污染组织,术中探查见:右足背皮肤挫伤并缺损,足背皮肤向远端剥脱掀起,拇长伸肌腱、趾长伸肌腱自腱腹结合部撕脱断裂,趾短伸肌挫伤。大量盐水、双氧水冲洗创面,保留拇长伸肌腱、指长伸肌腱部分腱性组织,置入踝前皮肤组织内备二期手术用,松开止血带,创面彻底止血,足背放置VSD负压材料,贴膜后吸引无漏气,石膏外固定。术后予常规抗感染、活血化瘀、消肿、促进骨愈合、预防血栓形成等对症支持治疗,术后恢复尚好。

2018年8月17日在全麻下行右足清创+游离对侧股前外侧皮瓣修复术+伸趾功能重建术。术前使用多普勒超声探测旋股外侧动脉降支的皮支。术中首先将伸拇及伸趾肌腱调整张力后与胫骨前肌编织缝合,趾背伸位固定。根据创面大小及术前多普勒超声探测皮支在左大腿设计游离股前外侧皮瓣,保留皮支,并游离出降支,保留2条伴行静脉,皮瓣约11cm×7cm大小。将皮瓣转移至足背,显微镜下吻合旋股外侧动脉降支–足背动脉,并吻合2条无名静脉,皮神经与腓浅神经吻合。吻合后观察血管通畅,皮瓣血运良好,足趾端血运好,最后缝合皮肤,无菌敷料包扎。石膏固定踝关节于背伸位。术后继续予常规抗感染、活血化瘀、消肿、预防血栓形成等对症支持治疗,并定期换药(病例38图1)。患者痊愈后出院。

患者于2018年11月17日为行右足整形术入院。排除手术禁忌证后,于2018年11月30日行右足皮瓣整形。术中修剪脂肪至合适,见皮瓣血运良好,彻底止血,冲洗切口。放负压引流,原位缝合皮肤。放引流条,无菌敷料包扎固定。术后定期换药,恢复良好(病例38图2)。

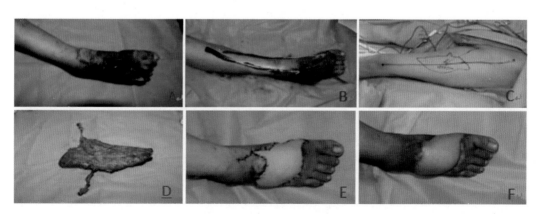

A—术前;B～D—术中;E—术后即刻;F—术后3个月

病例38图1　第一次入院手术

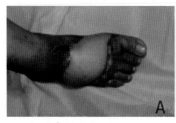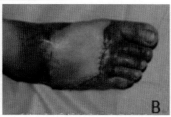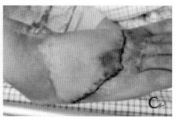

A—术前；B—术后即刻；C—术后 2 周

病例 38 图 2　第二次入院手术

三、经验总结

选择皮瓣遵循的原则：宁近勿远、宁带蒂勿游离、宁次要血管勿主要血管等原则[3]。皮瓣移植前应考虑：①是否满足受区面积大小；②是否易操作、安全；③对供区形态及功能的影响程度，所选择皮瓣的血供是否充足；④患者的身体条件是否可耐受皮瓣移植术等。创面的皮瓣修复以局部皮瓣为主，必要时可选用游离皮瓣或交腿皮瓣。本病例中患者右足背部皮肤缺损较多，并且有肌腱、骨质外露，局部皮瓣无法覆盖创面，因此选择游离皮瓣进行修复。

综合相关文献及长期的临床经验对足部皮瓣移植总结如下[4,5]。足部皮肤缺损可使用的局部皮瓣主要为足部周围的皮瓣，包括足部皮瓣及小腿部皮瓣。足部皮瓣及其主要作用：足背皮瓣可用于足及踝部缺损的修复；足外侧皮瓣用于足跟部皮肤缺损的修复；足底内侧皮瓣由足底内侧非功能区形成，可修复同侧或对侧足底负重区的缺损；足底外侧皮瓣因其为足部负重区，因此一般不采用。小腿部可作为局部皮瓣用来修复足部缺损的主要包括腓肠肌皮瓣、比目鱼肌皮瓣等。修复下肢创面常用的游离皮瓣有背阔肌肌皮瓣、胸脐皮瓣、肩胛区皮瓣、阔筋膜张肌肌皮瓣、股前外侧皮瓣等。

（山东第一医科大学附属中心医院：宫红敏）

参 考 文 献

［1］ 王炜. 整形外科学［M］. 杭州：浙江科学技术出版社，1999：79 － 81.

［2］ Dzonov B, Daskalov O, Noveski L, et al. Tissue expansion in limbs vs other body regions［J］. Pril（Makedon Akad Nauk Umet Odd Med Nauki）, 2014, 35（1）：219 － 224.

［3］ 苏瑞鉴，杨庆达，曾麟杰，等. 小腿远端及足踝部皮肤缺损的显微外科治疗［J］. 医学综述，2009，15（15）：2387 － 2389.

［4］ Zhu Y L, Wang Y, He X Q, et al. Foot and ankle reconstruction：An experience on the use of 14 different flaps in 226 cases［J］. Microsurgery, 2013, 33（8）：600 － 604.

［5］ Laporta R, Atzeni M, Longo B, et al. Double free fillet foot flap：sole of foot and dorsalis pedis in severe bilateral lower extremity trauma, a 10 － year follow － up case report［J］. Case Reports Plast Surg Hand Surg, 2016, 3（1）：62 － 65.

病例 39 广泛软组织损伤合并化脓性链球菌感染死亡 1 例

一、概述

软组织损伤系指人体运动系统皮下骨骼之外的肌肉、韧带、筋膜、肌腱、滑膜、脂肪、关节囊等组织以及周围神经、血管的不同情况的损伤。人体软组织损伤是人类运动系统中的一种常见病、多发病。软组织的损伤可因急性损伤或慢性积累性损伤而导致，根据是否存在开放性伤口，又可分为开放性软组织损伤和闭合性软组织损伤。闭合性软组织顿挫伤多见于钝器暴力打击，广泛闭合性软组织钝挫伤造成死亡的主要原因为微循环障碍引起脏器功能衰竭[1,2]；开放性软组织损伤后易合并感染，多数情况下感染部位出现红肿、疼痛等感染症状。少数软组织钝挫伤后皮肤及软组织感染(skin and skin structure infections，SSSI)症状不明显，往往忽视严重的感染而加速死亡。因此，作为急诊科医师在积极处理脏器衰竭的同时要关注致命感染的可能。本文就一例广泛软组织损伤后血流感染患者进行报道分析。

二、病例报告

（一）病史摘要

1. 主诉 刘某，男性，24 岁。因"外伤 6 天，呼之不应 12 小时"于 2015 年 3 月 20 日入院。

2. 现病史 患者于入院前因纠纷遭多人暴力殴打，头皮裂伤，全身多处挫伤、瘀斑，当时未就医，自行休息，陪人诉每日少许进食，精神萎靡，尿量不详。入院前 16 小时患者曾于某医院急诊科就诊，行头颅、胸部及全腹部 CT 检查未见脏器损伤，给予患者头部外伤清创缝合及破伤风疫苗注射后准其离院。入院前 7 小时患者出现幻觉，随后呼之不应，急来院。整个过程无肢体抽搐，无口吐白沫，无大小便失禁，无跌倒发作。

3. 既往史 既往心肌炎病史，无食物及药物过敏史，无中毒史。

（二）入院查体

体温 38.3℃，脉搏 155 次/分，呼吸 44 次/分，血压 73/53mmHg；神志不清，呼吸浅快，全身皮肤湿冷、花斑。头皮 5cm 缝合伤口；面部、胸背部及左侧腰腹部见多处皮肤软组织挫伤、肿胀，瘀斑；双瞳孔等大等圆，直径约 2.5mm，对光反射存在；胸廓无畸形，双侧呼吸动度均等，双肺呼吸音低，未闻及干湿性啰音。心率 155 次/分，律齐。腹部平坦、软，肝脾肋下未及，腰部背部软组织肿胀，肠鸣音弱。双下肢多处皮肤淤斑、肿胀，双膝关节肿胀，双足背动脉搏动弱。四肢肌力查体不配合，双侧肌张力对称，双侧巴宾斯基征（-）。

（三）辅助检查

颅脑＋胸＋全腹 CT：左侧上颌窦窦壁骨折，左侧上颌窦积液；未见明显脑出血及挫裂伤；L_4、L_5 左侧横突骨折。

心电图：阵发性室上性心动过速。

血常规：白细胞计数 $22.49 \times 10^9/L$，中性粒细胞 $12.93 \times 10^9/L$，血红蛋白 98g/L，血小板计数 $135 \times 10^9/L$。

凝血常规：凝血酶原时间 19.10 秒，活化部分凝血活酶时间 65.20 秒，D － 二聚体 76.580ng/L。

尿常规：尿蛋白（2 ＋），尿葡萄糖（1 ＋），隐血（3 ＋），尿酮体（＋），尿胆原（1 ＋），尿胆红素（1 ＋）。

离子肾功：钠 129mmol/L，钾 5.9mmol/L，氯 91mmol/L，尿素氮 15.2mmol/L，肌酐 416μmol/L，二氧化碳结合力 10mmol/L，血糖 2.8mmol/L。

肝功能：谷丙转氨酶 431U/L，谷草转氨酶 178U/L，白蛋白 17g/L。

心梗三联：肌钙蛋白 T 50ng/L，肌红蛋白 ＞3000μg/L，肌酸激酶同工酶 64.94μg/L。

血气分析：pH 7.25，氧分压 171mmHg，二氧化碳分压 16mmHg，碳酸氢根 7mmol/L，碱剩余 20.2mmol/L，乳酸 13.4mmol/L，阴离子间隙 33mmol/L。

急诊给予患者建立静脉通道、快速补液、应用血管活性药物维持血压及对症支持治疗维持生命体征，应用头孢曲松抗感染，同时留取血培养后紧急收入重症医学科继续治疗。

（四）诊疗经过

1. 入院诊断

（1）全身多发皮肤软组织挫伤并感染。

（2）低血容量性休克并感染性休克。

（3）多器官功能不全（急性肾功能不全，急性肝功能不全）。

（4）水电解质紊乱（低钠低氯血征，高钾血征）。

（5）乳酸性酸中毒。

（6）挤压综合征。

（7）弥散性血管内凝血。

（8）L_4、L_5 左侧横突骨折。

（9）左侧上颌窦窦壁骨折并左侧上颌窦积液。

2. 诊疗经过　进入重症医学科住院后，考虑到患者已合并出现感染性休克、低血容量性休克及失血性休克，给予患者大量晶体液联合血浆、蛋白等胶体液扩容，补充血容量，同时减轻毛细血管渗漏，减少组织渗出，并给予其广谱抗生素美罗培南抗感染治疗，患者已出现肝肾衰竭、严重酸中毒、挤压综合征、肾小管堵塞。在给予患者保护重要器官的同时，给予床旁持续血液滤过治疗，以稳定机体内环境，清除炎性因子，减轻全身炎症反应，清除肌红蛋白，减少肾小管进一步堵塞。患者白细胞持续升高至 $30.1 \times 10^9/L$，血小板持续下降至 $30 \times 10^9/L$，降钙素原 ＞100ng/ml，凝血功能进行性恶化，活化部分凝血活酶时间 109 秒、D - 二聚体 83.980ng/L；分析患者广泛软组织损伤引起重症感染，微循环障碍，弥散性血管内凝血(DIC)发生，遂给予血浆输注纠正凝血功能。住院经积极治疗 16 小时后，患者突发呼吸心搏骤停，立即心肺复苏，抢救 20 分钟后患者恢复自主心律。此次抢救成功后患者呈脑死亡状态，心、脑、肺、肾、凝血功能均存在严重功能障碍，生命体征极不稳定。入院后第 2 天接细菌室危机值报告，患者血培养涂片示革兰阳性球菌，脓毒血症，感染性休克诊断成立，调整抗生素治疗方案，应用美罗培南联合利奈唑安抗感染治疗。患者皮肤软组织感染加重，皮肤及皮下软组织破溃坏死，入院后第 3 天细菌室报血培养危机值为化脓性链球菌。入院后第 4 天患者心率再次下降至 0 次/分，大动脉搏动消失，再次行心肺复苏，持续抢救 30 分钟无效，患者临床死亡。

三、讨论

皮肤及软组织感染(SSSI)指化脓性致病菌侵入表皮、真皮及皮下组织引起的炎症性疾病[3]。皮肤及软组织感染的诱因主要为创伤等多种原因导致的皮肤黏膜屏障损伤，成为细菌侵入的门户。广泛皮肤软组织挫伤后一方面大量组织因子释放入血，激活外源性凝血系统，继发弥散性血管内凝血(DIC)，导致微循环障碍，最终引起多脏器功能衰竭；另一方面，组织中的分解产物(如组胺等)被吸收入血，使血管通透性增高，加剧微循环障碍的同时，开放细菌入血途径[2]。

SSSI 常见病原菌主要有葡萄球菌、链球菌、铜绿假单胞菌、肠球菌、不动杆菌及大肠杆菌等[4,5]。常见浅表局限性 SSSI，其病原菌相对简单且明确，主要是金葡菌和化脓性链球菌[4,5]。本病例患者为钝器损伤所致皮肤软组织广泛钝挫伤，无重要脏器外伤，属于浅表性皮肤软组织感染，致病菌与文献所述一致，为化脓性链球菌。化脓性链球菌感染具有潜伏期短、进展快及病死率高等特点，严重情况下可引起链球菌中毒休克综合征[6]。化脓性链球菌引起的皮肤软组织感染早期临床表现不典型，易被临床医生忽视。其主要表现为逐渐进展的皮肤变化，早期表现为红斑、肿胀、压痛、皮温升高；中期可发生重度皮肤缺血，皮肤呈现苍白、青紫、坏死，皮肤表面散在、大小不一的含血性液体的水疱；晚期皮肤发黑、破溃，皮下组织、浅深筋膜广泛进行性液化坏死[7,8]。本例患者临床特征与文献描述一致，早期感染症状表现不典型，在第一次就诊时被忽视，错过治疗时机；后期出现坏死性筋膜炎，患者感染症状重，已出现意识不清、多器官功能衰竭，即使充分抗感染治疗亦不能逆转病情，最终死亡。作为急救医学专业医师，应充分认识此病，早期留取标本培养致病菌，及时抗感染治疗。浅表皮肤组织感染主要致病菌为金葡菌和化脓性链球菌，根据抗菌药物敏感性分析，造成皮肤软组织感染的革兰阳性球菌对万古霉素及利奈唑胺均敏感[9]，及时有效的抗球菌治疗是抢救成功的关键。

(山东第一医科大学附属中心医院：范少华　司　敏)

参 考 文 献

[1] 王兰鸣，李天民，王红平. 7 例广泛性软组织挫伤后死亡机制分析[J]. 兰州大学学报(医学版)，2006，49(2)：87 - 90.

[2] 高颖. 软组织挫伤造成死亡的1例病例分析[J]. 临床和实验医学杂志, 2008, 7(9): 169.

[3] Fung H B, Chang J Y, Kuczynski S. A practical guide to the treatment of complicated skin and soft tissue infections[J]. Drugs, 2003, 63(14): 1459-1480.

[4] 王永进, 王娟, 何钢. 皮肤及软组织感染临床诊疗进展[J]. 临床误诊误治, 2016, 29(2): 113-116.

[5] 中国医师协会皮肤科医师分会. 皮肤及软组织感染诊断和治疗共识[J]. 临床皮肤科杂志, 2009, 38(12): 810-812.

[6] 王澎, 杨启文, 周翔. 成人酿脓链球菌导致中毒休克综合征临床分析[J]. 中华医院感染学杂志, 2016, 26(10): 2251-2253.

[7] 韩勇, 刘德红. 链球菌中毒性休克综合征2例的治疗体会[J]. 内科急危重症杂志, 2017, 23(1): 74-76.

[8] 陈杰, 夏军, 王思群. 坏死性筋膜炎研究现状[J]. 国际骨科学杂志, 2011, 32(2): 96-98.

[9] 陈轼, 康云平. 皮肤感染分离的革兰阳性球菌菌谱及抗菌药物敏感性分析[J]. 浙江检验医学, 2007, 5(1): 30-31.

病例40　钝性损伤致肠破裂合并脓毒症休克1例

一、概述

钝性或穿入性创伤可引起包括胃、小肠、结肠或直肠在内的消化道损伤。损伤的性质和严重程度取决于损伤的机制。钝性损伤的损伤范围从轻微挫伤到完全失去血供不等，穿入性损伤则从小穿孔到失去血供不等。伴实体器官损伤的情况较常见。消化道损伤可由钝性损伤机制(机动车碰撞、行人损伤、坠落)或穿入性损伤机制(刀伤、枪伤、散弹枪伤)引起。消化道钝性损伤大多由机动车碰撞引起，系安全带者和/或前排乘客的风险更高。美国东部创伤外科学会(the Eastern Association for the Surgery of Trauma, EAST)的钝性创伤所致空腔脏器损伤研究(Hollow Viscus Injury in Blunt Trauma Study)是一项多中心前瞻性研究，纳入了95家创伤中心共275 557例创伤住院病例，发现机动车辆碰撞导致消化道损伤的可能性是其他腹部钝性损伤机制的1.5倍[1,2]。

二、病例报告

(一)病史摘要

1. 主诉　患者岳某，男性，61岁。因"外伤后左下腹痛伴排尿困难2小时"于2019年2月10日就诊于急诊外科。

2. 现病史　患者就诊2小时前与一名外卖小哥发生口角，被踹伤腹部，腹痛呈持续性，下腹部明显，伴排尿困难。

3. 既往史　既往冠心病、心肌梗死并心脏支架置入手术史，白喉手术史。

(二)查体及辅助检查

体温36.6℃，血压145/86mmHg，脉搏98次/分。神志清，精神可，双肺未及干湿性啰音，心率 98 次/分，腹部膨隆，腹软，全腹轻压痛，无反跳痛。

既往心肌梗死病史，会不会下壁心肌梗死引起的腹痛？立即完善心电图检查，心电图正常，查心梗三联：肌红蛋白 71.20μg/L，肌钙蛋白 T 7ng/L，B 型钠尿肽 64.60pg/ml，床旁经胸心脏彩超左室充盈异常，左室射血分数 63%。心内科会诊暂不考虑急性心肌梗死。急诊外科值班医师给予患者补液、质子泵抑制剂抑制胃酸、间苯三酚解除肠道痉挛等治疗后，患者腹痛仍未减轻。外卖小哥的一脚会损伤到腹部脏器吗？患者排尿困难，有无泌尿道损伤可能？CT 检查无创又快速，值班医生给予患者导尿后，建议其完善了腹部 CT 检查（病例 40 图 1），CT 结果示膀胱高密度影，内见导尿管，左侧腹股沟斜疝，余脏器未见异常。

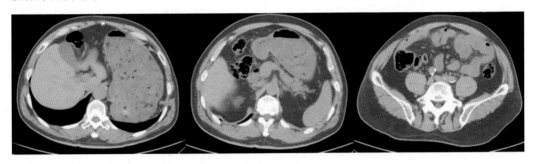

病例 40 图 1 腹部 CT

虽然 CT 未见明显腹腔脏器损伤，但患者腹痛仍不缓解，急诊医生考虑外伤可导致肠道挫伤，损伤程度不确定，如为小肠全层损伤，存在缺血坏死并继发肠道穿孔可能，遂将其急诊留观并嘱患者暂禁食、卧床休息。患者依从性差，未遵循禁食医嘱，自行进食。夜班医生查房发现患者进食后有腹痛加重表现，建议其复查全腹部 CT，患者表示拒绝，遂继续将其留观。2019 年 2 月 13 日，患者感腹痛加剧，并出现心率快、血压低等休克早期表现，查体：体温 38.6℃，血压 85/56mmHg，嗜睡状态，双肺底可闻及湿性啰音，心率 126 次/分，腹部膨隆，无腹壁静脉曲张，无胃肠型及蠕动波。板状腹，全腹压痛及反跳痛，未触及包块，肝脾肋下未及，墨菲征（－），无液波震颤。肠鸣音弱，未闻及明显气过水声。左腹股沟区包块已还纳。复查心电图示心房扑动。行腹部 CT 复查（病例 40 图 2），结果提示：膀胱内导尿管影，不完全肠梗阻；腹盆腔积液并游离气体影，考虑胃肠道穿孔；左侧腹股沟疝；两下肺炎症改变。立刻将其收入胃肠外科进行急诊腹腔镜探查。

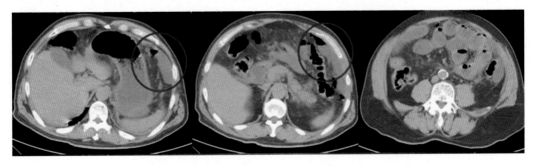

病例 40 图 2 腹部 CT 复查

（三）入院诊断

1. 闭合性腹部外伤小肠破裂

    急性弥漫性腹膜炎。

    感染性休克。

2. 冠心病

    陈旧性心肌梗死。

    冠脉支架置入术后。

3. 心律失常

    心房扑动。

4. 左腹股沟斜疝

5. 肺炎。

6. 白喉术后。

（四）治疗经过

胃肠外科给予患者急诊腹腔镜探查，肠穿孔修补术，腹腔引流术。术中首先腹腔镜探查见腹腔大量稀粪及脓性液体约 1500ml，肠管、网膜、腹膜、肝脏被覆大量脓苔，少量食糜，全肠扩张，并形成粘连包裹，于空回肠交界处见直径 1cm 穿孔，局部小肠多处见挫伤，色泽较暗，腹腔无操作空间，中转开腹，修补穿孔，分离粘连及包裹脓腔，吸尽脓液，然后以大量生理盐水约 15000ml 反复冲洗腹腔至冲洗液清亮，于右膈下、左膈下及盆腔留置引流管。患者术中血压需去甲肾上腺素维持，氧饱和度 88%～90%，术后直接转入重症医学科继续治疗。

转入重症医学时查体：体温 38.9℃，脉搏 151 次/分，呼吸 18 次/分，血压 91/45mmHg（去甲肾微量泵维持），双下肢可见花斑。辅助检查：降钙素原 >100ng/ml；血气分析 pH 7.22，动脉血氧分压 63mmHg，动脉二氧化碳分压 51mmHg，碱剩余 -6.8mmol/L，乳酸 4.8mmol/L，吸氧分数 100%。有创机械通气氧合指数 63mmHg，GCS 评分 6 分，肌酐 198μmol/L，SOFA 评分 16 分。诊断为：① 脓毒症休克，闭合性腹部外伤小肠破裂，急性弥漫性腹膜炎，肠穿孔修补术后；② 急性呼吸窘迫综合征；③ 急性肾损伤。给予液体复苏治疗同时替加环素联合美罗培南抗感染治疗。因患者肌酐持续上升，尿量少，于 2019 年 2 月 15 日给予床旁连续血液滤过治疗（CRRT）。2 月 16 日患者腹腔引流液培养结果示肺炎克雷伯杆菌（+）、屎肠球菌（+++），根据药敏结果调整抗生素为万古霉素联合美罗培南治疗。患者病情逐渐好转，尿量恢复正常，于 2 月 20 日停用 CRRT，2 月 26 日拔除气管插管，停止机械通气。2 月 28 日腹水培养结果为粘质沙雷菌、大肠埃希菌。给予停用万古霉素，加用环丙沙星控制感染。患者病情好转仍存在间断发热，3 月 4 日行胸腹部 CT 复查明确感染情况。CT 提示患者双肺炎性变并肝周积液（病例 40 图 3）。

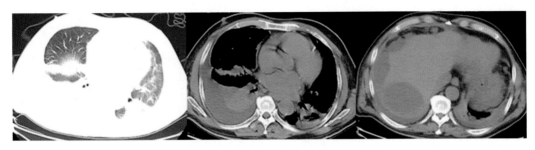

病例 40 图 3　CT 检查

给予超声引导下腹腔肝周穿刺置管引流，引出脓性腹水并留取细菌培养。培养结果示草绿色链球菌。患者体温逐渐稳定正常，生命体征平稳，于 3 月 7 日转回普通病房，最终于 2019 年 4 月 1 日康复出院。出院前复查 CT 如病例 40 图 4。

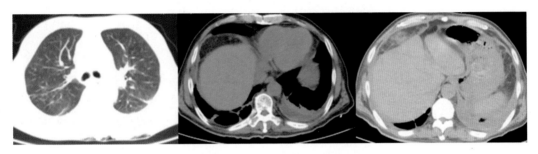

病例 40 图 4　出院前 CT 检查

三、讨论

此病例中因踹伤导致的消化道穿孔极为少见，消化道钝性损伤的机制通常是肠道在身体的实体结构（如脊柱或骨盆）与方向盘、安全带或车把手（自行车、摩托车）之间受到挤压[3]。按发生率的顺序排列，消化道损伤更常发生于小肠（空肠/回肠）；其次是结肠/直肠、十二指肠、胃和阑尾。全层损伤的风险与该顺序相同。

由于胃在解剖结构上处于相对受保护的位置，故胃破裂相对较少见。钝性创伤导致的小肠损伤为仅限于肠道浆膜的挫伤，然而，近 1/3 的肠系膜损伤会导致肠段失去血供，最终需切除肠段[4]。如果发现穿孔，最可能发生在空肠。钝性小肠损伤较难发现，因为在这种情况下肠道全层损伤可能不会立即表现出来。钝性肠损伤后，全层坏死和肠破裂可能在数日内发生。因此急诊科医生在处理腹部钝性损伤时，应时刻警惕有无全层损伤的可能。结肠和直肠损伤相对较少见。

创伤患者的临床评估应根据损伤的机制评估消化道损伤的风险。虽然体格检查表现（如腹壁瘀斑、腹部膨隆、腹部压痛或腹膜刺激征）可能提示存在腹腔内损伤，但这些征象对消化道损伤并不具有特异性[2]。对于血流动力学稳定的创伤患者，结合体格检查，CT 是识别具体腹腔内损伤的首选检查，也是识别消化道损伤最敏感的无创性检查。CT 提示消化道损伤的表现包括：游离气体（气腹）、肠系膜气体、肠腔外出现肠造影剂、空腔脏器壁不连续、不存在实体器官损伤的情况下有腹腔内游离液体、肠壁增厚、活动性出血(静脉造影剂外渗)、肠梗死证据和肠系膜血肿。如果 CT 扫描结果不确定,则可采用诊断性腹腔灌洗(DPL),但最终需通过腹部探查确诊。

脓毒症(Sepsis)是目前世界范围内感染致死的最主要原因。它具有发生率高及病死率高的特点。2016 年 Sepsis 最新定义为机体对于感染的失控反应而导致可以威胁生命的器官衰竭(OD),即 Sepsis = 感染 + SOFA 评分≥2。而脓毒症休克(sepsis shock)的最新定义就是在 Sepsis 的基础上出现补液无法纠正的低血压或 MAP≥65mmHg 以及血乳酸 > 2mmol/L。该患者因肠穿孔导致严重腹腔感染,最终导致脓毒症休克。及时的肠道修补是治疗的根本,而后续准确的液体复苏、制定正确的抗感染治疗方案、重要脏器的功能支持和营养支持也是治疗成功的关键。

(山东第一医科大学附属中心医院:张一辰　司　敏)

参 考 文 献

[1] Watts D D, Fakhry S M. Incidence of hollow viscus injury in blunt trauma: An analysis from 275 557 trauma admissions from the East multi – institutional trial[J]. J Trauma, 2003, 54(2): 289 – 294.

[2] Fakhry S M, Watts D D, Luchette F A. Current diagnostic approaches lack sensitivity in the diagnosis of perforated blunt small bowel injury: Analysis from 275 557 trauma admissions from the EAST multi – institutional HVI trial[J]. J Trauma, 2003, 54(2): 295 – 306.

[3] Guarino J, Hassett J M, Luchette F A. Small bowel injuries: Mechanisms, patterns, and outcome[J]. J Trauma, 1995, 39(6): 1076 – 1080.

[4] Frick E J, Pasquale M D, Cipolle M D. Small – bowel and mesentery injuries in blunt trauma[J]. J Trauma, 1999, 46(5): 920 – 926.

病例 41　罕见的创伤后肺假性囊肿病 1 例

一、概述

创伤性肺假性囊肿是一种罕见的肺腔病变,胸部钝性或穿透性创伤后少见的并发症。据报道,成人胸部钝性创伤后肺假性囊肿的发生率为 1% ~ 3%,在年轻患者中更常见。与其他囊性和空洞性病变不同,创伤后肺假性囊肿的壁的大小、形状和性质变化相对较快,因此几天内的一系列胸部影像学检查可以帮助鉴别假性囊肿与其他病变。创伤性肺假性囊肿通常会自行消退,保守治疗是第一选择,但也可能需要手术。

二、病例报告

(一)病史摘要

1. 主诉　袁某某,男性,37 岁。因"左侧胸部外伤 10 小时"于 2020 年 5 月 14 日 15:13 分入院。

2. 现病史　患者于10小时前骑电动车与机动车相撞，伤及左胸，疼痛明显，活动及深呼吸时尤甚，无胸闷憋喘，无发热，无活动性出血，意识无丧失，四肢活动尚可。为行进一步诊治，遂来我院急诊科就诊。行颅脑+腹部CT检查结果显示颅脑CT平扫未见明显异常，左侧第2、第4、第5前肋走行欠规则，不除外骨折（建议3周复查）；双肺感染并空洞形成（建议治疗后复查）；血常规结果示：白细胞计数14.61×10⁹/L，中性粒细胞百分率90.2%，红细胞计数6.18×10¹²/L，血红蛋白132g/L，血小板计数232×10⁹/L；D-二聚体13490ng/ml；血液生化、降钙素原未见明显异常。门诊以"肋骨骨折"收入院。患者自发病以来神志清楚，精神正常，食纳尚可，睡眠质量可，大小便无异常，近期体重无变化。

3. 既往史　既往体健，神经鞘瘤切除术后4年余；否认高血压、糖尿病、冠心病等慢性病病史，否认肝炎、结核等传染病病史及其密切接触史；否认风湿免疫性疾病及免疫抑制剂使用史；否认过敏体质；否认其他手术、重大外伤、输血史；否认食物、药物、花草、毛皮、化学制品及其他过敏史；否认吸烟史；偶有饮酒，否认酗酒史。

（二）体格检查

体温37.2℃，脉搏80次/分，呼吸20次/分，血压110/70mmHg。神志清楚，精神正常，发育良好，营养中等，自主体位，查体合作。全身皮肤黏膜无黄染及出血点；颈部、锁骨上、腹股沟等浅表淋巴结未触及肿大。头颅无畸形，眼睑无水肿、充血及苍白，双侧瞳孔等大等圆，对光反射灵敏。耳鼻未见畸形，口唇无发绀，扁桃体无肿大及化脓。颈软，气管居中，甲状腺无肿大，颈静脉无怒张。胸部详见专科检查。腹部平坦，未见肠型及蠕动波，无腹壁静脉曲张，腹软，腹部无压痛及反跳痛。腹部叩诊呈鼓音，移动性浊音（-），震水音（-），肠鸣音正常。脊柱、四肢无畸形，活动正常。外生殖器外观无异常。腹壁反射、膝腱反射正常存在，巴宾斯基征、脑膜刺激征（-）。

专科检查：气管居中，双侧胸廓正常对称，无畸形，节律规则，呼吸平稳，无胸壁静脉曲张，无反常呼吸。无皮下捻发感，左侧胸壁局部压痛，胸廓挤压征（+），双侧呼吸运动无减弱。胸廓扩张度不受限，颈静脉无怒张，肝颈静脉回流征（-）。颈动脉无异常搏动，双肺叩诊呈清音，双肺呼吸音粗，未闻及明显干湿啰音。心界正常，心律整齐，各瓣膜区未闻及病理性杂音。

（三）门诊辅助检查

（2020-5-14本院）颅脑+腹部CT结果示颅脑CT平扫未见明显异常，建议必要时短期复查。左侧第2、第4、第5前肋走行欠规则，不除外骨折，建议3周复查；双肺感染并空洞形成（病例41图1），建议治疗后复查。血常规：白细胞计数14.61×10⁹/L，中性粒细胞百分率90.2%，红细胞计数6.18×10¹²/L，血红蛋白132g/L，血小板计数232×10⁹/L。D-二聚体13490ng/ml；生化、降钙素原未见明显异常。

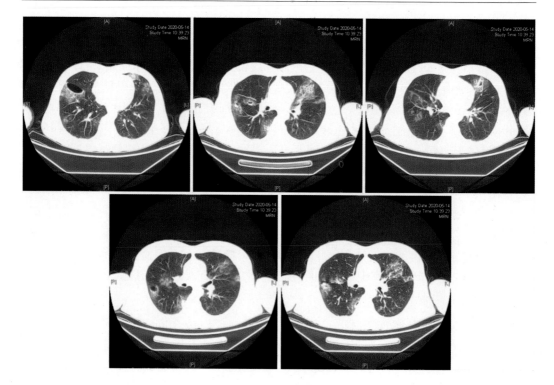

病例 41 图 1 　腹部 CT

（四）入院诊断

1. 左侧肋骨骨折。

2. 肺部感染。

3. 肺部空洞

4. 神经鞘瘤切除术后。

（五）入院诊疗计划

1. 给予小剂量糖皮质激素减轻渗出，同时给予抗感染、止咳、化痰、止痛等药物治疗。

2. 定期复查血常规、肝肾功能、生化离子、血凝系列等评估病情。

3. 注意复查胸部及肋骨 CT，明确肺部炎症及空洞变化、肋骨骨折恢复情况、有无错位等。

4. 将骨折后可造成隐匿性出血、血气胸及内脏出血等可能性告知患者，需复查腹部及其他部位 CT，暂观察。

5. 同时针对肺部空洞需与特殊病原菌感染（例如结核分枝杆菌、金黄色葡萄球菌等）、肺脓肿、肺癌等鉴别。

（六）入院辅助检查

（2020 - 5 - 15）血常规：白细胞计数 6.96×10^9/L，中性粒细胞计数 5.96×10^9/L，中性粒细胞百分率 85.7%，红细胞计数 5.92×10^{12}/L，血红蛋白 122g/L，血小板计数

224×10^9/L，C - 反应蛋白 21.0mg/L。

血生化：谷丙转氨酶 20U/L，谷草转氨酶 23U/L，碱性磷酸酶 81U/L，γ - 谷氨酰转肽酶 15U/L，总蛋白 69.2g/L，白蛋白 42.2g/L，总胆红素 15.1μmol/L，直接胆红素 5.9μmol/L，间接胆红素 9.2μmol/L；肌酐 87μmol/L，尿素 4.70mmol/L，β_2 微球蛋白 1.44mg/L，胱抑素 C0.90mg/L，尿酸 247.0μmol/L，三酰甘油 0.61mmol/L，总胆固醇 3.40mmol/L，高密度脂蛋白胆固醇 1.17mmol/L，低密度脂蛋白胆固醇 1.92mmol/L，同型半胱氨酸 11.4μmol/L；钾 4.13mmol/L，钠 143mmol/L，氯 103mmol/L，钙 2.19mmol/L，镁 0.88mmol/L，磷 1.37mmol/L，淀粉酶 51U/L。

炎症指标：降钙素原 0.058ng/ml，白介素 63.05pg/ml。

甲功五项：促甲状腺激素 0.281μIU/ml，游离三碘甲状腺原氨酸 4.29pmol/L，游离甲状腺素 10.09pmol/L，甲状腺球蛋白抗体 0.00U/ml，抗甲状腺过氧化物酶抗体 1.00U/ml。

心肌损伤标志三项、B 型钠尿肽（BNP）未见明显异常。

血凝五项：D - 二聚体 4566.00ng/ml。

呼吸道病原体谱抗体：肺炎支原体 IgM 弱阳性。

13 种病原体核酸检测：耐甲氧西林金黄色葡萄球菌（＋），金黄色葡萄球菌（＋），流感嗜血杆菌（＋）。

（七）治疗经过

1. 肋骨骨折　①患者有胸部外伤史；②患者胸廓挤压征呈阳性；③肋骨 CT 显示左侧第 2、第 4、第 5 前肋走行欠规则，考虑肋骨骨折诊断明确。

2. 肺部感染　①患者近日无发热，无咳嗽、咳痰；②患者入院后血常规提示中性粒细胞百分率、降钙素原较正常升高；③胸部 CT 显示多发实性变（考虑肺部感染可能性大，同时不能排除创伤性湿肺），暂给予抗感染、止咳、化痰等药物治疗，同时短期（3天）给予小剂量地塞米松（5mg）减少渗出，并复查血常规、降钙素原等炎症指标。治疗后复查胸部 CT，1 周后复查炎性指标较前明显好转，同时胸部 CT 显示炎性渗出较前明显吸收。

3. 肺部空洞　患者痰 13 种病原体核酸检测提示耐甲氧西林金黄葡萄球菌阳性、金黄色葡萄球菌阳性、流感嗜血杆菌阳性；查血呼吸道病原体谱抗体：肺炎支原体 IgM 弱阳性。患者自诉既往体健，否认结核感染史。近期无发热、咳嗽、咳痰等症状，反复痰培养未查见特殊病原菌（包括 13 种病原体核损检测种阳性的 3 种病原体）；结合患者执业药师的特殊职业，考虑阳性病原菌为陈旧性定植感染可能性大；患者肺部空洞是否为既往感染后形成的空洞，结合患者胸部 CT 空洞性质，空洞周围都有渗出，且空洞内有少量液平，既往无咳嗽、咳脓痰、咳血性痰等症状，考虑患者肺部空洞为近期形成，不能排除与外伤有关（虽然有关外伤引起的肺部空洞报道不多）。结合上述，仍不能排除特殊的、罕见的病原菌感染所致。所以我们反复做痰培养积极查找病院菌的同时，给予患者减少渗出、止咳等药物治疗，短期复查患者胸部 CT 观察患者肺部空洞变化。患者入院后第 3 天出现痰中带血，初为痰中带暗红色血丝，后出现暗红色血块，无鲜红色血性痰，给予止血对症治疗。入院 7 天复查胸部 CT 见空洞较前明显减小；空洞内液平较前增多，复查后继续给予止血、止咳、化痰等治疗，患者咳暗红色血痰逐渐减少，痰中未再出现血丝。2020年6月1日患者复查胸部CT肺部空洞明显减小，空洞内液平明显减轻，（病例41图2）；2020年7月2日患者复查胸部CT，肺部空洞基本消失，患者情况基本稳定，观察后好转出院。

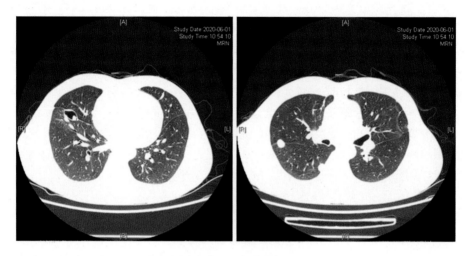

病例41图2　复查胸部CT

三、讨论

肺部空洞性病变可由感染性疾病、先天性病变、恶性肿瘤和创伤引起。结合患者的病史、诊疗经过及相关辅助检查，患者肺部空洞首先考虑外伤所致；但外伤导致的肺部空洞非常罕见，经过查阅国内外文献，这种由外伤所致的肺部空洞称之为创伤性肺假性囊肿（post - traumatic pulmonary pseudocyst, TPP）。

创伤后肺假性囊肿（TPP）是胸部钝性或穿透性创伤后少见的并发症。年轻人和儿童最常受到影响。这些假性囊肿没有上皮层，通常在钝性胸部创伤后发展形成[1]。据报道，成人胸部钝性创伤后肺假性囊肿的发生率为1%～3%[2]，在年轻患者中更常见。

假性囊肿的形成机制可能与创伤引起的高压缩力传递到肺组织有关[3]。年轻人的胸壁有较好的弹性和柔韧性，这使得动能更多地传递到肺实质[1,3~5]。创伤引起的肺组织被快速地压缩和减压，会导致肺泡和肺间质被撕裂，周围弹性肺组织随之收缩，留下充满空气和或液体的小腔[3]，直到腔体和周围组织之间的压力达到平衡[2,3]；另一种机制是在受伤过程中，如果声门关闭或支气管在损伤时受到阻碍，被压缩肺段中的空气不能够快速地排除，薄壁组织爆裂和或间质裂伤从而形成空腔[3]。

创伤后肺假性囊肿可无症状，或有咳嗽、胸痛、咯血、呼吸困难和低氧血症[5]。本例患者第3天出现咯血，主要为暗红色血块，并没有出现明显的呼吸困难及低氧血症。假性囊肿可以是球形，也可以是椭圆形，可大可小，可以是单发的也可以是多发的[2]。本例患者肺部的假性囊肿是多发的，最大者有明显的气液平，小的囊肿完全被液体填充。

创伤后肺假性囊肿可在胸部X线片上识别，但CT对其检测效果较好[4]。与其他囊性和空洞性病变不同，创伤后肺假性囊肿的壁的大小、形状和性质变化相对较快，因此几天内的一系列胸部影像学检查可以帮助鉴别假性囊肿与其他病变[6]。我们这个患者在伤后第 1 天就出现了明显的空洞型病变，随后伤后 7 天复查胸部 CT 查见空洞中出现了液平，有些小的空洞被液体完全填充。据相关病例报道，对于因呼吸衰竭而需要机械通气的患者，应进行容量控制的连续强制通气以确保充分的分钟通气量，除非有禁忌证，否则应使用 5cm H_2O 的 PEEP。一旦达到心肺稳定，使用部分通气支持，气道压力峰值有限，早期拔管是首要的目标。虽然 Moore 等人建议对这些患者使用高气道压力[5]，但最近有 3 项研究反对使用高压[7]。马力诺建议降低压力，并根据心肺状态的突然恶化，如低血压、缺氧或呼吸窘迫，调整 PEEP[7]。

创伤后的肺假性囊肿通常会自行消失，但它们可能很复杂，需要手术治疗。假性囊肿可能破裂并引起继发性气胸，可能需要进行胸腔闭式引流[2]，曾有报道中的患者因合并血气胸而行胸腔闭式引流。诊断和治疗性支气管镜检查的适应证包括支气管内出血、脓痰、大漏气、纵隔肺气肿和肺大叶塌陷[1,2,5]。可能需要进行多次支气管镜检查[5]。本例患者因个人原因未能行支气管镜检查。对于简单的假性囊肿，CT 引导下的穿刺可能是诊断的第一步。

感染假性囊肿的方法类似于肺脓肿。如果感染的假性囊肿大于 2cm 或在抗生素 72 小时后有持续的脓毒症迹象，假性囊肿应皮下引流[2]。复杂的创伤后肺假性囊肿（广泛的肺脓肿周围坏死实质、支气管镜治疗失败的大规模气道出血、感染的假性囊肿 >6cm，或对更保守的治疗没有反应），应考虑早期肺叶切除。胸腔镜手术或开放手术的适应证包括长期持续的漏气、假性囊肿破裂引起的血胸、肺复张失败、假性囊肿进行性增大和功能实质受压[2,5]。已有报道，由于肺浸润和持续存在的腔隙，开胸手术（肺叶切除术和膀胱切除术/结肠垫舱）被推迟到创伤后 6 个月[4]。

预防性抗生素的使用不是常规的[2]。研究人员建议不要长期使用抗生素预防，因为这有产生耐药性生物的风险[5]。在一项研究中，所有 12 例患者都使用了抗生素，并且完全治愈，没有并发症[6]。8 例患者中，5 例有败血症或疑似肺炎症状的患者接受了经验性广谱抗生素治疗，其中 2 例痊愈，3 例需要手术治疗。我们认为，对于持续发热、白细胞增多、影像学改变或其他感染症状，早期经验性抗生素治疗是必要的[2]。

四、小结

外伤性肺假性囊肿是胸部钝性外伤后少见的空洞性病变。它在年轻患者中更常见。它通常会自行消退，但可能需要手术。CT 在早期诊断上比胸片更有价值。可以使用预防性抗生素。对于有液平面的病变，保守治疗是第一选择。临床医生应进行影像学检查如 CT 等，直到假性囊肿消除。

（山东大学第二医院：张亚萍　巩会平）

参 考 文 献

[1] Celik B, Basoglu A. Post – traumatic pulmonary pseudocyst: a rare complication of blunt chest trauma[J]. Thorac Cardiovasc Surg, 2006, 54(6): 433 – 435.

[2] Melloni G, Cremona G, Ciriaco P, et al. Diagnosis and treatment of traumatic ulmonary pseudocysts[J]. J Trauma, 2003, 54(4): 737-743.

[3] Tsitouridis I, Tsinoglou K, Tsandiridis C, et al. Traumatic pulmonary pseudocysts: CT findings[J]. J Thorac Imaging, 2007, 22(3): 247-251.

[4] Soysal O, Kuzucu A, Kutlu R. Post-traumatic pulmonary pseudocyst[J]. Ulus Travma Acil Cerrahi Derg, 1999, 5(3): 217-218.

[5] Moore F A, Moore E E, Haenel J B, et al. Post-traumatic pulmonary pseudocyst in the adult: Pathophysiology, recognition, and selective management[J]. J Trauma, 1989, 29(10): 1380-1385.

[6] Kato R, Horinouchi H, Maenaka Y. Traumatic pulmonary pseudocyst: Report of twelve cases[J]. J Thorac Cardiovasc Surg, 1989, 97(2): 309-312.

[7] Marino P L. Principles of mechanical ventilation. In: Marino PL, editor. The ICU Book, 3rd edition[J]. Philadelphia: Lippincott Williams & Wilkins, 2007: 457-471.

病例 42 多发肋骨骨折并发迟发性血胸合并胸腔闭式引流管断裂 1 例

一、概述

迟发性血胸是多发肋骨骨折的并发症之一，一旦出现大量血胸，实施胸腔闭式引流术是临床上常见的一种治疗措施，目的主要为排出胸腔积血，以免继发压迫症状、感染、脓胸或其他组织损害[1,2]。但受多种因素影响，仍有较高的并发症发生率，如引流管梗阻、感染、出血以及断管等[3]。即使由于各种预防感染和手术技术的进步，该手术的并发症发生率仍然较高，其中引流管断裂导致引流失败的发生率相对较低[4,5]。现报道 1 例多发肋骨骨折并发迟发性血胸，并结合文献分析，探讨引流管断裂的相关因素及其处理策略。

二、病例报告

（一）病史摘要

1. 主诉 魏某，男性，58 岁。因"胸部外伤 3 小时"于 2020 年 3 月 4 日入院。

2. 现病史 患者 3 小时前在工地工作中从 1.5m 高处坠落，伤及左胸部，胸闷、胸痛明显，无意识丧失，无头晕与恶心呕吐，急来我院就诊。肋骨 CT 示：左侧多发肋骨骨折；双侧多发肋骨形态不规则；双肺异常密度，坠积性炎症？创伤性改变？扫及脾前缘密度欠均匀，考虑伪影所致。患者肋骨骨折数量较多，疼痛剧烈，为进一步治疗，以"肋骨多发骨折"收住入院。患者自发病以来神志清楚，精神欠佳，未进饮食，大小便未解，体重无明显变化。

3. 既往史 患者 10 年前曾有外伤史，因"脑出血、腰椎骨折、右股骨骨折"行手术治疗，恢复良好，当时有输血史，无不良反应；否认风湿免疫性疾病及免疫抑制剂使用史；否认过敏体质；否认高血压、糖尿病、冠心病等慢性病病史；否认肝炎、结核等传染病病史及其密切接触史；否认食物、药物、花草、毛皮、化学制品等过敏史。吸烟史30余年，否认饮酒史；无使用毒麻药品等不良嗜好。

（二）入院查体

体温37.0℃，脉搏100次/分，呼吸24次/分，血压136/89mmHg。中年男性，发育正常，营养中等，意识清楚，平卧位，查体合作。全身皮肤黏膜无黄染及出血点，颈部、锁骨上、腹股沟等浅表淋巴结未触及肿大。头皮可见陈旧性手术瘢痕，愈合良好，眼睑无水肿、充血及苍白，双侧瞳孔等大等圆，对光反射灵敏。口唇无发绀，扁桃体无肿大及化脓。颈软，气管居中，甲状腺无肿大，无颈静脉怒张。胸廓对称，左侧胸壁可见少许皮肤擦伤，胸廓挤压征（＋），双侧呼吸动度均等，双肺呼吸音粗，左肺呼吸音稍弱，双肺未闻及干湿性啰音。心前区无隆起，心界不大，心率100次/分，节律规整，各瓣膜听诊区未闻及病理性杂音。腹部平坦，未见胃肠型及蠕动波，触诊腹软，无压痛，无反跳痛。墨菲征（－），肝脾脏肋下未及，肝区无叩痛，移动性浊音（－），肠鸣音正常。右大腿、腰椎区可见陈旧性手术瘢痕，愈合良好，脊柱、四肢无畸形，活动正常。外生殖器外观无异常。腹壁反射、膝腱反射正常存在，巴宾斯基征、脑膜刺激征（－）。

（三）诊疗经过

1. 诊断依据

（1）肋骨多发骨折、创伤性湿肺、胸腔积液。①中年男性，胸部外伤史明确。②主要表现为明显胸闷、胸痛。③入院查体：胸廓对称，左侧胸壁可见少许皮肤擦伤，胸骨挤压征（＋），双侧呼吸动度均等，双肺呼吸音粗，左肺呼吸音稍弱，双肺未闻及干湿性啰音。④辅助检查：入院肋骨CT示左侧多发肋骨骨折；双侧多发肋骨形态不规则；双肺异常密度，坠积性炎症？创伤性改变？

（2）迟发性血胸：患者入院时及入院后6天复查胸部CT均为少量胸腔积液，入院2周出现胸闷较重，CT提示左侧胸腔积液较前增多并肺不张，复查血红蛋白较前下降，考虑迟发性血胸。

（3）胸腔内异物：胸部CT示左侧胸腔积液，内见管状高密度影。

（4）多部位外伤术后：患者10年前曾有外伤史，因"脑出血、腰椎骨折、右股骨骨折"行手术治疗，恢复良好。

2. 治疗经过　患者入院后，辅助检查未发现其他隐匿性内脏出血，血液相关指标均在正常范围内。给予缓解肺水肿、抗炎、平喘、止痛、补液等对症支持治疗后胸部疼痛、胸闷日渐缓解。入院后第6日复查胸部CT（2020－3－10，病例42图1）示：双侧胸腔积液并邻近肺组织膨胀不全；双肺炎性索条；右肺上叶小结节，考虑炎性结节；多发肋骨骨折。鉴于患者症状好转，胸腔积液量尚可，未发现重要内脏器官损伤，继续抗炎、平喘、止痛、补液等对症支持治疗。

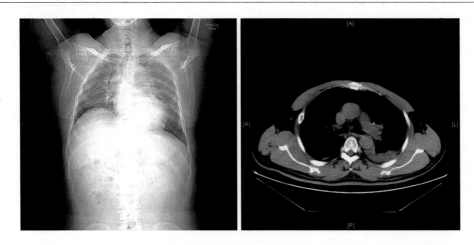

病例 42 图 1　胸部 CT 复查（2020 - 3 - 10）

入院后第 14 日患者感胸闷较前加重，查体发现左侧呼吸音较对侧低，给予复查胸部 CT（2020 - 3 - 18，病例 42 图 2）示：多发肋骨骨折复查所见；左侧胸腔积液并邻近肺组织膨胀不全复查所见，积液较前增多，膨胀不全加重；右肺局部间质性改变；右肺下叶炎性条索、部分肺组织膨胀不全；右肺上叶小结节，考虑炎性结节，较前相仿；左侧胸腔小片状高密度影，提示血肿。血常规（2020 - 3 - 19）：红细胞计数 3.54×10^{12}/L↓，血红蛋白 114g/L↓。患者胸部 CT 提示左侧胸腔积液较前增多并肺不张，复查血红蛋白较前下降，考虑迟发性血胸、胸腔血性积液，于 2020 年 3 月 19 日请胸外科医师会诊后行胸腔闭式引流术。

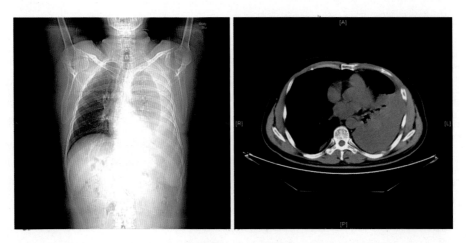

病例 42 图 2　胸部 CT 复查（2020 - 3 - 18）

术后患者胸闷症状逐渐减轻，期间多次动态复查胸部 CT，患者胸腔积液逐渐减少，且每日引流量逐渐减少，连续多日少于 100ml，期间多次请胸外科医师会诊并与患者沟通，建议拔除胸腔闭式引流管。患者因个人原因多次拒绝拔管，后于 2020 年 4 月 10 日复查 CT（病例 42 图 3）示：左侧胸腔积液引流术后，少量胸腔积液；双肺小结节，较前相仿，炎性纤维结节可能；双肺炎性纤维条索，双肺底少许膨胀不全；多发肋骨骨折复查所见，部分肋骨形态不规则。患者症状较前好转，CT 提示胸腔积液量少，且每日引流量不多，请胸外科医师会诊与患者充分沟通后给予拔除胸腔闭式引流管。

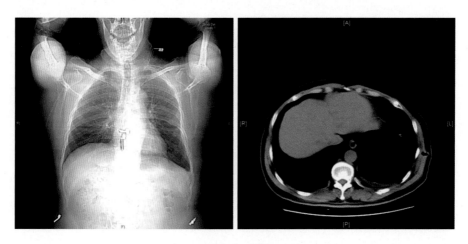

病例 42 图 3　胸部 CT 复查(2020 - 4 - 10)

拔除引流管后疑似引流管断裂，断端遗留胸腔，给予复查胸部 CT(2020 - 5 - 15，病例 42 图 4)示左侧多发肋骨骨折复查所见；右侧多发肋骨形态不规则，较前相仿，考虑陈旧性骨折；左侧胸腔积液；内见管状高密度影。患者至胸外科继续治疗，并于 2020 年 5 月 27 日在全身麻醉下行胸腔镜下胸腔内异物取出术。术中进镜探查见胸腔内少许积液，左肺与胸膜无粘连，见引流管残端位于左侧肋膈角处，长约 4.5cm，使用卵圆钳将引流管取出。后患者恢复良好出院。

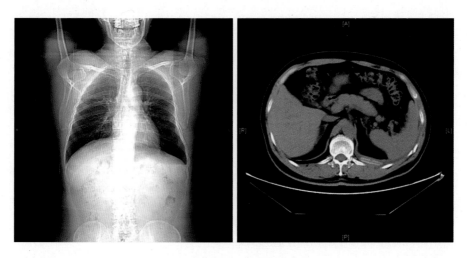

病例 42 图 4　胸部 CT 复查(2020 - 5 - 15)

3. 出院诊断

(1)肋骨多发骨折。

（2）创伤性湿肺。

（3）胸腔积液。

（4）迟发性血胸。

（5）胸腔内异物。

（6）多部位外伤术后。

三、讨论

在临床上，除了开放性肋骨骨折和闭合性多根多处肋骨骨折外，大部分肋骨骨折不需要手术治疗[6,7]。该例患者虽有多发肋骨骨折，但一般情况良好，胸廓稳定无反常呼吸运动，生命体征平稳，可行保守治疗，主要治疗原则为镇痛、固定胸廓和防止肺部并发症。该病例有两处特殊之处：

1. 迟发性血胸的总体发生率较低。该患者不幸发生且发生于伤后2周，较为少见，但患者当时尚在住院期间，得到及时治疗，病情得到控制并未进一步发展，逐渐好转。

2. 该患者胸腔闭式引流术后胸闷症状逐渐减轻，胸腔积液逐渐减少，达到拔管指征后多次请胸外科医师会诊并与患者沟通，建议拔除胸腔闭式引流管。患者因个人原因多次拒绝拔管，总带管时间超过20天，管道在体内较久可能引起性状改变而导致管道强度、韧度下降。

该患者先后出现迟发性血胸、胸腔内异物，导致住院时间长，花费增加。迟发性血胸发生机制尚不明确，明确诊断之前难以预防，但胸腔内异物是可以避免的，主要应注意以下几点：①准确判断引流管使用的适应证。②引流管恰当选择，使用前应测试其强度、韧度、有无老化等。③修剪引流管侧孔时，要边缘平滑、无裂纹、无锯齿，开口不宜超过管周长的1/3，侧孔不要对应，侧孔距离不要太近。④引流管应另戳孔引出，放置部位必须不受压扭曲，皮肤出口处妥善固定，缝针勿穿刺管壁，否则会导致强度下降。⑤引流管需保持通畅，及时观察引流液，防止堵塞。⑥无引流作用后及时拔除，以免脏器组织缠绕包裹引流管。⑦引流管拔除时，必须均匀用力，遇有阻力时，严禁暴力扯拽。⑧引流管一旦发生断裂，及时影像学引导下试行取出或及时手术，不可盲目夹取，以免加重脏器或组织的损伤[8]。

所以对于该类患者，应动态复查血常规及胸部CT等辅助检查，加强相关知识宣教，争取患者充分理解及配合。

（山东大学第二医院：焦　亚）

参 考 文 献

[1] Henry T S, Donnelly E F, et al. ACR Appropriateness Criteria Rib Fractures[J]. J Am Coll Radiol, 2019, 16(5S)：S227 - S234.

[2] Pines G, Gotler Y, Lazar L O, et al. Clinical significance of rib fractures' anatomical patterns. [J]. Injury, 2020, 51(8)：1812 - 1816.

[3] Rostas J W, Lively T B, Brevard S B, et al. Rib fractures and their association with solid organ injury:

Higher rib fractures have greater significance for solid organ injury screening[J]. Am J Surg, 2017, 213 (4): 791 – 797.

[4] Jiang Y, Wang X, Teng L, et al. Comparison of the effectiveness of surgical versus nonsurgical treatment for multiple rib fractures accompanied with pulmonary contusion[J]. Ann Thorac Cardiovasc Surg, 2019, 25(4): 185 – 191.

[5] Murphy C E, Raja A S, Baumann B M, et al. Rib fracture diagnosis in the panscan era[J]. Ann Emerg Med, 2017, 70(6): 904 – 909.

[6] Johnson M C, Miller C P, Stolarski A E, et al. Perceptions in rib injuries: A multidisciplinary single center survey of clinician differences in risk stratification and management of patients with rib fractures[J]. Am J Surg, 2019, 218(1): 32 – 36.

[7] Craxford S, Deacon C, Myint Y, et al. Assessing outcome measures used after rib fracture: A COSMIN systematic review[J]. Injury, 2019, 50(11): 1816 – 1825.

[8] 孙黎明, 解涛. 引流管拔断 5 例教训分析[J]. 山东医药, 2001, 41(18): 79.

病例 43　自发性气胸 1 例

一、概述

自发性气胸是指因肺部疾病使肺组织和脏层胸膜破裂，或靠近肺表面的肺大疱、细微气肿疱自行破裂，使肺和支气管内空气逸入胸膜腔。多见于男性青壮年或患有慢性支气管炎、肺气肿、肺结核者。本病属呼吸科急症之一，严重者可危及生命，及时处理可治愈。近年来，本病发病率有增高趋势[1]。男性较女性多。非青壮年大多数继发于慢性肺部疾患(约占 90% 以上)，其中以肺大疱破裂常见[2]。肺大疱是指由于各种原因导致肺泡腔内压力升高，肺泡壁破裂，互相融合，在肺组织形成的含气囊腔。大泡性肺气肿(bullous emphysema)，又称气肿性肺大疱，是指发生于气肿性肺组织中的由于局部肺实质完全毁损而出现的直径超过 1cm 的气腔。此类肺大疱破裂即可出现气胸，多见于中老年人，属外科难治性气胸的范畴，是造成自发性气胸的主要原因[3]。肺大疱破裂自愈的可能性甚微，内科保守治疗复发率高。目前绝大多数的肺大疱以外科手术为主要治疗手段，在电视胸腔镜下完成，2/3 的患者术后症状明显改善；2 年内复发率约为 25%[4]。

二、病例报告

(一)病史摘要

1. 主诉　孙某某，男性，56 岁。因"胸痛、胸闷 10 小时余"于 2020 年 7 月 2 日入院。

2. 现病史　患者于 10 小时前起床无明显诱因出现突发性胸痛，以右胸为著，蔓延至右肩部，为持续性疼痛，随后出现胸闷、喘憋，活动时加重，伴咳嗽；无咳痰咯血，无发热寒战，无心悸气促，无面色苍白、四肢厥冷、面色苍白、大汗、血压下降，无恶心、呕吐，自行休息 2 小时后未见缓解，遂就诊于我院急诊。心电图检查示：窦性心律；胸部

+上腹部 CT 示：右侧气胸并右肺膨胀不全；右肺炎症；左肺下叶小结节，考虑纤维结节；左侧局部胸膜增厚；肝多发囊肿可能；右肾钙化灶；主动脉及冠状动脉硬化。血常规+C 反应蛋白：中性粒细胞百分比 87.9%，中性粒细胞计数 7.26×10^9/L，红细胞计数 4.64×10^{12}/L，血红蛋白 146g/L，白细胞计数 8.26×10^9/L，血小板计数 172×10^9/L；生化离子+肌酶谱+肾功能：肌酸激酶 331U/L；C 反应蛋白 73.96mg/L；D-二聚体未见明显异常。给予右侧胸腔闭式引流、抗感染、平喘、补液等治疗，为行系统治疗收入急诊科病房。患者自发病以来神志清楚，精神正常，食纳尚好，近几个月睡眠质量差，大小便无异常，近期体重无变化。

3. 既往史　既往患高血压 12 年；患糖尿病 7 年余；12 年前行下肢静脉曲张剥脱手术；否认冠心病，否认肝炎、结核病史；否认手术、外伤史；否认食物、药物过敏史。

（二）入院查体及辅助检查

体温 37℃，脉搏 82 次/分，呼吸 21 次/分，血压 135/93mmHg。神志清楚，精神正常，发育正常，营养中等，自主体位，查体合作。全身皮肤黏膜无黄染及出血点，颈部、锁骨上、腹股沟等浅表淋巴结未触及肿大。头颅无畸形，眼睑无水肿、充血及苍白，双侧瞳孔等大等圆，对光反射灵敏。耳鼻未见畸形，口唇无发绀，扁桃体无肿大及化脓。颈软，甲状腺无肿大，无颈静脉怒张。气管居中，肝颈静脉回流征（-）。右侧胸廓略饱满，无畸形，胸式呼吸减弱，节律规则，呼吸平稳，无胸壁静脉曲张。右胸壁未及皮下捻发感，胸廓及胸骨无压痛。右侧呼吸运动减弱、右胸廓扩张度受限。听诊左肺呼吸音粗，右肺呼吸音低，双肺未闻及明显干湿性啰音。心界正常，心率 82 次/分，心律齐，各瓣膜区未闻及病理性杂音。腹部平坦，未见肠型及蠕动波，无腹壁静脉曲张，腹软，腹部无压痛及反跳痛，肝脾肋下未及，墨菲征（-），腹部未触及明显包块。腹部叩诊呈鼓音，移动性浊音及震水音均（-），肠鸣音 2~3 次/分，未闻及血管杂音。脊柱、四肢无畸形，活动正常。外生殖器外观无异常。腹壁反射、膝腱反射正常存在，巴宾斯基征、脑膜刺激征（-）。

胸部+上腹部 CT：右侧气胸并右肺膨胀不全；右肺炎症；左肺下叶小结节，建议随诊；左侧局部胸膜增厚；肝多发囊肿可能。肾功能+肌酶谱+葡萄糖+血脂+肝功能：血糖 6.30mmol/L（↑），脂蛋白 a 126.2nmol/L（↑），α-羟丁酸脱氢酶 186U/L（↑），碱性磷酸酶 41U/L（↓）；糖化血红蛋白：糖化血红蛋白 A1c（NGSP 单位）6.1%（↑），糖化血红蛋白 A1c（IFCC 单位）43.2mmol/mol（↑）。血凝五项：活化部分凝血活酶时间 25.3 秒（↓），B 型钠尿肽、甲功五项、心肌损伤标志物 3 项、尿常规、肿瘤指标、新冠病毒核酸+抗体检测均未见异常。于治疗第 12 天于胸外科行电子胸腔镜手术，术中取标本送病理。

（三）最后诊断

1. 右肺大疱并右侧自发性气胸。

2. 右肺炎症。

（四）诊疗经过

1. 治疗措施与方案　肺大疱形成气胸后其典型症状表现为胸闷气喘，随着症状加重可引发呼吸困难甚至呼吸衰竭。目前常用胸腔穿刺抽气或胸腔闭式引流来排除胸膜腔内的气体，达到减轻患者症状、促进肺复张的目的。单纯胸穿抽气术或胸腔闭式引流，仅能暂时解决肺部压缩所造成的胸闷、呼吸困难，即使肺组织自我修复气胸消失，其仍存在很大复发概率。初次发作的气胸排气治疗，复发率在 16% ~ 52%，平均为 30%[5]。电子胸腔镜手术后可显著减少气胸复发。行胸腔镜下切除肺大疱手术是治疗潜在呼吸功能不全的自发性气胸、复发性自发性气胸或持续性气胸的有效方法。临床上微创手术治疗气胸多采取 3 孔镜手术，即 1 个目镜孔、2 个操作孔用于置入肺钳、切割缝合器及电凝钩等能量器械。3 孔镜手术需要切除手术视野内大部分肌肉，切除肌肉同时可能使肋间神经受损[6]。双孔镜手术术野较 3 孔镜手术，器械镜交角小，三维感官下降，对手术者及助手手术精准度要求高。双孔镜操作不便，目镜及器械会相互影响大，手术切割切除肺大疱时，缝合器械操作的角度受限。术中保持画面稳定是对术者的巨大考验[7]。临床经验上术中将目镜悬吊紧靠切口上缘，空余出空间来操作器械，可减少术中相互干扰。双孔法在术后患者疼痛管理上要优于 3 孔镜手术，患者疼痛耐受度较高，早起咳嗽咳痰有助于肺复张[8]。单孔法术中损伤胸壁肌肉较少，引发术后肋间神经症状明显减少，同时术后渗血更少，胸管引流更少，有助于早起拔除引流管。因此临床手术上单孔镜手术患者恢复快，住院时间较短[9]。

2. 治疗过程　患者入院后继续行胸腔闭式引流术，鼓励患者咳嗽、吹气球等促进肺复张。

入院后第 10 天（2020 - 7 - 12）。治疗期间患者仍间断出现胸痛胸闷，查体：神志清楚，右侧胸壁可见胸腔闭式引流，水封瓶波动好，咳嗽时可见气体逸出，双侧胸廓无畸形，节律规则，呼吸平稳，无胸壁静脉曲张。右胸壁触及皮下捻发感，胸廓及胸骨无压痛。听诊左肺呼吸音粗，右肺呼吸音较低，双肺未闻及明显干湿性啰音。分析病情考虑保守治疗无效，请胸外科会诊后不除外肺大疱破裂所致气胸，建议转至胸外科评估手术指征。

入院后第 11 天（2020 - 7 - 13）。经胸外科与麻醉科综合评估，患者符合手术指征，各项检查指标可耐受术中麻醉。拟施手术名称和方式：胸腔镜下右肺大疱切除术[10]。拟施麻醉方式：全麻。术中注意事项：仔细操作，避免损伤重要血管神经；术后加强呼吸道管理，预防肺部并发症。具体过程：气管插管（双腔）全麻成功后，取患者左侧卧位，常规消毒铺单，取患者腋前线第 4 肋间开口为操作孔，长约 4cm；腋后线第 7 肋间为观察孔，长约 1cm。进镜探查，胸腔无粘连，无胸腔积液，肺裂发育不全。探查右肺上叶肺尖部破裂的大疱组织，膨肺可见局部气泡溢出[11]。仔细探查其余肺组织未见明显异常组织。以内镜用直线切割缝合器（美外 60 - AXT×2）完整切除大疱组织。再次膨肺未见明显漏气[12]。充分摩擦壁层胸膜，并以碘伏涂抹胸膜腔。仔细止血，确定胸腔无活动性出血。于观察孔及操作孔上位肋间各留置 1 枚引流管并缝针固定分别接水封瓶。清点器械、纱布无误，缝合胸部各切口。手术结束，过程顺利，术中出血约 20ml，未输血，术后患者安返病房。切除标本示家属后送检病理。术后病理：（右肺）肺组织慢性炎，部分区域显著纤维化，局部肺泡腔融合，呈肺大疱改变[13, 14]。

三、相关进展

随着医学技术日益进步，开放性手术越来越多的被微创手术所替代[15]。多孔胸腔镜手术及单孔胸腔镜手术，使得胸部疾病的手术治疗方案可选择性呈多样化发展[16]。单孔胸腔镜现阶段已在肺癌、多种食管、纵隔疾病治疗中得到应用，尤其是在治疗肺大疱气胸上取得了巨大进展[17]。解除患者病痛、提高其生活质量、确保治疗有效性及安全性是当今临床治疗选择上的主旋律。虽然双腔镜在临床工作中拥有慢性优势，但医务人员应根据胸部手术患者实际情况合理取舍手术方案，从而在确保手术治疗有效性的同时尽量提高其安全性[18, 19]。

（山东大学第二医院：蔡　健）

参 考 文 献

［1］Kolbas I, Evman S, Tezel C, et al. Spontaneous pneumothorax in the elderly: A sign of a malignancy[J]. Asian Cardiovascular and Thoracic Annals, 2019, 27(4): 294 – 297.

［2］Mukhtar O, Shrestha B, Khalid M, et al. Characteristics of 30 – day readmission in spontaneous pneumothorax in the United States: A nationwide retrospective study[J]. Journal of Community Hospital Internal Medicine Perspectives, 2019, 9(3): 215 – 220.

［3］Gupta N. Primary spontaneous pneumothorax: Looking beyond the usual[J]. Academic Emergency Medicine, 2018, 25(4): 470 – 472.

［4］Sudduth C L, Shinnick J K, Geng Z, et al. Optimal surgical technique in spontaneous pneumothorax: A systematic review and meta – analysis[J]. Journal of Surgical Research, 2017, 210: 32 – 46.

［5］Plojoux J, Froudarakis M, Janssens J P, et al. New insights and improved strategies for the management of primary spontaneous pneumothorax[J]. The Clinical Respiratory Journal, 2019, 13(4): 195 – 201.

［6］Aljehani Y, Almajid F, Niaz R, et al. Management of primary spontaneous pneumothorax: A single – center experience[J]. Saudi Journal of Medicine and Medical Sciences, 2018, 6(2): 100.

［7］Huang Y, Chang P, Wong K, et al. An Age – Stratified longitudinal study of primary spontaneous pneumothorax[J]. Journal of Adolescent Health, 2017, 61(4): 527 – 532.

［8］Aljehani Y, Niaz R, Almajid F, et al. Influence of meteorological factors on the onset of primary spontaneous pneumothorax[J]. The Annals of the Royal College of Surgeons of England, 2018, 100(8): 606 – 611.

［9］Chen C, Chang S. Giant pulmonary bullae mimicking spontaneous pneumothorax[J]. QJM, 2014, 107(8): 681 – 682.

［10］Fell C, Tremblay A, Michaud G, et al. Outpatient management of primary spontaneous pneumothorax: A pilot study. [J]Chest, 2006, 130(4): 244.

［11］Al – Azzawi A. Simultaneous bilateral spontaneous pneumothorax: Report of 6 adult patients[J]. World Journal of Cardiovascular Surgery, 2015, 5(2): 18 – 24.

［12］Nakayama T, Takahashi Y, Uehara H, et al. Outcome and risk factors of recurrence after thoracoscopic bullectomy in young adults with primary spontaneous pneumothorax[J]. Surgery Today, 2016, 47(7): 1 – 6.

［13］Kutluk A, Kocaturk C, Akin H, et al. Which is the best minimal invasive approach for the treatment of spontaneous pneumothorax? Uniport, two, or three ports: A prospective randomized trail[J]. The Thoracicand Cardiovascular Surgeon，2018，66（7）：589 – 594.

［14］Berlanga L A, Gigirey O. Uniportal video – assisted thoracic surgery for primary spontaneous pneumotho-rax using a single – incision laparoscopic surgery port：A feasible and safe procedure［J］. Surgical Endos-copy，2011，25（6）：2044 – 2047.

［15］Balduyck B, Hendriks J, Lauwers P, at el. Quality of life evolution after surgery for primary or secondary spontaneous pneumothorax：A prospective study comparing different surgical techniques［J］. Interactive CardioVascular and Thoracic Surgery，2008，7（1）：45 – 49.

［16］Li T, Zhang W Q, Zhan Q Y, et al. Application of extracorporeal membrane oxygenation in giant bullae resection［J］. The Annals of Thoracic Surgery，2015，99（3）：73 – 75.

［17］Dagnegard H, Rosén A, Sartipy U, et al. Recurrence rate after thoracoscopic surgery for primary sponta-neous pneumothorax［J］. Scandinavian Cardiovascular Journal，2017，51（4）：228 – 232.

［18］Petrosyan A, Bergeron P. Extensive surgical treatment of primary pulmonary synovial sarcoma after recur-rent pneumothorax［J］. The annals of thoracic surgery，2015，100（5）：1893 – 1895.

［19］Takizawa H. Computed tomography – guided drainage for large pulmonary bullae［J］. Interactive Cardio-vascular and Thoracic Surgery，2004，3（2）：283 – 285.

病例 44　胸主动脉壁间血肿伴顽固性低血压 1 例

一、概述

主动脉壁间血肿（aortic intramural hematoma，IMH）是主动脉综合征中危及患者生命的一种疾病。1920 年，Krukenberg 首次将 IMH 描述为无内膜撕裂的主动脉壁中层血肿形成。IMH 占急性主动脉综合征的 10% ~30%，IMH 的分型与主动脉夹层一致。IMH 通常受累降主动脉，而主动脉夹层更多受累升主动脉。影像学检查 IMH 诊断价值较高，可用于指导临床决策。随着治疗策略的不断改进以及血管介入技术的发展，经过积极、安全、有效的治疗，IMH 患者预后较好。

二、病例报告

（一）病史摘要

1. 主诉　刘某某，女性，52 岁，体力劳务工作者。因"突发意识丧失后 12 小时"于 2018 年 10 月 9 日 22：00 入急诊科。

2. 现病史　患者于 12 小时前无明显诱因突发意识丧失，持续约 1 小时，后意识恢复；无出汗，无恶心呕吐，肢体无抽搐，无双眼上翻及牙关紧闭，无发热，大小便无失禁，无心慌胸闷，无反酸烧心，无咳嗽咳痰。曾到当地医院住院诊疗，头颅 CT 示多发腔隙性脑梗死，余检查未见明显异常。在当地住院期间测血压持续偏低（具体数值不详），给予多巴胺升压治疗。因未明确诊断，用药效果差，遂急转入我院急诊科。行主动脉强化 CT 示升主动脉壁间血肿，破口位于升主动脉上端。请心外科急会诊并收入心外科病房。患者自发病以来，大小便可，体重无明显变化。

3. 既往史　冠心病 2 年，高血压 2 年，自服降压药物治疗，血压控制欠佳。否认糖尿病病史；否认肝炎、结核等急慢性传染病史及密切接触史。无重大外伤史，无输血史。否认药物食物过敏史，预防接种随当地。无家族性遗传病及传染病病史。

（二）查体及辅助检查

体温 36℃，脉搏 72 次/分，呼吸 20 次/分，血压 122/70mmHg。中年女性，神志清楚，精神欠佳，发育正常，营养中等，自主体位，查体合作。全身皮肤黏膜无黄染，浅表淋巴结无肿大。头颅无畸形，双眼睑无水肿，双侧瞳孔等大等圆，视力正常，对光及调节反射正常。耳鼻无异常，口唇无发绀，咽部无充血，双侧扁桃体无肿大，伸舌居中。颈软，颈静脉充盈，气管居中，甲状腺无肿大。胸部对称，无畸形，双肺呼吸音清，未闻及干湿性啰音。心前区无隆起，心脏相对浊音界无扩大，心音可，心率 72 次/分，心律规整，各瓣膜听诊区未闻及明显杂音。腹部平坦，触软，无压痛及反跳痛，肝脾肋下未触及，肝肾区无叩痛，移动性浊音阴性，肠鸣音活跃。肛门、外生殖器未查，四肢肌力、肌张力正常，双下肢无明显水肿。双侧股动脉及足背动脉搏动可。病理征未引出，脑膜刺激征（－）。

凝血七项：纤维蛋白降解产物 11.54μg/ml，D-二聚体 3046ng/ml（FEU）；血常规 + C 反应蛋白：白细胞计数 20.19×10⁹/L，中性粒细胞百分比 91.5%，中性粒细胞计数 18.47×10⁹/L，血红蛋白浓度 133g/L，血小板计数 220×10⁹/L，C 反应蛋白 4.55mg/L；肝肾功 + 生化离子：谷丙转氨酶 215.2U/L，谷草转氨酶 332.2U/L，白蛋白 44.9g/L，尿素 6.5mmol/L，肌酐 113.2mmol/L，尿酸 271mmol/L，钾 3.1mmol/L，钠 144.7mmol/L，磷 1.85mmol/L，二氧化碳结合力 25.4mmol/L；心肌损伤标志 3 项：肌红蛋白 839.2ng/ml，肌钙蛋白 I 9.578ng/ml，肌酸激酶同工酶 25.8ng/ml。

主动脉强化 CT（病例 44 图 1）示：胸主动脉壁间血肿、局部穿透性溃疡形成；胸腹主动脉硬化；肺动脉强化未见明显异常；双肺下叶炎症、纤维索条；右肺下叶结节；双侧少量胸腔积液；心包积液；少量腹水；肝囊肿；胆囊炎表现。

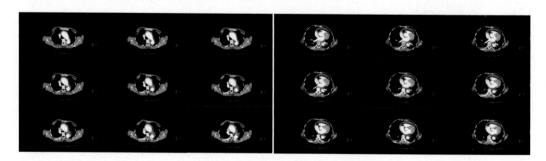

病例 44 图 1　主动脉强化 CT

（三）诊疗经过

1. 初步诊断

（1）胸主动脉壁间血肿。

（2）冠状动脉粥样硬化性心脏病（急性心肌梗死）。

（3）原发性高血压。

（4）多发性脑梗死。

2. 治疗经过　患者于 2018 年 10 月 9 日入住我院心外科病房。根据患者病史及 CTA，诊断主动脉壁间血肿明确，有手术指征，但患者存在急性心肌梗死及多发性脑梗死，手术风险极高。鉴于患者病情极重，有随时血管破裂危及生命的危险，同时手术风险极大，向患者子女讲明患者病情的严重性及术后并发症，家属表示理解支持，并坚决要求手术治疗。积极做好术前准备，完善术前谈话及签字，于 2018 年 10 月 10 日 14：00 在全麻体外循环下行主动脉瓣成形＋升主动脉置换＋主动脉弓置换＋降主动脉远端支架血管象鼻术。术中探查见升主动脉壁间血肿，未累及头臂干、左颈总及左锁骨下动脉，直视下修补主动脉瓣成形；切除部分主动脉内膜，取一段 26mm 人造血管行升主动脉置换；深低温停循环，自左颈总、右侧腋动脉双侧脑灌注，切开主动脉弓，将头臂干、左颈总及左锁骨下动脉近端缝合缝扎，降主动脉远端植入 26mm 术中支架，取 26mm 4 分支人造血管，将远端与支架直接吻合，将近端与升主动脉人工血管吻合，将 3 分支血管分别与头臂干、左颈总、左锁骨下动脉远端吻合；排气后，开放主动脉，复温，心脏自动复跳，手术顺利，安返病房。术后恢复良好，于 2018 年 11 月 2 日好转出院。

三、病例分析与讨论

主动脉壁间血肿（IMH）是发病率较低的一种心血管疾病。既往曾有学者将其作为主动脉夹层的特殊类型或先兆病变来看待。随着对本病认识程度的加深，目前认为本病为一种独立的疾病，其与主动脉夹层、穿透性粥样硬化主动脉溃疡统称为主动脉综合征[1]。

1. 病因和发病机制　同其他心血管疾病一样，主动脉壁间血肿病因复杂，多种因素对本病发病均有影响。如主动脉壁内滋养血管自发破裂出血或主动脉壁梗死，动脉粥样硬化斑块破裂致穿透性动脉硬化性溃疡，均可致血液渗出到血管中膜外层部位，可能是 IMH 形成的原因所在[2]。另有报道认为胸部钝击伤、高血压、巨细胞性动脉炎亦可能是 IMH 的病因，尤其是高血压，与 IMH 发病关系密切，曾有报道指出 84% 的 IMH 患者合并有高血压。此外糖尿病、妊娠、马凡综合征、吸烟史、动脉粥样硬化或腹主动脉疾病亦可见于 IMH 患者，可见本病病因多样性。针对该例患者，既往冠心病、高血压病史，不能排除高血压引起胸主动脉壁间血肿可能。

2. 临床表现　本病临床表现主要以突发急性胸痛或背痛为主，部分患者可以腹痛为主诉，极少数患者无明显症状。疼痛性质主要表现为切割样、撕裂样痛或钝痛，疼痛描述可因个体差异而有所不同，同主动脉夹层患者疼痛相鉴别点在于后者可有转移性或扩展性胸痛，而 IMH 患者则少见。初次疼痛后的复发疼痛被认为是具有极大危险的信号，尤其是期间经历几小时至几天无痛阶段的患者，预示即将破裂。由于 IMH 血肿部位位于中膜与外膜之间，距外膜相当接近，故极易破裂，危险性较大。有文献报道 IMH 发生心包积液、胸腔积液及纵隔出血概率较高，且患者多存在不同程度的动脉粥样硬化，而继发性引起严重主动脉瓣关闭不全、脉搏消失及急性心肌梗死的病例较少见。

3. 影像学表现　胸部 X 线检查多无特异性发现，CT 主动脉造影常为首选检查方法，螺旋 CT 平扫及 MRI 诊断本病的敏感度及特异度均较高，尤其是 MRI 是公认的最可靠的诊断方法。患者 CT 表现为主动脉壁呈新月形或环形主动脉型增厚，是壁内有新鲜出血的表现，随病情进展，增厚主动脉壁渐表现为等密度，中晚期可表现为稍低密度；主动脉腔内缘表面光整，并伴有内膜钙化斑内移，无内膜口或内膜裂口。由于 CT 对增厚主动脉壁内膜结构显示不全，故同其他原因所致主动脉增厚鉴别时存在一定困难，但壁内血肿密度高于临近主动脉壁，故 CT 值一般为 60~70HU，可作为数据参考[3]。

4. 诊断　影像学诊断对确诊 IMH 意义较大，也是鉴别主动脉夹层的重要手段；单一检查可能难以确诊本病，通过联合两种或以上影像学检查对本病确诊更有帮助。诊断要点为螺旋 CT 检查可见主动脉壁因出血呈现分离或多层表现，且主动脉壁增厚超过 0.7cm，行断层影像扫描示主动脉壁为新月形或环形增厚改变[4]。本病主要并发症为形成主动脉瘤、假性动脉瘤或溃疡样病变，通过螺旋 CT 扫描及临床表现，可初步对本病做出诊断及鉴别诊断，并给临床治疗方案制定提供较可靠的信息支持。

有人对 IMH 诊断提供了部分有利线索，包括：①表现为胸痛且无心电图动态变化者；②中老年存在胸部钝性伤史者；③存在高血压、糖尿病等基础疾病者；④纵隔增宽不好解释者；⑤难以解释的休克、晕厥及低血压者；⑥强烈镇痛剂不能缓解胸部疼痛者；⑦四肢动脉搏动不一致者；⑧急性起病，对发病症状不能以常用疾病解释者。出现以上情况时，可进一步考虑 IMH 的可能。结合本例患者病史，其难以纠正的低血压不能以其他疾病解释，考虑该病的可能[5]。

5. 治疗　本病治疗原则以降压、缓解胸痛为主要治疗目的。常采用的手段包括药物治疗、手术治疗及介入治疗。由于患者多伴有高血压，药物治疗通常以 β 受体阻滞剂联合血管扩张剂为主，国内有研究通过对患者予止痛、降压、补液三联疗法治疗 IMH，效果明显优于传统治疗方案，并可随时对病情进行评估。对伴有高血压、糖尿病等合并症的中老年患者采用积极治疗手段对远期生存率较有利，因此应及早选择外科手术干预或行支架覆盖术。IMH 外科手术治疗适应证包括：①受累主动脉管径超过 0.6cm；②主动脉管径及血肿厚度增加；③出现如急性主动脉夹层、主动脉瘤或破裂等并发症[6,7]。

治疗方案的选择应以患者个体差异为基础，对稳定型或无并发症的患者尽量选择无创的内科保守治疗，在急性发作期为降低先兆破裂可首选覆膜支架术，以提高患者生存率。现代循证医学认为，对于怀疑急性冠脉综合征的患者，为避免猝死、降低死亡率，应积极予干预治疗。不管何种治疗，后期影像学随访非常必要，主要在于部分患者可进展为急性主动脉夹层或出现主动脉瘤、溃疡等病变，行影像学检查有助于监视病情变化[8]。

6. 转归及预后　IMH 在病程进展中可表现为 4 种改变：①血肿持续存在，而厚度或许有所改变；②血肿重新吸收，主动脉壁恢复正常；③病变部位形成主动脉瘤或假性主动脉瘤；④病变转化为具有急性主动脉夹层特点的内膜扑动或假腔内血栓形成。有数字显示，1/3 左右的 IMH 患者主动脉壁间血肿可自行消退，1/2 左右的患者则可随病程进展为动脉瘤或假性动脉瘤。

（山东大学第二医院：张洪强）

参 考 文 献

[1] Oderich GS, Krkkinen JM, Reed N R, et al. Penetrating aortic ulcer and intramural hematoma[J]. Cardiovasc Intervent Radiol, 2019, 42(3): 321 – 334.

[2] 周爱明, 刘达兴. 主动脉壁间血肿的诊疗进展[J]. 医学综述, 2017, 23(10): 1958 – 1961.

[3] Maslow A, Atalay M K, Sodha N. Intramural Hematoma[J]. J Cardiothorac Vasc Anesth, 2018, 32(3): 1341 – 1362.

[4] 葛永彬. 急性主动脉综合征研究进展[J]. 国际心血管病杂志, 2015, 42(3): 137 – 140.

[5] 王朴飞. 主动脉壁间血肿、穿透性粥样硬化性主动脉溃疡和主动脉夹层: 影像学表现和发病机制进展[J]. 中国介入影像与治疗学, 2011, 8(2): 148 – 151.

[6] Susak S, Redzek A, Torbica V, et al. Surgical treatment of intramural he matoma of the ascending aorta[J]. Srp Arh Celok Lek, 2016, 144(3 – 4): 196 – 199.

[7] 刘宁宁, 李金东, 王龙飞, 等. Stanford A 型主动脉壁间血肿的外科治疗[J]. 中华胸心血管外科杂志, 2019, 35(11): 684 – 687.

[8] 刘刚, 郑德志, 陈彧, 等. 主动脉壁间血肿的诊断与治疗[J]. 中国胸心血管外科临床杂志, 2014, 21(5): 690 – 692.

病例 45　小肠梗阻并扭转 1 例

一、概述

小肠梗阻是普外科的常见病和多发病, 病因多为术后肠粘连和恶性肿瘤。在诊疗过程中如发生诊断的延误或手术时机选择不当, 可能会导致严重并发症的发生, 甚至使病死率增加。因此, 快速精准的诊断和手术时机的恰当选择对于小肠梗阻的治疗至关重要。

二、病例报告

(一)病史摘要

1. 主诉　曲某某, 女性, 47 岁。因"腹痛 12 小时余"于 2019 年 6 月 19 日入院。

2. 现病史　患者于 12 个小时前无明显诱因出现腹痛, 为上腹部阵发性绞痛, 伴恶心、呕吐 3 次, 呕吐物为胃内容物; 伴出汗, 无发热, 无排气、排便, 无胸痛、胸闷, 于当地医院行上腹部 CT 示: 小肠淤血水肿、腹腔少量积液, 考虑为肠系膜缺血。给予止痛治疗后腹痛程度较前减轻。3 小时前腹痛症状再次加重, 伴腹胀, 遂来我院急诊就诊, 行强化 CT 示(病例 45 图 1): 下腹部部分节段小肠壁水肿增厚、局部聚拢, 考虑腹内疝; 肝多发囊肿; 右肾囊肿; 子宫低密度灶, 不除外肌瘤; 腹盆腔积液。给予持续胃肠减压、抑酸、护胃、抗感染等治疗后, 为进一步诊治收入病房。

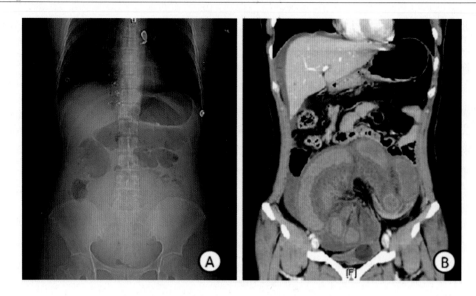

A—腹部强化 CT 定位片；B—腹部强化 CT 冠状位片

病例 45 图 1　腹部强化 CT

3. 既往史　发现血压高 1 年（收缩压最高可达 150mmHg），未予治疗，未规律监测血压；3 年前因子宫肌瘤、输卵管黏连行手术治疗；8 年前因阑尾炎行手术治疗。

（二）入院查体

体温 36.4℃，脉搏 107 次／分，呼吸 13 次／分，血压 123/78mmHg。意识清楚，精神欠佳，发育正常，营养中等。主动卧位，查体合作。全身皮肤黏膜无黄染、皮疹及出血点，浅表淋巴结未触及肿大。头颅无异常，眼睑无水肿，结膜无充血，巩膜无黄染，瞳孔等大等圆，对光反射正常。口唇无发绀，扁桃体无肿大。颈软，气管居中，双侧甲状腺未扪及肿大。胸呼吸动度均等，语颤正常，未触及胸膜摩擦感，两肺叩诊清音，呼吸音粗，未闻及干湿性啰音。心界不大，心率 107 次／分，心律规整，未闻及病理性杂音。上腹平坦，下腹膨隆，右下腹、腹部正中可见陈旧性手术瘢痕，愈合良好，未见胃肠型及蠕动波，未见腹壁静脉曲张。触诊上腹软，压痛，无反跳痛，下腹质韧，压痛，无反跳痛，肝脾肋下未及，墨菲征阴性，无移动性浊音，肠鸣音正常。脊柱、四肢无畸形，双下肢无水肿。腹壁反射、肱二头肌、肱三头肌、膝腱反射正常，巴宾斯基征、脑膜刺激征阴性。

（三）诊疗经过

1. 治疗经过　入院后完善术前准备，于全麻下行急症剖腹探查术。术中探查见腹腔内血性浑浊腹腔积液约 500ml，吸净腹腔积液见盆腔、回肠、回盲部、大网膜粘连严重；仔细分离粘连后见回肠距离回盲部 50～150cm 处回肠扭转，系膜扭转，回肠及系膜呈黑紫色，水肿，无蠕动，呈坏疽改变，广泛小肠肿胀明显，未见明显穿孔，考虑部分回肠血运障碍，以直线切割闭合器行坏疽段回肠部分切除，分离结扎回肠边缘血管弓，切断回肠移除标本，于断端行小肠减压，取出大量肠内容物，考虑为食物团块，充分减压后行远近端回肠侧侧顺蠕动吻合。术后给予禁饮食、胃肠减压、抑酸、抗感染、营养支持等治疗。术后第 4 天，患者恢复排气、排便，逐渐恢复饮食后出院。

2. 最终诊断

（1）小肠梗阻并扭转。

（2）弥漫性腹膜炎。

（3）腹盆腔积液。

（4）高血压（1 级，低危）。

（5）贫血（轻度）。

（6）子宫肌瘤。

（7）阑尾炎术后。

（8）子宫肌瘤术后。

三、病例分析与讨论

在普外科急症中，小肠梗阻患者可占到 15%；每年因肠梗阻住院的患者高达 30～35 万人次，其中死亡患者可达 2 万人，而由此产生的医疗费用更是高达 30 亿美元[1]。约有 2/3 的小肠梗阻继发于手术后的肠粘连，其中大部分发生在术后 1 年内，15%～50% 可发生于术后 10 年以后[2]。约 20% 继发于恶性肿瘤，其中 41% 为结直肠肿瘤、28% 为卵巢肿瘤，部分为恶性肿瘤腹腔转移。其余可继发于疝、克罗恩病、放射性肠损伤、术后早期炎症、粪石等。

不论病因如何，小肠梗阻均可导致肠壁水肿进而引起缺血、炎性改变甚至坏死，如发生诊断或手术时机的延误，可能会导致并发症和病死率的增加，然而反复手术则可能进一步增加新的粘连，因此，及时诊断、选择合适的手术时机和适应证至关重要[3,4]。

除了病史采集、体格检查和实验室检查外，影像学也是小肠梗阻的诊断和病情判断的重要手段。虽然 X 线平片由于快速简便和价格低廉的优点，仍然是初步评估肠梗阻的重要手段，但越来越多的证据证明 CT 扫描更加优于腹部 X 线平片[5]。

CT 不仅可诊断肠梗阻，还可判断梗阻程度、明确病因[6]。肠梗阻在 CT 上可显示为：①梗阻部位近端小肠扩张、远端空虚（移行带）；②小肠内见结肠样粪便；③结肠空虚；④肠腔内造影剂无法通过梗阻部位。肠缺血则表现为：①肠系膜血管缺血，血管呈缆绳状增粗，边缘毛糙，分布呈扇形改变；②肠系膜静脉充血；③肠壁强化减弱、肠壁增厚；④肠系膜水肿；⑤腹腔积液。肠扭转表现为典型的"漩涡征"，即肠系膜及软组织强化减弱，肠管围绕着肠系膜血管缠绕。麻痹性肠梗阻的典型表现为成比例的小肠和结肠扩张，肠壁变薄，没有"移行带"，有不同程度的气液平面，多数以积气为主。在此基础上的 CT 扫描冠状位重建更能直观地显示病变部位，立体展示病变全貌及与周围结构的空间关系，对于病情判断和病因诊断更为有利，并且简便、快捷，无需肠道准备。

对于小肠梗阻的患者，约有 80%～90% 可选择保守治疗[7]，其中对于无腹膜炎的患者，保守治疗的成功率可高达 90%[8]，具体治疗方式主要包括禁食、胃肠减压、灌肠、抑制消化液分泌、营养支持等。而对于 CT 表现为绞窄性肠梗阻、肠运动障碍、回盲部直径 >10cm，合并难以纠正的代谢性酸中毒、白细胞计数 >18×10^9/L、肌酐升高 2 倍的小肠梗阻患者，则需要急症手术探查[9]。对于 CT 表现肠缺血征象的患者，保守治疗效果亦欠佳。另外，对于一些特殊类型的肠梗阻则需要不同的处理方案，例如术后早期炎性肠梗阻为手术禁忌；放射性肠损伤合并肠梗阻、粪石性肠梗阻等，需进行良好的营养支持治疗，待部分肠功能修复后方可手术。

该病例为典型的由肠扭转导致的小肠梗阻，CT 在早期诊断中的运用和及时采取的手术措施对于临床工作具有参考价值。

（山东大学第二医院：赵　洁）

参 考 文 献

[1] Choudhry A J, Haddad N N, Rivera M, et al. Medical malpractice in the management of small bowel obstruction：A 33 – year review of case law[J]. Surgery, 2016, 160(4)：1017 – 1027.

[2] Sarraf – Yazdi S, Shapiro M L. Small bowel obstruction：The eternal dilemma of when to intervene[J]. Scand J Surg, 2010, 99(2)：78.

[3] Saverio SD, Coccolini F, Galati M, et al. Bologna guidelines for diagnosis and management of adhesive small bowel obstruction(ASBO)：2013 update of the evidence – based guidelines from the world society of emergency surgery ASBO working group[J]. World J Emerg Surg, 2013, 8(1)：42.

[4] Oudheusden T R V, Aerts B A, Hingh I H D, et al. Challenges in diagnosing adhesive small bowel obstruction[J]. World Journal of Gastroenterology, 2013, 19(43)：7489 – 7493.

[5] Obuz F, Terzi C, Sokmen S, et al. The efficacy of helical CT in the diagnosis of small bowel obstruction [J]. European Journal of Radiology, 2003, 48(3)：299 – 304.

[6] 陈启仪，姜军. 小肠梗阻诊断与治疗再认识[J]. 中华胃肠外科杂志, 2017, 20(10)：1136 – 1140.

[7] Kendrick M L. Partial small bowel obstruction：Clinical issues and recent technical advances [J]. Abdominal Imaging, 2009, 34(3)：329 – 334.

[8] Rami R S R, Cappell M S. A Systematic Review of the Clinical Presentation, Diagnosis, and Treatment of Small Bowel Obstruction[J]. Current Gastroenterology Reports, 2017, 19(6)：28.

[9] Costa G, Ruscelli P, Balducci G, et al. Clinical strategies for the management of intestinal obstruction and pseudo – obstruction. [J]. Annali Italiani Di Chirurgia, 2016, 87：105.

病例 46　皮肤扩张器联合钛网一期修复颅骨缺损硬脑膜外露 1 例

一、概述

头部是高压电烧伤的好发部位之一，头皮坏死后常合并颅骨外露，修复困难。常采用外露颅骨钻孔，待肉芽组织覆盖后再植皮修复[1]；或一期局部皮瓣、带血管蒂皮瓣、游离皮瓣修复创面[2]，以后再埋植扩张器，二期修补颅骨及秃发[3,4]。特别是对于颅骨坏死的患者，如修复不慎可能导致颅内感染，供皮区瘢痕多，术后遗留外观畸形等问题。对于颅骨坏死的患者只要评估好手术指征、处理好创面，也能使创面修复与后期整形一次完成，达到创面修复、功能重建与外形恢复的统一。

二、病例报告

（一）病史摘要

1. **主诉** 患者男性，18岁，因"被380V高压电烧伤头部、左侧躯干、左手及左足后2小时"于2018年7月20日入院。

2. **现病史** 患者约2小时前在变压器旁玩耍时不慎触电，当时昏迷，头部流血，衣物烧灼，手足屈曲，被人发现后立即帮助脱离受伤环境，急被120送往医院，在路途中苏醒（昏迷时间不详），醒后躁动不安，到院后即被送往监护室治疗。

3. **既往史** 既往体健。

（二）入院查体

神志欠清，精神差，躁动不安。头部、左侧胸背部、左手及左足可见烧伤创面；右侧顶部可见约4cm×5cm头皮缺损，颅骨外露，缺损周围有烧焦痕迹；左侧胸背部大部分创面焦痂状，部分开裂，肌肉外露；左手第2、第3、第4、第5手指屈曲，指间关节外露，末端干瘪坏死；左足创面焦痂状，足端血运差。颅脑CT示：右侧硬膜外血肿，右侧枕顶叶脑挫裂伤，右侧顶骨部分缺损，右肺挫伤，左侧胸壁皮下积气。

（三）诊疗经过

1. **入院诊断**
（1）高压电烧伤（头部、左侧胸背部、左手及左足，总面积约13%，深度Ⅲ~Ⅳ度）。
（2）右侧硬膜外血肿，右侧枕顶叶脑挫裂伤，右侧顶骨部分缺损。
（3）右肺挫伤，左侧胸壁皮下积气。

2. **治疗经过** 入院后立即入监护室治疗，给予吸氧、补液、预防感染，甘露醇脱水降颅压，左小腿切开减张。经治疗，4小时后躁动不安明显缓解，神志清，精神差，左上下肢不能自主活动，2日后转普通病房进一步治疗创面。6天后左上下肢自主活动恢复，肌力Ⅲ级，复查颅脑CT示硬膜外血肿变少。后患者于2018年7月26日、8月2日、8月11日陆续行手术清创植皮、截指及左小腿中下段离断术。8月8日患者头痛明显，呕吐，复查颅脑CT发现右侧枕顶叶有新出血灶，给予降颅压等治疗后，症状逐渐减轻。患者住院41天后因经济原因自动出院，出院时左侧胸背部遗留部分创面未愈，头部颅骨外露，中间骨皮质部分缺损，周边肉芽形成。

2018年11月1日，患者出院62天后再次入院，查体：左侧躯干仍有部分创面未愈，肉芽增生明显，颅骨外露约8cm×9cm大小，骨质发暗，中间凹陷，骨皮质缺损约3cm×3cm大小，有碳化痕迹，基底及周边虫蚀样，有脓性分泌物（病例46图1）。CT可见颅内积气（病例46图2）。细菌培养示：奇异变形杆菌，患者无发热、头痛等症状，化验检查白细胞正常。根据患者病情，建议其先完成清创、皮瓣修复，二期行扩张皮瓣+颅骨修补；但考虑到患者经济条件及家属的强烈意愿，于入院第三天在全麻下给予头部扩张器埋植+外露颅骨扩创负压吸引+残余创面清创植皮术。术中发现颅骨内板约黄豆粒大小缺损，硬脑膜外露(病例 46 图 3)。住院 15 天后出院。出院后每三天返院处理颅骨缺损，给予扩张器注水，同时给予颅骨内板外露及缺损处消毒、庆大霉素冲洗，无菌纱布覆盖。

2019 年 2 月 9 日因顶部扩张器破溃，再次急症入院。入院时颅骨内板缺损约 1cm×1cm，内可见硬脑膜搏动(病例 46 图 4)。经神经外科会诊，决定给予颅骨钛网修补 + 头皮扩张皮瓣修复一期完成。2 月 13 日在全麻下行颅骨缺损修补 + 头皮扩张器取出头皮修复术(病例 46 图 5、病例 46 图 6)。术后 1 周患者出院，4 个月后复诊随访患者无不适，手术效果满意(病例 46 图 7、图 8)。

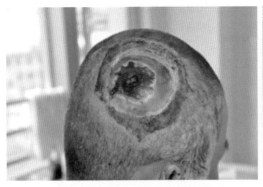

病例 46 图 1　颅骨局部炭化，虫蚀样，有分泌物

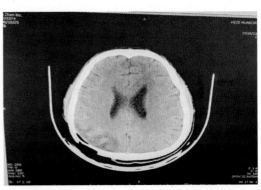

病例 46 图 2　入院时颅脑 CT 可见颅内积气

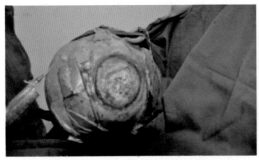

病例 46 图 3　扩张器埋置术后，局部颅骨缺损

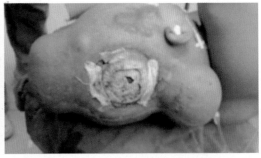

病例 46 图 4　颅骨缺损约 1cm×1cm，硬脑膜外漏

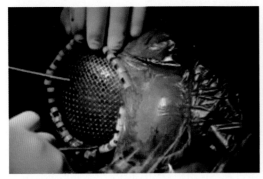

病例 46 图 5　去除坏死颅骨，钛网修补

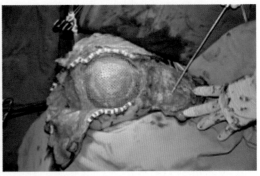

病例 46 图 6　去除扩张囊，设计皮瓣修复创面

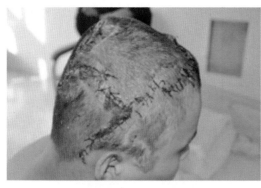
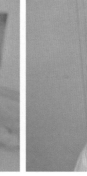
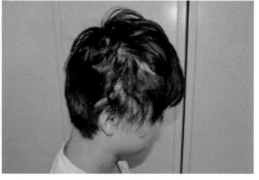

病例 46 图 7 术后 1 周   病例 46 图 8 术后 4 个月

三、讨论及体会

高压电烧伤易导致颅骨外露并坏死。主要治疗方法：①外露颅骨钻孔，待肉芽组织覆盖后再植皮修复[1]。②一期局部皮瓣，带血管蒂皮瓣、游离皮瓣修复创面[2]。之后再埋植扩张器，二期修补颅骨及秃发。有颅骨缺损及头皮缺损一期修复的报道，但是硬脑膜外露下持续扩张器扩张，并且扩张皮瓣＋去除坏死颅骨＋钛网修补，一期修复的报道不多。扩张器一期修复颅骨外露并感染风险较大[3]，对于有感染病史的颅骨缺损患者，应用钛网修复要谨慎，时机不宜过早[4]。本病例第二次住院时检查发现，局部颅骨虫蚀样，有分泌物，局部细菌培养有奇异变形杆菌，颅脑 CT 示颅内积气。说明颅骨已全层缺损，不再适用钻孔培养肉芽，应该扩创、皮瓣转移，二期修补颅骨，以后再治疗秃发，治疗时间长，手术次数多，花费多。

本病例治疗体会：①多学科协作，神经外科、烧伤整形科合作，制订治疗方案，扩张皮瓣后，坏死颅骨去除并颅骨缺损修补、头皮缺损修复一期完成，发挥科室优势，保证了治疗方案及过程连贯。②每三天返院一次，给予扩张器注水，注水时颅骨缺损处创面的处理，局部消毒，生理盐水＋庆大霉素局部冲洗。保证了创面局部清洁，减少细菌定植，加速扩张速度，利于观察患者病情变化。③术前的综合评估，患者的精神状态、体温、化验检查等结果提示患者是局部感染，局部清创及扩张器埋植后负压吸引都有利于控制局部感染，有利于缩短患者病程。④制定正确的治疗计划可以减少住院次数，缩短住院时间，减少住院花费。⑤家属的对手术方案的理解及坚持非常重要。

（菏泽市立医院：李　超　李永涛　王培培　付子扬　李守聚）

参 考 文 献

［1］牛洪华，袁宏伟，王水勋，等．骨面种植肉芽后游离皮片移植治疗难治性骨外露坏死［J］．实用医药杂志，2010，27（12）：1086.

［2］石志远，张明，祝闽辉，等．保留坏死颅骨外板与皮瓣修复烧伤颅骨坏死创面的观察［J］．中国美

容整形外科杂志, 2018, 29(10): 620 - 622.

[3] 赵摇阳, 吕摇磊, 韩摇玲. 软组织扩张器一期修复电击伤颅骨外露并感染的临床研究[J]. 西南国防医药, 2011, 21(10): 1077 - 1079.

[4] 陈旭, 覃凤均, 陈忠, 等. 颅骨全层高压电烧伤并脑挫裂伤及颅内感染的治疗[J]. 中华烧伤杂志, 2012, 28(4): 116 - 118.

第三章 感染性疾病

病例47 新型冠状病毒肺炎救治1例

一、概述

2019年12月以来，湖北省武汉市陆续发现多例不明原因肺炎病例，证实为2019新型冠状病毒感染引起的急性呼吸道传染病。世界卫生组织将其命名为"COVID - 19"。临床多以发热、干咳、乏力等为主要表现。从目前我国收治病例来看，多数患者预后良好，少数患者病情危重。国家卫健委将其纳入《传染病防治法》规定的乙类传染病，采取甲类传染病的防控。目前疫情仍处于全球流行中，因此严防境外疫情输入仍是当前乃至较长一段时间疫情防控的重中之重。

二、病例报告

（一）病史摘要

1. 主诉　杜某某，男性，63岁。因"发热5天、胸闷2天"于2020年2月8日入院。

2. 现病史　患者于5天前出现发热，体温最高38.7℃，无明显规律性，伴有轻度咳嗽，干咳无痰；无畏寒发热、胸痛胸闷、咯血、乏力、盗汗、尿频等不适。至武汉市某人民医院就诊。胸部CT示：双肺斑片状密度增高阴影，考虑病毒性肺炎可能性大（病例47图1）。住院给予阿比多尔、莫西沙星、奥司他韦等药物治疗。体温略降，间断升高，最高38℃。4天前咽拭子核酸检查示阳性，诊断为病毒性肺炎（2019 - nCoV）。2天前出现胸闷，渐加重，平卧时明显，可入睡，无胸痛等，现为进一步治疗转入我科住院治疗。患者起病以来，神志清楚，精神一般，睡眠尚可，食欲正常，大小便正常，体重无明显变化。

3. 既往史　患者有高血压病史30年，服氨氯地平治疗，目前血压控制在150/90mmHg左右，否认有糖尿病、冠心病病史，有新型冠状病毒肺炎确诊患者接触史。否认外伤、输血史及药物食物过敏史。

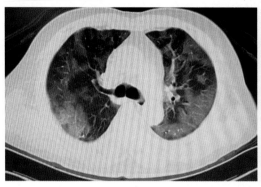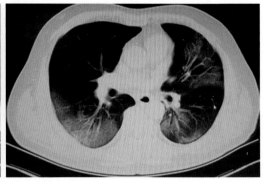

病例47 图1　入院前胸部CT

（二）入院查体

体温36.9℃，脉搏90次/分，呼吸21次/分，血压155/96mmHg。指脉氧饱和度93%（未吸氧），神志清楚，查体合作，面容正常，全身淋巴结未见肿大。心率90次/分，心律整齐，心音正常，各瓣膜区未闻及杂音。胸部心尖搏动未见异常，无异常隆起及凹陷，肺部双肺呼吸音清，可闻及少许干性啰音。腹部外形正常，腹部触诊柔软，压痛及反跳痛阴性，腹部未触及包块，肝脏肋下未触及，脾脏肋下未触及。双下肢无水肿。生理反射存在，病理反射未引起。

（三）诊疗经过

1. 诊断思路　患者有新型冠状病毒肺炎确诊患者明确接触史，主要症状为发热合并干咳，胸部CT示双肺外带散在多发片状密度增高阴影，核酸检查阳性。初步诊断：新型冠状病毒肺炎（COVID-19），原发性高血压（3级，很高危）。

2. 治疗经过　入院后积极完善常规化验检查，定期复查胸部CT、咽拭子核酸检测、血常规、肝肾功生化、T淋巴细胞亚群、细胞因子与炎症因子等。2020年2月9日检验血常规检查：白细胞3.45×10^9/L，中性粒细胞0.7×10^9/L，血红蛋白116g/L，血小板84×10^{12}/L；炎症指标：CD3 83.21%，CD4 41.56%，CD8 34.09%，CD4 91.12，IL-6 62.34pg/ml，TNF-α 4.67pg/ml，IL-2 3.41pg/ml，IL-4 2.31pg/ml，IL-10 1.06pg/ml，IFN-γ 1.34pg/ml，C反应蛋白13.81mg/L，降钙素原0.1μg/L；肝肾功生化：谷丙转氨酶64U/L，白蛋白33.9g/L，钾3.1mmol/L；凝血四项：凝血酶原时间16.2秒，活化部分凝血酶时间60秒，国际标准化比值1.29，D-二聚体1.5μg/ml；心脏指标：NT-proBNP 2433pg/ml；2019-nCoV示：阳性。

给予洛匹那韦利托那韦软胶囊（克力芝）、金叶败毒颗粒、干扰素α、莫西沙星、氨溴索、甘草酸二铵肠溶胶囊等药物治疗，辅助给予中药方剂煎方口服；降压药物控制高血压及其他对症支持治疗等。严格控制出入量。患者体温很快恢复正常，憋闷症状好转后又加重。入院两天给予高流量氧疗，患者氧饱和度可维持在97%（氧浓度5L/min）；入院五天后复查胸部CT示较前进展明显（病例47 图2）。复查血常规示：白细胞计数12.45×10^9/L，中性粒细胞计数0.5×10^9/L，血红蛋白111g/L，血小板计数68×10^{12}/L；炎症指标：C反应蛋白69.77mg/L，降钙素原1.9μg/L，加用头孢哌酮钠舒巴坦钠加强抗感染治疗，并加用甲泼尼龙 40mg、1 次/日×3 天，患者病情逐渐稳定，憋喘症状减轻，白蛋白、心衰指标等恢复正常。其后间隔 7 天复查咽拭子核酸及胸部 CT，患者胸部 CT 示病变部位再次加重后逐步吸收，较前逐步好转（病例 47 图 3），住院 20 天后复查咽拭子核酸示阴性；22 天复查同样阴性。给予抗体检查示新冠病毒抗体 IgM 12.1AU/ml，IgG 112AU/ml，患者逐步降低氧疗，后撤掉氧气，自主活动无明显憋闷、心悸等，无发热，轻度咳嗽，住院 26 天治愈出院。出院后定点隔离 14 天复查咽拭子核酸仍为阴性，无不适。

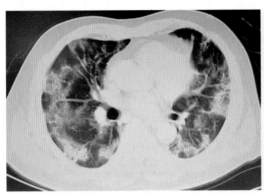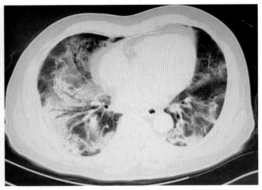

病例 47 图 2 入院 5 天后复查胸部 CT

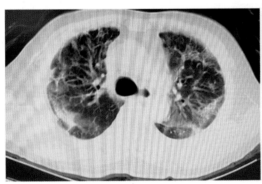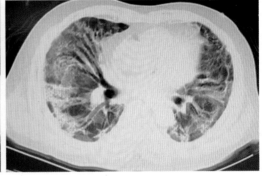

病例 47 图 3 入院 19 天后复查胸部 CT

三、总结

1. 新型冠状病毒属于 β 属冠状病毒。新型冠状病毒感染的患者为主要传染源，无症状感染者也可能成为传染源。经呼吸道飞沫和密切接触传播是主要的传播途径，临床上以发热、干咳、乏力为主要表现。少数患者伴有鼻塞、流涕、咽痛、肌痛和腹泻等症状。重症患者多在发病一周后出现呼吸困难和/或低氧血症，严重者可快速进展为急性呼吸窘迫综合征、脓毒症休克、难以纠正的代谢性酸中毒和出凝血功能障碍及多器官衰竭等[1]。多数患者预后良好，少数患者病情危重。老年人和有慢性基础疾病者预后较差。儿童病例症状相对较轻。

2. 新型冠状病毒肺炎化验检查特点。发病早期外周血白细胞总数正常或减少，淋巴细胞计数减少，部分患者可出现肝酶、乳酸脱氢酶(LDH)、肌酶和肌红蛋白增高；部分危重者可见肌钙蛋白增高。多数患者C反应蛋白(CRP)和血沉升高，降钙素原正常。严重者D-二聚体升高、外周血淋巴细胞进行性减少。重型、危重型患者常有炎症因子升高。影像学早期呈现单发或多发小斑片影及间质改变，以肺外带明显，进而发展为双肺多发磨玻璃影、浸润影、空气支气管征，病灶沿支气管血管束分布，严重者可出现肺实变，可表现为网格影、铺路石征、马赛克征。部分病灶长轴与胸膜平行，不按肺段分布。最后病灶逐步吸收，可遗留少许条索状高密度影，提示纤维化。少部分病例病程较短，影像可由早期表现直接进入消散期；胸腔积液少见[2]。

3. 新型冠状病毒肺炎诊断。临床诊断需要结合上述流行病学史和临床表现综合分析，疑似病例如具备以下病原学证据之一者可确诊：

(1)实时荧光RT-PCR检测新型冠状病毒核酸阳性。

(2)病毒基因测序，与已知的新型冠状病毒高度同源。

(3)血特异性IgM抗体阳性。

4. 新型冠状病毒肺炎的治疗。防治措施主要包括隔离、一般处理以及相关化验检查。治疗可用氧疗及应用α-干扰素、洛匹那韦/利托那韦、磷酸氯喹、阿比多尔、瑞德西韦等抗病毒药物，疗程不超过10天，不建议同时应用3种及以上抗病毒药物，出现不可耐受的毒副作用时应停止使用相关药物。目前研究显示羟氯喹、瑞德西韦、连花清瘟三种药物治疗有效，具体有待于进一步研究。应避免盲目或不恰当使用抗菌药物，尤其是联合使用广谱抗菌药物，如莫西、舒巴坦等，还有连花清瘟胶囊、血必净注射液等中成药、中成汤药、康复期血浆、血液净化、ECMO治疗等。建议早期气管插管和气管切开，老年且合并有基础性疾病患者相对病死率高，应多方面集束化治疗[3]。

(山东大学第二医院：邵明举　于杰滨)

参 考 文 献

[1] 中华预防医学会新型冠状病毒肺炎防控专家组. 新型冠状病毒肺炎流行病学特征的最新认识[J]. 中国病毒病杂志, 2020：1-7.

[2] 国家卫生健康委员会, 国家中医药管理局. 新型冠状病毒肺炎轻型、普通型病例管理规范(第二版). 国卫办医函[2020]154号.

[3] 国家卫生健康委员会, 国家中医药管理局. 新型冠状病毒肺炎诊疗方案(试行第八版). 国卫办医函[2020]680号.

病例48　中西医结合治疗新型冠状病毒肺炎普通型1例

一、概述

新型冠状病毒肺炎（Corona Virus Disease 2019，COVID－19），是指由新型冠状病毒感染导致的肺炎。自2019年底被发现后，以前所未有的速度席卷全球，形成大流行。截止到2021年2月23日，共有约2453万人感染，累计死亡约248.3万人，对人类健康和社会经济产生了深远而尚未显现的影响。我国仅有约10万人被感染，累计死亡4842人，疫情防控取得了巨大胜利。中医药在抗击新冠肺炎疫情中发挥了重要作用，中西医结合、中西药并用是我国这次疫情防控的一大特点。国家卫生健康委员会共修订完成了八版《新型冠状病毒肺炎诊疗方案（试行版）》，所有患者全部实行辨证论治、"一人一方案"，在第一时间接受中药汤剂治疗。本文通过中西医结合治疗1例COVID－19患者阐述传统医学对疫情防治的独特见解。

二、病例报告

（一）病史摘要

1. 现病史　患者，张某某，女，37岁，以"发热2天"于2020年2月12日入院治疗。患者与COVID－19患者密切接触，经排查检测核酸呈阳性。刻诊，患者发热，体温38.3℃，恶寒，周身疼痛，咳嗽，无痰，乏力，胃部不适，纳差，无恶心、呕吐，眠可，大便溏。舌质淡红，苔白腻。脉弦滑。

2. 既往史　既往体健。

（二）体格检查

体温38.3℃，心率89次/分，呼吸19次/分，血压91/52mmHg，体重51kg，青年女性，神志清楚，精神正常，咽部黏膜正常，扁桃体无肿大，双肺叩诊清音，双肺呼吸音粗，未闻及明显干湿啰音。心率89次/分，心律规整，各瓣膜听诊区未闻及杂音。

（三）诊断

中医诊断：疫病（寒湿郁肺证）（病例48图1）。

西医诊断：新型冠状病毒肺炎（COVID－19）。

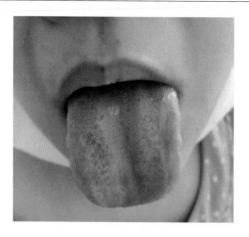

病例48 图1　舌象

(四)诊疗经过

入院后予相关辅助检查,予抗病毒、提高免疫力及对症治疗和中药治疗。

1. 部分辅助检查　体温及血常规检查见病例48图2、病例48图3。

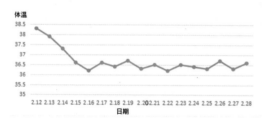

病例48 图2　体温

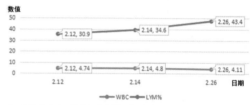

病例48 图3　血常规

2020年2月13日胸部CT示右肺中叶外侧段及双肺下叶胸膜下多发斑片状、结节状、索条状高密度灶,边界模糊,密度不均,以左肺下叶为著,结合临床,符合病毒性肺炎CT表现(病例48图4)。2020年2月22日病变较前2020年2月13日明显吸收(病例48图5)。

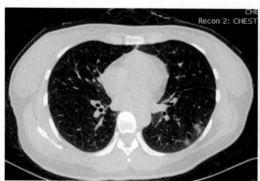

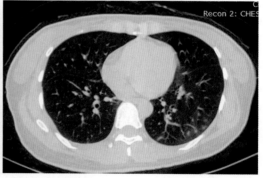

病例48 图4　2020年2月13日胸部CT

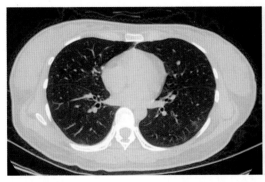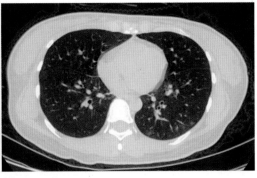

病例 48 图 5　2020 年 2 月 22 日胸部 CT

2020 年 2 月 17 日新冠核酸（全血、痰液）阴性。

2020 年 2 月 21 日新冠核酸（痰液）阴性。

2020 年 2 月 26 日新冠核酸（全血、痰液、尿液、粪便）阴性。

2. 中药加减治疗

2020 年 2 月 12 日。刻诊，予人参败毒散合达原饮加减。用药：羌活 12g，独活 12g，白芷 9g，川芎 6g，柴胡 15g，枳壳 15g，前胡 12g，桔梗 9g，厚朴 12g，炒槟榔 9g，草果 9g，党参 12g，茯苓 20g，甘草 6g。水煎服，3 剂。

2020 年 2 月 15 日。患者热退，周身疼痛缓解，现咳嗽较前加重，咳些许黄痰，恶心欲呕，纳差，眠一般，二便调，舌质稍红，苔薄黄腻，脉弦。上方去羌活、独活、川芎、白芷，加黄芩 9g，姜半夏 9g，紫苏叶 9g，黄连 6g，瓜蒌 15g。水煎服，7 剂。

2020 年 2 月 22 日。患者阵发性咳嗽，咳少许黄痰，口干，咽部有异物感，咽痒，咽干，轻度胸闷憋气，纳一般，眠一般，二便调。舌质淡，苔薄黄，脉弦。予止嗽散加减。用药：荆芥 9g，防风 9g，蝉蜕 9g，僵蚕 9g，薄荷 9g，玄参 12g，桔梗 9g，前胡 9g，杏仁 9g，厚朴 9g，蜜紫菀 12g，蜜百部 12g，陈皮 6g，甘草 6g。水煎服，5 剂。

2020 年 2 月 27 日。患者口干，时乏力，出汗，精神稍倦，纳一般，眠一般，二便可。舌质淡，苔薄白，脉缓。予玉屏风合香砂六君子加减。用药：黄芪 30g，炒白术 18g，防风 12g，党参 15g，茯苓 18g，姜半夏 9g，陈皮 12g，木香 9g，砂仁 9g，桑叶 15g，北沙参 12g，炒酸枣仁 30g，炙甘草 6g。水煎服，7 剂。

三、病例分析及讨论

该病例依据诊疗方案属于普通型。西医以抗病毒、提高免疫力及对症治疗作为基础治疗，不必赘述。在整个诊疗过程中，中医药贯穿其中，辨证论治，加减化裁，凸显了中医药的特色。2020 年 2 月 12 日，在确诊为 COVID - 19 患者后，明确中医诊断为"疫病"。结合患者具体临床症状，辨证为"寒湿郁肺"证。发热、恶寒、周身疼痛，为寒湿侵袭肌表，机体奋起抗邪，故发热；寒湿为阴邪，侵犯肌表，阻滞经脉，故出现恶寒、周身疼痛；咳嗽、乏力、胃部不适、大便溏，提示寒湿在里，肺脾受邪，寒湿蕴肺，失于宣降，故咳嗽；寒湿阻于脾胃，运化失权，故胃部不适，大便溏稀；舌苔、脉象为寒湿之佐证。表里同时感受寒湿，法当表里双解。予人参败毒散合达原饮加减，散寒胜湿，化湿和中。方中羌活、独活、白芷、川芎散寒胜湿、通络止痛，以解表邪；柴胡、桔梗、前胡、枳壳，调畅宣降气机，止咳和中；厚朴、槟榔、草果理气温中，燥湿和胃；党参、茯苓、甘草扶正祛邪，健脾渗湿。整方以祛邪药物为主，稍佐扶正之品，邪正兼顾，寄祛邪不致于伤正，正气足以祛邪外出。2月15日，患者热退，身痛缓解，表明表邪已净，但咳嗽加重，咳吐黄痰，纳差，恶心欲呕，舌苔、脉象均提示里邪化热，痰热阻肺，肺失宣降，出现咳嗽加重，湿热犯胃，胃气上逆，故出现纳差、恶心欲呕。上方去羌活、独活、川芎、白芷解表之药，加黄芩、姜半夏、紫苏叶、黄连、瓜蒌，有合小柴胡汤、连苏饮、小陷胸汤之意，在前方基础上，旨在清热化湿、止咳化痰、和胃止呕。2月22日，患者阵发性咳嗽，咳少许黄痰，口干，咽部有异物感，咽痒，咽干，轻度胸闷憋气，提示为感染后咳嗽，气道受损，处于敏感状态，从中医角度来看，为风邪恋肺，风性善行而数变，清扬不定，故出现一系列呼吸道症状。予止嗽散加减，祛风止咳。2月27日，患者口干，时乏力，出汗，精神稍倦，病情历时半月之余，病邪将尽，正气疲惫，故出现上述症状。宜补气健脾、养阴生津以善后。予玉屏风合香砂六君子加减，黄芪、党参、炒白术、茯苓、炙甘草补气健脾，陈皮、半夏、木香、砂仁理气醒脾，防风佐助黄芪益气固表，桑叶、北沙参清散余邪，养阴生津，炒酸枣仁养血安神，尽早走出疫病下的紧张状态。

在发病初期，邪毒正盛，处方将主要矛盾放在祛邪上，用大队胜湿、燥湿药物攻毒祛邪，稍佐扶正之党参使祛邪不伤正，更如喻嘉言所说"少助元气，以为驱邪之主，使邪气得药一涌而出"。其中人参败毒散出自《太平惠民和剂局方》，《寓意草》中记载人参败毒散"嘉靖己末，五六七月间，江南淮北，在处患时行瘟热病，沿门阖境，传染相似，用本方倍人参，去前胡、独活，服者尽效，全无过失。万历戊子己丑年，时疫盛行，凡服本方发表者，无不全活"。《张氏医通》中："问时疫初起，用人参败毒，得毋助邪为虐之患乎，又何以治非时寒疫，汗后热不止。"2020年2月2日发布的《陕西省新型冠状病毒感染的肺炎中医药治疗方案》(试行第二版)中指出，对于临床治疗期表现为"风寒袭表、气虚湿滞"的轻症患者推荐人参败毒散加减治疗。现代应用网络药理学的方法探究获得人参败毒散治疗COVID-19的共209个成分和145个靶点，关键靶点涉及AR、ESR1、PTGS2、NOS2、GSK3B等，其中靶点中的40个与新型冠状病毒的受体血管紧张素转化酶2(ACE2)是共表达的；COVID-19相关靶点251个；获得223条GO生物过程和82条相关信号通路，涉及小细胞肺癌、非小细胞肺癌、T细胞受体信号通路、PI3K/Akt信号通路、甲型流感、NF-κB信号通路等。人参败毒散治疗COVID-19是多成分、多靶点、多途径相互作用的结果，为人参败毒散的临床应用提供一定的理论依据，同时对新药的研发与应用具有一定的参考价值。达原饮在"COVID-19诊疗方案"试行第三版至第七版中均有推荐，为吴又可在明朝末年疫病流行时所创。COVID-19患者发病之初，出现发热、恶寒、咳嗽、头身痛、胸膈痞闷、倦怠乏力、苔腻，随着病情进展热象逐渐明显，表现为咽干痛、喘促憋闷、舌红、苔黄腻；晚期热毒邪气传心包，可致内闭外脱之危急证候，出现神昏谵语、发绀、便遗、舌红绛、苔黄厚腻等症，与《温疫论》所记载的达原饮证主证及变证高度符合。虽然达原饮是治疗湿毒名方，但由于时代的局限性，本方并非尽善尽美。吴氏认为重在调里气，里气和则升降复常，表气自通，自能汗出，所以达原饮中并未用到开表药物。但临床实践中对于发热无汗的患者，表不开热无以散，则会转而攻内，加重内热，内热与已有之湿缠结，更为难除。朱丹溪强调"治湿不利小便非其治也"，因此，人参败毒散合达原饮加减，正是表里双解、双管齐下。二诊，表邪已去，里邪化热，阻于肺脾，针对临床表现，可辨为"小柴胡汤证"，合小陷胸汤旨在加强清肺化痰，合连苏饮旨在清胃止呕。三诊，毒邪已去，肺系受损，外风长驱直入，咳嗽明显，用止嗽散加减祛风止咳。止嗽散一方出自清代《医学心悟》，程钟龄言："本方温润和平，小寒不热，既无攻击过当之虞，大有启门驱贼之势。"取其宣降肺气、祛风达表之功。四诊，病邪将尽，正气亏虚，矛盾转化为正虚邪去，宜以扶正为主，稍佐祛邪之品收官。玉屏风散补肺固表，香砂六君子调理脾胃，俾正气来复邪气尽去。

四、结语

中医药治疗全程参与了该病例的发病、变化和善后，比较全面地体现了疾病和机体邪正双方此消彼长的转化过程，还有中医药运用的思路，即整体观念、辨证论治。在这次疫情中，在危重症医学的平台上，现代医学的生命支持力挽狂澜，中医药"四两拨千斤"，中西医联手让很多危重患者起死回生。因此，中医疫病防治队伍的建设和中医急危重症学科的发展亟待被提上议事日程。通过这次疫情，中医药越来越得到认可，同时我们也更加充分认识到中医药"传承精华，守正创新"的必要性和紧迫性。现代科技日新月异，给我们的生活和社会带来无与伦比的改变。面对中医药这个伟大宝库，我们需要的不仅仅是发展革新的勇气，更需要的是将现代科技融入传统医学的智慧。如此才能打开这座宝库更好地发掘，如此才能让中西医结合新医学更好地服务临床。

（山东中医药大学附属医院：邱占军）

病例 49　新型冠状病毒肺炎救治 1 例

一、概述

新型冠状病毒肺炎是指由新型冠状病毒感染引起的肺炎，可具有如下特点：感染新型冠状病毒后通常会经历一段潜伏期，潜伏期为 2～14 天，通常 1 周左右；新型冠状病毒肺炎的临床表现为发热、乏力以及干咳，半数患者在发病后 1 周会出现呼吸困难的症状；为一种烈性呼吸道传染病，可以通过多种途径传播，主要是密切接触传播和呼吸道飞沫传播。所以，防控新型冠状病毒肺炎的关键措施是及早发现、隔离确诊患者，并切断新型冠状病毒的传播途径。

二、病例报告

（一）病史摘要

1. **主诉**　李某某，男性，82 岁。因"咳嗽 1 天"于 2020 年 2 月 14 日入院。

2. **现病史**　患者于 1 天前出现咳嗽，无咳痰，无畏寒、发热，无胸痛咯血，无乏力、盗汗等不适。至武汉市某医院就诊，胸部 CT 示（病例 49 图 1）：双肺尖及中下肺野条状及斑片状密度增高阴影，咽拭子核酸检查阳性，诊断为病毒性肺炎（2019 - nCoV），现为进一步治疗转入我科住院治疗。患者起病以来，神志清楚，精神一般，睡眠可，食欲可，大小便正常，体重无明显变化。患者有新型冠状病毒肺炎患者接触史。

3. 既往史　既往高血压病史 1 年，常规服药控制，效果尚可；有痛风病史，具体不详；甲状腺功能减退症 10 余年，口服优甲乐 1 片/次，1 次/日。胃切除术后 40 年，胆囊切除术后 30 多年。否认外伤、输血史及药物、食物过敏史。

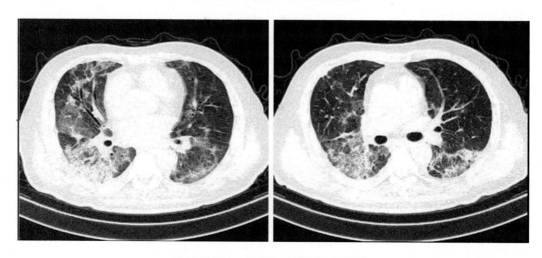

病例 49 图 1　患者入院前胸部 CT 影像

（二）入院查体

体温 36.6℃，脉搏 78 次/分，呼吸 20 次/分，血压 125/76mmHg。神志清楚，查体合作，面容正常，全身淋巴结未见肿大。心率 78 次/分，心律整齐，心音正常，各瓣膜区未闻及杂音。胸部心尖搏动未见异常，无异常隆起及凹陷，肺部双肺呼吸音清，未闻及干湿性啰音及胸膜摩擦音。腹部外形正常，腹部触诊柔软，压痛及反跳痛阴性，腹部未触及包块，肝脏肋下未触及，脾脏肋下未触及。双下肢无水肿。生理反射存在，病理反射未引起。

（三）诊疗经过

1. 诊断思路　患者有新型冠状病毒肺炎患者接触史，主要症状为咳嗽，胸部 CT 示双肺尖及中下肺野条状及片状密度增高阴影，核酸检查阳性。初步诊断：新型冠状病毒性肺炎（2019 - nCoV），高血压（2 级），甲状腺功能减退症。

2. 诊治经过

（1）积极完善核酸检查；定期复查胸部 CT 以及血常规、血生化、T 淋巴细胞亚群、细胞因子与炎症因子等。

（2）给予阿比多尔、连花清瘟抗病毒，莫西沙星抗菌等。

（3）辅助给予中药方剂煎方口服等；积极治疗基础性疾病等。

（4）2020 年 2 月 20 日检验结果：白细胞计数 5.72×10^9/L，血红蛋白 116g/L，血小板计数 84×10^{12}/L，CD3 79.66%，CD4 48.91%，CD8 29.33%，CD4/CD8 1.67，IL - 6

21.54pg/ml，TNF - α 3.93pg/ml，IL - 2 2.13pg/ml，IL - 4 1.26pg/ml，IL - 10 2.15pg/ml，IFN - γ 1.23pg/ml，C 反应蛋白 7.25mg/L，降钙素原 0.1μg/L。治疗 12 天，患者咳嗽症状好转，连续间隔 24 小时以上两次核酸检测阴性，肺部影像学病毒性肺炎基本吸收，给予办理出院。出院后继续单独隔离 2 周，4 周后复查。

三、经验总结

1. 新型冠状病毒肺炎传染性强，患者多有明确的接触史，首发症状多以咳嗽等为主。

2. NCP 重型/危重型患者多为老年且合并有基础性疾病患者，如高血压、糖尿病等，积极抗病毒抗炎同时，应重视基础疾病的治疗[1]。

3. NCP 多进展迅速，因此应早诊断早治疗并密切观察病情进展。化验结果多见 IL - 6、C 反应蛋白升高，降钙素原多正常。可伴随着血小板的变化[2]。

（南昌大学第一附属医院：张友来）

参 考 文 献

[1] Huang C, Wang Y, Li X, et al. Clinical features of patients infected with 2019 novel coronavirus in Wuhan, china[J]. Lancet, 2020, 395(10223): 497 - 506.

[2] 中华预防医学会新型冠状病毒肺炎防控专家组. 新型冠状病毒肺炎流行病学特征的最新认识[J]. 中国病毒病杂志, 2020, 10(2): 86 - 92.

病例 50　布鲁菌病 1 例

一、概述

布鲁菌病是一种由布鲁菌引起的严重危害人民健康和畜牧业发展的人畜共患传染病，是《中华人民共和国传染病防治法》规定的乙类传染病，也是我国法定职业病之一。患病的羊、牛等疫畜是本病的主要传染源，急性期病例以发热、乏力、多汗、肌肉、关节疼痛和肝、脾、淋巴结肿大为主要表现，而慢性期病例多表现为关节损害等。近年来，我国布病发病率逐渐上升。因此，对于布病的早期诊断、及时治疗对于改善布病预后甚至挽救生命具有重要意义。

二、病例报告

（一）病史摘要

1. 主诉　患者黄某，男性，67 岁，因"左侧胸部疼痛 3 天"于 2019 年 9 月 23 日入我院急诊科就诊。

2. **主诉** 患者于 3 天前无明显诱因出现左侧胸痛，活动后加重，伴心慌、胸闷，无恶心、呕吐等症状。

3. **既往史** 既往有高血压病 10 余年，左肩周炎病 10 余年，脑出血 4 年余，无明显后遗症。

（二）入院查体

体温 37.4℃，血压 138/87mmHg。左侧胸锁关节压痛，左侧肩部压痛，胸廓挤压试验阴性，双肺呼吸音粗，未闻及干湿性啰音，余查体无明显阳性体征。

（三）诊疗经过

患者入院后完善相关辅助检查，D-二聚体 610ng/ml、肌酸激酶 53U/L，血常规、心梗三项、凝血系列未见异常。胸部 CT 提示右肺下叶小结节，左肺下叶钙化灶，双肺少许纤维灶。心电图正常，无动态演变。住院期间反复出现发热，体温最高 39.1℃，呈不规则热型，仍持续胸痛，止痛药效果欠佳。入院第 3 天颈部疼痛不适，住院期间给予左氧氟沙星抗感染、解热镇痛、改善循环等治疗，效果差。仔细询问患者及家属，曾经有饲养过羊。不能排除胸锁关节炎及某种特殊感染等。继续完善相关辅助检查提示：血沉 33mm/h、C 反应蛋白 87.19mg/L、降钙素原 0.056ng/ml、白细胞计数 5.94×10^9/L（单核细胞升高为主）。呼吸道病原体抗体、流感病毒抗原、肝肾功能、尿本-周蛋白、HLA-B27 未见异常。颈椎+左肩关节磁共振：颈椎退行性变，$C_{3/4}$、$C_{4/5}$、$C_{5/6}$、$C_{6/7}$ 椎间盘突出并椎管狭窄；左侧冈上肌、肩甲下肌损伤表现；左肩锁关节损伤。送检血样本，布氏杆菌凝集实验：虎红平板凝集实验阳性、试管凝集实验 1:100（++++）。诊断符合布鲁菌病。给予左氧氟沙星（0.3g、1 次/日）静脉滴注+多西环素（0.1g、2 次/日）口服+利福平（0.75g、1 次/日）口服治疗，抗感染后第 2 天起未再发热，胸痛、颈痛较前好转，左侧胸锁关节及肩部压痛较前减轻，双肺呼吸音粗，未闻及干湿性啰音。随后患者转入感染/肝病科进行专科治疗，好转出院。

三、病例讨论

布鲁菌病，又称地中海弛张热、马耳他热、波浪热或波状热，是由布氏杆菌引起的人畜共患性全身传染病，为乙类传染病。布病首先在同种动物间传播，造成带菌或发病，随后波及人类，四季均可发病。病畜的皮肤黏膜或其排泄物、分泌物及娩出物含有大量病菌，羊牛猪作为重要的经济动物，增加了人类感染的机会。20 世纪 50 至 60 年代，我国布病严重流行，70 年代疫情逐渐下降，曾在 90 年代中期起疫情持续快速上升，布病成为发病率上升速度最快的传染病之一。报道病例多集中于北方，目前疫区分布广泛，变化趋势体现为由牧区向半牧半农甚至农区转化，由集聚性暴发向散在发病转化[1]。布病临床症状多样，特殊抗感染治疗可有效控制病情，明确诊断、对症治疗，对布病的预后具有重要意义。

布病在临床上主要表现为病情轻重不一的发热、多汗、关节痛和肝、脾、淋巴结肿大。外周血象常表现为白细胞计数正常或稍偏低，淋巴细胞相对或绝对增多。血沉在急性期增速，慢性期也偏高。可有贫血，仅见于严重患者或有迁延性病灶者。从患者血液、骨髓、其他体液及排泄物等任一种培养物中分离到布氏杆菌即可确诊，国外推荐 Ruiz-

Castaneda 双相培养法，而我国国内常用哥伦比亚血琼脂平板。可参照《（WS269 - 2007）布鲁氏菌病诊断标准》[2]操作，但细菌分离需时长，骨髓培养的阳性率高于血液。急性期羊型患者的血培养阳性率可达 60% ~ 80%。目前我们常用免疫学检查，包括虎红平板凝集实验（快速筛查实验）、血清凝集实验（产生症状的急性患者更加敏感）、ELISA（敏感性、特异性高）、人免疫球蛋白实验（慢性、有并发症、复发和持续性感染患者）、补体结合实验和皮肤实验等。结合患者流行病学资料、临床表现和辅助检查，可做出诊断。

曾有布病相关特殊病例报道：患者确诊为布氏杆菌性脊柱炎，入院前主要临床表现为发热（体温 38 ~ 39℃）、腰痛，入院后实验室检查提示布氏杆菌凝集实验阳性，患者影像学具有典型表现：X 线摄影上表现为骨质破坏，关节间隙变窄，椎体骨质增生、硬化，少见椎旁囊肿，以下腰椎多见；CT 可显示小的、多发的骨质破坏灶，破坏边缘见骨的不同程度增生硬化，死骨少见；MRI 可早期发现骨周围软组织和骨髓内炎性的改变，在 T_1 加权象呈低信号，T_2 加权象呈高信号。炎性病变显示为壁厚、不规则强化，与周围正常组织界限不清，此点与脊柱结核脓肿壁薄、与周围组织界限清晰相鉴别；布氏杆菌性脊柱炎形成的脓肿主要位于受累椎间盘的周围，不发生流注，椎体破坏轻，此点可与脊柱结核鉴别。

治疗原则为早期、联合、足量、足疗程用药，必要时延长疗程，以防止复发和慢性化。详细治疗方法见病例 50 表 1。

病例 50 表 1　治疗布鲁菌病推荐抗菌药物及方案

类别	抗菌治疗方案		备注
	一线方案	二线方案	
非复杂性感染（成人及 8 岁以上儿童）	①多西环素（6 周）+ 庆大霉素（1 周）；②多西环素（6 周）+ 链霉素（2 ~ 3 周）；③多西环素（6 周）+ 利福平（6 周）	①多西环素（6 周）+ 复方新诺明（6 周）；②多西环素（6 周）+ 妥布霉素（1 ~ 2 周）；③利福平（6 周）+ 左氧氟沙星（6 周）；④利福平（6 周）+ 环丙沙星（6 周）	即不伴局部病损慢性期可治疗 2 ~ 3 个疗程
合并脊柱炎、骶髂关节炎	①多西环素（至少 3 个月）+ 庆大霉素（1 周）+ 利福平（至少 3 个月）；②多西环素（至少 3 个月）+ 利福平（至少 3 个月）+ 头孢曲松（1 个月）	环丙沙星（至少 3 个月）+ 利福平（至少 3 个月）	外科手术指征：复发感染，脊椎不稳定，显著的脊椎后凸，脊椎病引起的难以控制的疼痛，局灶脓肿形成
合并脑膜炎、脑膜脑炎	多西环素（4 ~ 5 个月）+ 利福平（4 ~ 5 个月）+ 头孢曲松（1 个月）	多西环素（5 ~ 6 个月）+ 利福平（5 ~ 6 个月）+ 复方新诺明（5 ~ 6 个月）	监测脑脊液情况，待脑脊液完全正常时方可停药，不推荐外科手术

类别	抗菌治疗方案		备注
	一线方案	二线方案	
合并心内膜炎	①多西环素(6周至6个月)+利福平(6周至6个月)+复方新诺明(6周~6个月)+庆大霉素(2~4周);②非复杂性感染药物基础上联合三代头孢菌素		应结合手术治疗,布鲁菌病所致感染性心内膜炎的手术指征主要包括:①严重心功能不全,严重血流动力学紊乱;②感染难以控制;③栓塞事件风险较高
妊娠	利福平(6周)	利福平(4周)+复方新诺明(孕12周后适用,疗程4周)	复方新诺明不可用于孕12周以前或孕36周以后
儿童(8岁以下)	复方新诺明儿科悬液(8~40mg/kg,每天2次,口服6周)+利福平(10~20mg/kg,每天1次,口服6周)	复方新诺明儿科悬液(8~40mg/kg,每天2次,口服6周)+庆大霉素(5mg/kg,每天1次,肌内注射或静脉注射7~10天)	庆大霉素慎用

注:多西环素:100mg,每天2次,口服;庆大霉素:5mg/kg,每天1次,肌内注射;链霉素:1g,每天1次,肌内注射;利福平:10mg/kg,最高900mg,每天1次,口服;复方新诺明:甲氧苄啶(160mg)/磺胺甲噁唑(800mg);每天2次,口服;环丙沙星:750mg,每天2次,口服;头孢曲松:2g,每12小时静脉注射;妥布霉素:1~1.5mg/kg,每8小时肌内注射。

根据本例布病的诊断与治疗体会,结合患者流行病学史、临床症状,选择相关免疫技术或细菌培养明确诊断,早期发现及正确的治疗可以有效的防止病程慢性化,取得良好的预后。

(山东大学第二医院:姜　珊　巩会平)

参 考 文 献

[1] Zhong Z, Yu S, Wang X, et al. Human brucelloses in the Peoples Republic of China during 2005 – 2010 [J]. Int J Infect Dis, 2013, 17(5): 289 – 292.

[2] 格根通力嘎. 布鲁氏菌病诊断标准[J]. 疾病检测, 2009, 24(10): 781.

病例 51 结核性脑膜炎 1 例

一、概述

结核性脑膜炎是由结核分枝杆菌(结核杆菌)引起的中枢神经系统感染性疾病,以脑膜、脑实质受累为主,同时可累及脊髓、脊膜,病残率和病死率极高。目前,结核病仍是世界性严重威胁人类健康的感染性疾病,在不发达国家和发展中国家尤为突出。我国是世界上最大的发展中国家,人口众多,结核病预防和治疗形势严峻。现将我院收治的 1 例结核性脑膜炎病例报道如下。

二、病例报告

(一)病史摘要

1. 主诉 轩某某,男性,17 岁。因"发热头痛、间断呕吐半个月,躁动意识不清 1 周"于 2018 年 12 月 31 日入院。

2. 现病史 患者于半个月来无明显诱因出现发热,体温最高 39℃,以下午起热为主,无明显畏寒寒战,伴有明显头痛,眼眶部疼痛,进食后呕吐(可疑喷射状)。在当地诊所"退热"治疗,热退后头痛症状明显缓解,但体温很快出现反复;曾至嘉祥县人民医院就诊,当时血常规无明显异常,继续按"感冒"治疗,效果欠佳。1 周前患者出现躁动,意识欠清,至济宁市某医院就诊,给予"抗感染、抗病毒、脱水降颅压、化痰等"对症治疗。颅脑 + 胸部 CT 示脑室稍扩大,未见实质明显异常;右肺上叶斑片、斑点影,纵隔内少许积气,右侧胸膜局部略厚;化验示血常规白细胞水平略高;自身免疫性脑炎相关检查无明显异常,腰穿示脑压 >330mmH$_2$O,脑脊液化验示脑脊液蛋白水平明显升高,糖和氯化物水平偏低,T－SPOT 阳性,考虑结核性脑膜炎可能性大。于昨日开始抗结核治疗,为求进一步系统诊治由 120 急诊转入我院。

(二)入院查体

体温 38.8℃,脉搏 94 次/分,呼吸 18 次/分,血压 129/76mmHg。发育正常,营养良好,浅昏迷状态,侧卧体位,查体不能合作。全身皮肤黏膜无黄染;无皮疹、皮下出血、皮下结节、瘢痕;皮下无水肿,无肝掌、蜘蛛痣。全身浅表淋巴结无肿大。无眼睑水肿,结膜无苍白,眼球无突出,巩膜无黄染,瞳孔等大等圆,直径约 3mm,对光反射迟钝;外耳道无异常分泌物;口唇无发绀,口腔黏膜正常;舌苔正常,伸舌无偏斜、震颤,牙龈无红肿,咽部黏膜正常,扁桃体无肿大。颈部明显抵抗,颈动脉搏动正常,颈静脉未见充盈;气管正中,肝颈静脉回流征阴性,甲状腺无肿大、无压痛,亦无震颤及血管杂音。胸廓无畸形,胸骨无叩痛。呼吸运动正常,肋间隙正常,语颤无增强、减弱。双肺叩诊清音,呼吸规整,双肺呼吸音清晰,未闻及干湿性啰音,无胸膜摩擦音。心率 94 次/分,律齐,各瓣膜听诊区未闻及杂音,无心包摩擦音。腹部平坦,无压痛及反跳痛,未扪及腹部包块。肝脏未触及；脾脏未触及；墨菲征阴性；肾区无叩击痛，无移动性浊音。肠鸣音正常。肛门及外生殖器未查。脊柱正常生理弯曲，四肢无畸形，活动自如，无下肢静脉曲张、杵状指（趾），关节无红肿，双下肢无水肿。四肢肌力、肌张力正常，双侧肱二、三头肌腱反射正常，双侧膝腱、跟腱反射正常，双侧巴宾斯基征阴性。

（三）院外辅助检查

颅脑＋胸部 CT（2018－12－26）：脑实质未见明显异常，右肺上叶局限性炎症，纵隔内略增大淋巴结，纵隔内少许积气，右侧胸膜略增厚。

脑脊液化验（2018－12－27）：脑脊液蛋白 2.39g/L，白细胞数 230×10⁶/L，单核细胞百分比 60%，糖 1.3mmol/L，氯化物 106mmol/L，脑脊液 IgA、IgG、IgM 水平均升高。抗酸杆菌涂片阴性。培养 3 天未见细菌。

血生化（2018－12－20）：谷丙转氨酶 87.6U/L，谷草转氨酶 38.2U/L；白蛋白 44g/L，尿素氮 4.3mmol/L，肌酐 52μmol/L。血常规：白细胞 12.59×10⁹/L，中性粒细胞百分比 75.94%，血红蛋白 167g/L，血小板 381×10⁹/L，降钙素原 0.07ng/ml。

T－SPOT（2018－12－30）：阳性。

（四）入院辅助检查（2019－1－3）

血常规：白细胞 9.47×10⁹/L，中性粒细胞百分比 78.4%，中性粒细胞绝对数 7.42×10⁹/L，血沉 19mm/h。

腰椎穿刺：脑脊液葡萄糖＋细胞检测常规：脑压 367mmH₂O，白细胞计数 670×10⁶/L。

脑脊液生化：总蛋白 1683mg/L；乳酸脱氢酶 138U/L；氯 114mmol/L。

GeneXpert（结核分枝杆菌及利福平耐药基因检测）：结核分枝杆菌复合群 DNA（＋），利福平耐药性敏感，菌量极低。

（五）最后诊断

1. 结核性脑膜炎。
2. 继发性肺结核 右上涂（－）初治。
3. 肺部感染。
4. 肝功能异常。

（六）治疗经过

入院后完善辅助检查，给予异烟肼 0.5g 静脉注射、1 次/日，利福平 0.6g 静脉注射、1 次/日，乙胺丁醇 0.75g 口服、1 次/日，吡嗪酰胺 0.75g 口服、2 次/日，利奈唑胺 0.6g 静脉注射、1 次/日抗结核治疗，并给予甘露醇、甘油果糖降颅压，甲泼尼龙琥珀酸钠 160mg 静脉注射、1 次/8 小时×4 天，80mg、1 次/8 小时×4 天，60mg、1 次/12 小时×10 天，40mg、1 次/12 小时×14 天，20mg、1 次/12 小时×14 天，20mg、1 次/日×14 天。期间多次行腰椎穿刺术并给予椎管内异烟肼 0.1g 加地塞米松 2mg 注药治疗。患者病情逐渐好转，改口服 HRZE 方案出院持续治疗。

三、经验总结

结核性脑膜炎（tuberculous meningitis，TBM）是由结核分枝杆菌经血行或者直接侵入引起的软脑膜、蛛网膜以及脑实质、脑神经、脑血管和脊髓的非化脓性炎症性疾病，具有较高的病死率和致残率。重症结核性脑膜炎患者病情危重，临床表现明显，主要有头痛、恶心、呕吐、持续性发热、意识不清、大小便失禁、颅内高压、双下肢瘫痪、脑神经损伤、脑膜刺激征等。通过影像学、实验室检查，对结核性脑膜炎患者的病灶、病变等进行观察分析，并确定患者的治疗方案。TBM 的早期症状不典型，导致发病早期的诊断易被延误，因此早期诊断及合理的治疗对其预后至关重要。

1. TBM 诊断　TBM 的确诊是指有脑膜炎的临床证据（颈强直和脑脊液参数异常），同时脑脊液中抗酸染色阳性或结核分枝杆菌培养阳性。由于脑脊液涂片常规抗酸染色阳性率低，结核分枝杆菌培养时间长，使 TBM 诊断困难。以往临床诊断主要依靠临床表现及脑脊液的特征性改变：①症状持续时间长（ >5 天）；②脑脊液白细胞数中度升高（ <1000cells/μl），以淋巴细胞为主；③脑脊液蛋白升高（ >100mg/dl）；④脑脊液糖水平降低，通常 <45mg/dl 或低脑脊液，血糖比值 <0.5。分子检测诊断 Gene Xpert 是一个实时定量聚合酶链反应检测方法，用于临床标本中结核分枝杆菌的检测，而且同时检测利福平耐药相关突变[1,2]。一些研究发现该检测对 TBM 诊断的灵敏度约为 60%，特异度近100%。世界卫生组织（WHO）推荐 GeneXpert 在疑似 TBM 患者中是必不可少的诊断检测，但是结果必须慎重解释，出现阳性可以明确诊断，但阴性不能排除诊断。

2. TBM 治疗　TBM 的治疗临床上应采取以有效抗结核药物为主的综合治疗措施，以提高治愈率，降低病死率，减少后遗症发生。

（1）抗结核治疗：异烟肼、利福平、吡嗪酰胺、乙胺丁醇四联或加用莫西沙星五联抗结核治疗。因近年来耐药菌逐渐增加，应积极送检脑脊液培养，争取药敏结果指导治疗[3,4]。

（2）肾上腺皮质激素的应用：皮质激素有抗炎、抗过敏、抗纤维化、减轻脑水肿等作用，使用强力、有效抗结核治疗的基础上合并应用肾上腺皮质激素可获得良好效果。使用激素主要是促进脑及脑膜的炎症消散和吸收，防止纤维组织增生和动脉炎，对渗出病变疗效最高，因此急性期越早应用越好。使用过程中应密切观察其不良反应和并发症。

（3）颅内高压的处理：结核性脑膜炎临床上往往以高颅压为主要表现，急性期尤为显著。临床表现为难以控制的高热、抽搐或顽固性头痛、呕吐、意识障碍等，更甚者可造成脑疝而危及生命。引起颅内高压的主要原因有脑水肿和脑积水，急性期常以脑水肿为主，晚期以脑积水为主。常用高渗性脱水剂与利尿性脱水药物联用加强降颅压效果[5~7]。

（4）鞘内注射：经常规治疗效果不佳者可在全身治疗基础上选用鞘内注射局部给药治疗。主要药物为地塞米松 2mg + 异烟肼 0.1g，通常把激素和抗结核药物混合后再进行鞘内注射，注射时一定要注意缓慢注入[8]。

3. TBM 预后　TBM 是死亡率、致残率较高的疾病。早期治疗至关重要，当出现明显意识障碍、明显神经系统体征、脑脊液通路明显梗阻，或 CT、MRI 脑实质较大结核球时，预后差，致残率也高。因此，早期诊断、治疗，适当地应用皮质激素、妥善处理颅内高压急症，是提高治愈率，减少死亡率、致残率的关键。

（山东省胸科医院：刘　岩）

参 考 文 献

[1] Bahr N C,Tugume L,Rajasingham R,et al. Improved diagnostic sensitivity for the diagnosis of tuberculous meningitis with Xpert(R)MTB/RIF of centrifuged CSF[J]. Int J Tuberc Lung Dis,2015,19(10):1209-1215.

[2] Nhu N T, Heemskerk D, Thudo D A, et al. Evaluation of GeneXpert MTB/RIF for diagnosis of tuberculous meningitis[J]. J Clin Microbiol, 2014, 52(1): 226-233.

[3] 郑东梅.52例成人初治重症结核性脑膜炎诊治体会[J].内蒙古医学杂志,2013,45(3):310-312.

[4] 苏英.结核性脑膜炎107例疗效分析[J].中国实用神经疾病杂志,2013,16(13):75-76.

[5] 康继玲.60例结核性脑膜炎的临床特点和实验室检查结果分析[J].中国实用神经疾病杂志,2013,16(15):68-69.

[6] 刘风霞,刘雪云,战云飞,等.结核性脑膜炎96例临床分析[J].临床肺科杂志,2014,17(14):55-56.

[7] Thwaites G E. Advances in the diagnosis and treat ment of tuberculous meningites[J]. Curr Opin Neurol, 2013, 26(3): 295-300.

[8] Shane S J, Clowater R A, Riley C. The treatment of tuberculous meningitis with coritsone and streptomycin[J]. Can Med Assoc J, 1952, 67(1): 13-15.

病例 52　空洞型肺病确诊肺结核 1 例

一、病例报告

（一）病史摘要

1. 主诉　张某，男性，32岁。因"咳嗽、声音嘶哑1年，胸闷、胸痛、发热5天"于2019年7月17日入院。

2. 现病史　患者于1年多前无明显诱因出现咳嗽、咳黄痰，伴声音嘶哑，轻微胸闷，无发热咯血，无胸痛腹痛，自行口服感冒药，咳嗽、咳痰减轻，声音嘶哑症状未见好转，未系统诊治。两个多月前胸闷症状加重，伴乏力，5天前出现左侧胸痛，伴发热、畏寒，无寒战，急来我院就诊。患者自发病以来，精神饮食欠佳，睡眠可，二便正常，体重减轻约7.5kg。

3. 既往史　既往糖尿病病史5年，未系统治疗。

（二）入院查体

体温38.2℃，脉搏122次/分，呼吸25次/分，血压145/89mmHg，体重72.5kg。青年男性，发育正常，营养良好，憋喘面容，表情自如，自主体位，神志清楚，查体合作。

全身皮肤黏膜无黄染，无皮疹、皮下出血、皮下结节、瘢痕；皮下无水肿，无肝掌、蜘蛛痣。全身浅表淋巴结无肿大。眼睑无水肿，结膜无苍白，眼球无突出，巩膜无黄染，瞳孔等大等圆。对光反射灵敏，外耳道无异常分泌物，乳突无压痛，无听力粗试障碍。嗅觉正常。口唇无发绀，口腔黏膜正常。舌苔正常，伸舌无偏斜、震颤，牙龈无红肿，咽部黏膜正常，扁桃体无肿大。颈软无抵抗，颈动脉搏动正常，颈静脉未见充盈，气管正中，肝颈静脉回流征阴性，甲状腺未及肿大，无压痛、震颤、血管杂音。胸廓无畸形，胸骨无叩痛。呼吸运动正常，肋间隙正常，左下肺语颤减弱，余肺语颤无增强、减弱。左下肺叩诊浊音，余肺叩诊清音，呼吸规整，左下肺呼吸音低，余肺呼吸音清，未闻及干湿性啰音，无胸膜摩擦音。心率 122 次/分，律齐，各瓣膜听诊区未闻及杂音，无心包摩擦音。腹平坦，无压痛、反跳痛，腹部无包块。肝脏未触及，脾脏未触及，墨菲征阴性，肾区无叩击痛，无移动性浊音。肠鸣音正常。肛门及外生殖器未查。脊柱正常生理弯曲，四肢活动自如，无畸形、下肢静脉曲张、杵状指（趾），关节无红肿，双下肢无水肿。四肢肌力、肌张力未见异常，双侧肱二、三头肌腱反射正常，双侧膝、跟腱反射正常，双侧巴宾斯基征阴性。

（三）入院前辅助检查

胸部 CT（2019 - 7 - 17）：左肺上叶见大片状高密度影，内密度不均匀，可见多发空洞及支气管充气征，上叶各段支气管管腔欠规整，余肺内见斑片、斑点、结节样高密度影，内密度不均匀，可见多个空洞，左侧胸膜轻度增厚，胸腔内见弧形液体密度影，纵隔内见多发肿大淋巴结。

（四）诊疗经过

1. 入院后辅助检查

血常规（2019 - 7 - 18）：中性粒细胞百分比 72.2% ↑；血沉 58mm/h↑；血糖 8.84mmol/L；C 反应蛋白 148.00mg/L↑；电解质：钠 133mmol/L↓，氯 94mmol/L↓；肝功 + 肾功：直接胆红素 7.57μmol/L↑，胱抑素 C 1.22mg/L↑，$β_2$ - 微球蛋白 3.72mg/L↑；凝血四项：血浆纤维蛋白原 9.220g/L↑；血结核抗体（IgG）：阳性反应；痰一般细菌涂片检查：找到革兰阳性球菌；尿常规：微量白蛋白≥150.00mg/L↑，管型 3.39 个/LPF↑；降钙素原、大便常规、痰涂片查真菌、心肌酶谱、SACE、D - 二聚体、痰抗酸杆菌检测、IgE、CEA、肺炎支原体血清学试验、GM、免疫功能检查、呼吸道感染系列等均无异常；心脏彩超：二尖瓣少量反流、左室舒张功能异常；胸腔彩超：左侧胸腔内探及液性暗区，于后肋膈角测量范围 7.0cm×3.8cm，内透声良好，右侧胸腔内未探及异常液性暗区及实性回声；腹部彩超示非均匀性脂肪肝（中度），胆囊壁毛糙。

胸水常规检查（2019 - 7 - 19）：黄色，浑浊，黏蛋白定性（＋），多个核细胞 9.0（%），白细胞计数 $1.30×10^9$/L，单个核细胞 91.0%，比重 1.015；体液细胞学：中性粒细胞 8%↑，嗜酸性粒细胞 1%，单核细胞 7%↓，淋巴细胞 84%↑；痰抗酸杆菌检测：阳性（4＋）；100 条及以上/视野；T - SPOT. TB：结核感染 T 细胞（CFP10）95（SFCs↑），结核感染 T 细胞（EAST - 6）67（SFCs↑）；神经元特异烯醇化酶 26.08ng/mL↑；气管镜刷检未查见癌细胞，痰结核杆菌 DNA 测定、细胞角蛋白 19 片断、SCC、毛刷涂片查真菌、毛刷细菌涂片、胸水细菌涂片、胸水涂片查真菌无异常。

2. 最后诊断

（1）继发性肺结核 双上中下涂（＋）初治。

（2）结核性胸膜炎。

（3）2 型糖尿病。

3. 治疗经过　患者青年男性，痰抗酸杆菌检测：阳性（4＋），100 条及以上/视野。胸部增强 CT 示左肺上叶见大片状高密度影，内密度不均匀，可见多发空洞及支气管充气征，上叶各段支气管管腔欠规整，余肺内见斑片、斑点、结节样高密度影，内密度不均匀，可见多个空洞，注入对比剂后，上述病灶呈不均质强化，左侧胸膜轻度增厚，胸腔内见弧形液体密度影，纵隔内见多发肿大淋巴结，增强后呈明显强化。T－spot 阳性。空腹血糖 8.84（mmol/L↑）。入院诊断明确后给予异烟肼 0.3g 静滴、1 次/日，利福平 0.6g 静滴、1 次/日，乙胺丁醇 0.75g 口服 qd，吡嗪酰胺 0.75g 口服 bid 方案抗结核治疗，同时给予口服水林佳保肝、氨溴索化痰、二甲双胍及胰岛素控制血糖及对症支持治疗。患者初期治疗约 1 周后体温降至基本正常，后期继续 HRZE 方案抗结核治疗。

二、讨论

患者以受凉后咳嗽、咳痰症状起病，从症状上一般考虑呼吸道感染，患病 1 年来未行系统检查及治疗，病程长，错过了诊断及治疗的最佳时机。症状加重后行胸部 CT 已形成肺内多发空洞，并存在胸腔积液。

对于急救医学内科医生来说，以咳嗽、咳痰、发热为主要症状的患者首先都要考虑呼吸系统的常见多发病，胸部 CT 是常规检查。因本例患者为青年男性，病程已长达 1 年，胸部 CT 发现空洞，需警惕结核性空洞的可能。空洞性肺病是一种常见的肺部病变。很多不同的肺部疾病在影像上均可表现为空洞。空洞形成原因首先非感染性疾病要想到癌性空洞。对于肺癌患者来说，癌细胞生长的方式主要分为伏壁式生长和堆集式生长两种，癌细胞不断增长很容易导致肿瘤内部供血不足，进而发生坏死、液化，最终形成空洞[1,2]。肺癌患者空洞典型表现为单发性、偏心性空洞，病变部位多为肺下叶，空洞形状通常不规则，空洞壁较厚，空洞内壁粗糙，部分患者有空洞液化、偏心，少数患者存在空洞壁结节，且临床常表现为分叶征，病变累及胸膜。感染性疾病要想到结核性空洞，当结核病变在肺部形成空洞后，空洞内的干酪样物质会通过呼吸循环获得充分的氧气，为肺部结核细菌的繁殖提供有利条件，常表现为空洞壁较厚、空洞形状不规则、存在较厚的干酪样组织、空洞内壁或可存在钙化点。继发性肺结核形成的肺空洞，直径大多在 3cm 以内。形成肺巨大空洞除与其有一定病理基础外，还与其他因素密不可分，有以下几点值得注意：病程长，延误治疗，病程都在半年以上或更长时间。有些患者出现呼吸道症状后，多自行购药处理或社区门诊简单治疗，缺乏必要的检查，延误了治疗时机，使结核菌在病灶内大量繁殖，体质逐渐受到影响，给形成肺巨大空洞创造时机。再者糖尿病也可促发和加重结核病。本例患者血糖高，存在糖尿病基础，亦可为其结核空洞形成提供助力[3,4]。

（山东省胸科医院：刘　岩）

参 考 文 献

[1] 常娜,李云,陈清亮,等. 孤立性肺结节的 CT 诊断研究进展[J]. 罕少疾病杂志,2011,18(1):52-55.
[2] 王久文. 空洞性肺转移瘤的 CT 诊断[J]. 基层医学论坛, 2012, 13(35): 4726-4727.
[3] 马屿,朱莉贞,潘毓萱. 结核病[M]. 北京:人民卫生出版社, 2006:224, 373
[4] 秦金陵. 糖尿病合并肺结核 74 例临床分析[J]. 临床肺科杂志, 2006, 11(2): 234-235.

病例 53　肺结核并咯血 1 例

一、概述

咯血是肺结核最常见的临床表现之一，咯血的出现，一般提示结核处于活动期和不稳定期。咯血量每日 <100ml，属于少量咯血，多由于局部炎症使毛细血管的通透性增加，表现为痰中带血。如果病变损伤小血管，导致出血量进一步增加，100~300ml 属于中量咯血，>300ml 以上属于大咯血。来源于肺动脉或者支气管动脉的肺结核空洞动脉瘤破裂可引起大咯血[1,2]。急性大咯血非常危险，出血可能会堵塞支气管引起患者窒息或急性失血导致休克而危及生命。现将本院一例肺结核合并咯血病例报告如下。

二、病例报告

(一)病史摘要

1. 主诉　张某某，男，17 岁。因"间断咳嗽、咯血 6 天，发热 3 天"于 2019 年 4 月 17 日入院。

2. 现病史　患者于 2019 年 4 月 12 日在校课间上厕所时突然出现咯血，咯血两大口，为鲜血。无发热，无咳嗽咳痰，无胸闷胸痛；急去当地某解放军医院就诊，行胸部 CT，发现双肺病灶(CT 示：两肺示点、斑片、片状密度增高影，边欠清，以左下肺为著，左下肺部分支气管内示密度增高影)。患者期间间断咳嗽，咯小口血，夜间连续咯血 4~5 次，患者家属急带患者去淄博市某医院就诊，行胸部 CT 提示左肺片状高密度影，多个管腔内见阻塞表现。住院 2 天，给予止血治疗后未再明显咯血，2019 年 4 月 15 日转入呼吸内科，下午出现发热，体温最高 38.4℃，2019 年 4 月 16 日行气管镜检查，发现左主支气管及下叶支气管管腔内长条黏稠血性分泌物，吸引困难，给予灌洗及钳夹，患者突然出现抽搐，立即停止气管镜检查，仍抽搐频发，给予气管插管人工气囊辅助呼吸，转监护室接呼吸机辅助通气。患者很快清醒，今日拔除气管插管，为进一步行气管镜治疗，今日来我院就诊，以"咯血原因待查"收住入院。患者自发病来，饮食及睡眠可，大小便正常。体重无明显改变。

（二）入院查体

体温 36.5℃，脉搏 112 次/分，呼吸 28 次/分，血压 123/65mmHg。发育正常，营养良好，憋喘面容，表情痛苦，自主体位，神志清楚，查体合作。全身皮肤黏膜无黄染，无皮疹、皮下出血、皮下结节、瘢痕，皮下无水肿，无肝掌、蜘蛛痣。全身浅表淋巴结无肿大。无眼睑水肿，结膜无苍白，眼球无突出，巩膜无黄染，瞳孔等大等圆。对光反射灵敏，外耳道无异常分泌物，乳突无压痛，听力粗试无障碍。嗅觉正常。口唇无发绀，口腔黏膜正常。舌苔正常，伸舌无偏斜、震颤，牙龈无红肿，咽部黏膜正常，扁桃体无肿大。颈软无抵抗，颈动脉搏动正常，颈静脉未见充盈，气管正中，肝颈静脉回流征阴性，甲状腺未及肿大，无压痛、震颤、血管杂音。胸廓无畸形，胸骨无叩痛。呼吸运动正常，肋间隙正常，语颤无增强、减弱。双肺叩诊清音，呼吸规整，左肺呼吸音低，未闻及干湿性啰音，无胸膜摩擦音。心率 112 次/分，节律整，各瓣膜听诊区未闻及杂音，无心包摩擦音。腹平坦，无压痛、反跳痛，腹部无包块。肝脏未触及，脾脏未触及，墨菲征阴性，肾区无叩击痛，无移动性浊音。肠鸣音正常。肛门及外生殖器未查。脊柱正常生理弯曲，四肢活动自如，无畸形、下肢静脉曲张、杵状指（趾），关节无红肿，双下肢无水肿。四肢肌力、肌张力未见异常，双侧肱二、三头肌腱反射正常，双侧膝、跟腱反射正常，双侧巴宾斯基征阴性。

（三）诊疗经过

1. 入院诊断

（1）咯血原因待查。

（2）肺部阴影待查。

2. 诊疗计划

（1）完善血常规、血沉、血凝、TB－SPOT 等各项检查。

（2）联系介入室评估行经皮支气管动脉介入栓塞术。

（3）介入治疗后联系气管镜室行全麻下气管镜检查及治疗。

（4）暂给予抗感染、止血、化痰及对症支持治疗，结核明确后加用 HRZE 抗结核治疗。

3. 入院后检查结果

PPD 皮试（2019－4－15）强阳性。

TB－SPOT（20180－4－15）阳性。

全麻下气管镜检查及治疗（20190－4－19）（病例53 图1）：全麻理想，插入喉罩，经喉罩插入气管镜，观察声带正常，气管正常，隆突正常。右肺各支段未见明显异常。左上叶各支段见陈旧性血液，给予反复生理盐水灌洗吸除，管腔通畅，下叶各支段被陈旧性血块阻塞。给予反复生理盐水灌洗、高频电刀及冷冻去除陈旧性血块，直至管腔通畅。

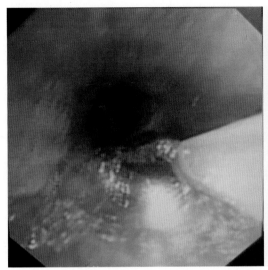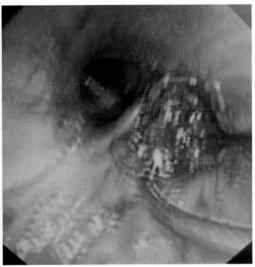

病例 53 图 1　全麻下气管镜检查及治疗

4. 最后诊断

(1)继发性肺结核左下涂阴初治。

(2)咯血。

三、经验总结

咯血是指喉部以下呼吸道或肺组织出血经口咯出的一种临床症状,需要与呕血,口腔、咽、鼻出血等相鉴别。咯血可因血管通透性增加、支气管壁毁损和管腔扩张、变形,以及肺血管内压力增高、出凝血功能异常、创伤等引起。在成人患者中,以咯血量来划分严重程度,通常认为 24 小时内咯血量 < 100ml 者为少量咯血;100~500ml 者为中量咯血;> 500ml 或 1 次咯血量 > 100ml 者为大量咯血。一旦发生便容易引起窒息、呼吸衰竭、休克甚至死亡等,属于急症。

1. 病因　应从以下三大方面进行分析。

(1)呼吸系统疾病:包括①感染性疾病,如急慢性支气管炎、肺炎、肺结核、肺深部真菌感染等[3,4];②结构发育异常,如肺隔离症、肺血管畸形等;③支气管扩张、囊性纤维化[5,6];④其他,如创伤、肿瘤、支气管异物、特发性肺含铁血黄素沉着症。

(2)循环系统疾病,如先天性心脏病、肺淤血、肺动脉高压等。

(3)全身性疾病,如凝血功能障碍、结缔组织病、肺肾综合征等。

2. 大咯血的急救　在常规咯血治疗的基础上,需要依据大咯血的救治原则,以挽救患者生命。在临床中,遇到大咯血患者,一定要遵循急救处理原则,稳定生命体征,根据流程尽快完善相关检查,积极明确病因。当患者出现大咯血时,首先要纠正体位,开放呼吸道,维持气体交换以保证心肺功能正常,并积极止血[7~9]。大咯血的急救流程见病例 53 图 2。

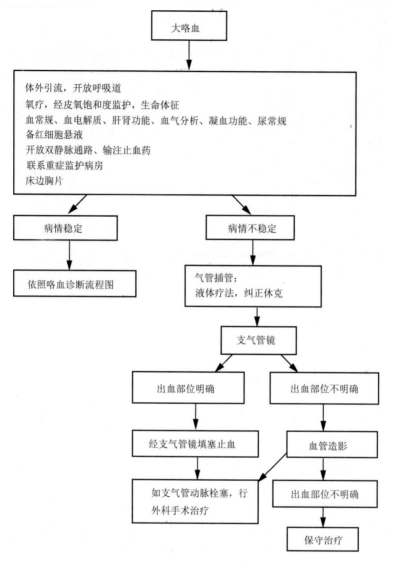

病例 53 图 2　大咯血急救流程图

（山东省胸科医院：钟　霞）

参 考 文 献

［1］Sim J，Kim H，Lee H，et al. Etiology of hemoptysis in children：A single institutional series of 40 cases ［J］. Allergy Asthma Immunol Res，2009，1（1）：41 - 44.

［2］Nugent Z，Oliveira V，Maclusky I，et al. Bronchial artery - pulmonary artery malformation as a cause of cryptogenic hemoptysis［J］. Pediatr Pulmonol，2013，48（9）：930 - 933.

［3］Khurshid I,Downie G H. Pulmonary arteriovenous malformation［J］. Postgrad Med J,2002,78(918):191 -197.

［4］Uchiyama D, Fujimoto K, Uchida M, et al. Bronchial arteriovenous malformation：MDCT angiography findings［J］. AJR Am J Roentgenol, 2007, 188(5)：W409 -411.

［5］Gupta M, Srivastava D N, Seith A, et al. Clinical impact of multidetector row computed tomography before bronchial artery embolization in patients with hemoptysis：A prospective study［J］. Can Assoc Radiol J, 2013, 64(1)：61 -73.

［6］Parrish S, Krirnsky W, Browning R, et al. Novel approaches to the patient with massive hemoptysis［J］. J Community Hosp Intern Med Perspect, 2012, 2(1)：10.

［7］Sakr L, Dutau H. Massive hemoptysis：An update on the role of bronchoscopy in diagnosis and management［J］. Respiration, 2010, 80(1)：38 -58.

［8］Samara K D, Tsetis D, Antoniou K M, et al. Bronchial artery embolization for management of massive cryptogenic hemoptysis：A case series［J］. J Med Case Rep, 2011, 5：58.

［9］Gaude G S. Hemoptysis in children［J］. Indian Pediatr, 2010, 47(3)：245 -254.

病例 54　沙门氏菌致脓毒症病例 1 例

一、概述

沙门氏菌病是指由各种类型沙门氏菌所引起的对人类、家畜及野生禽兽不同形式的疾病总称。它的病原体属肠杆菌科,革兰阴性肠道杆菌。已发现的近一千种(或菌株),按其抗原成分,可分为甲、乙、丙、丁、戊等基本菌组。沙门氏菌多通过污染食品或水源等途径感染人体,是人体致病的机会性致病菌。菌体溶解时,其细胞壁所含的脂多糖释放至血流,形成内毒素血症,引起菌血症甚至脓毒症。这是沙门菌感染的主要致病因素。

二、病例报告

(一)病史摘要

1. 主诉　霍某某,男性,58 岁,因"右下肢疼痛伴水肿 8 天,意识不清 3 小时"于 2019 年 8 月 6 日急诊收入院。

2. 现病史　患者 8 天前无明显原因出现右下肢疼痛伴水肿,在家自行予以"理疗"等对症治疗。随病程进展水肿逐渐加重,为求诊治,2019 年 8 月 3 日就诊于当地人民医院,完善相关辅助检查后考虑为"脓毒症、多器官功能不全",予以综合治疗。3 天后出现意识模糊,家属要求转我院进一步治疗,途中患者意识不清,伴呼吸困难、抽搐烦躁,血压下降,转运途中及在急诊科给予多巴胺升压、补液及对症处理后,EICU 遂以"脓毒症"收入院(病例 54 图 1)。患者自发病以来,饮食、睡眠差,近期小便减少,3 小时前出现血性小便。

患者家属诉近期有发热病史,具体发病时间不详,最高体温为 38.9℃,伴畏寒,无寒战，在家予以"退热药"对症处理后未再有发热。

3. 既往史　既往患高血压18年余(最高血压不详，平素口服"依那普利1片、1次/日，氨氯地平1片、1次/日"控制血压)；患糖尿病多年(未行药物治疗)；双侧股骨头坏死20余年；家属诉多年前右侧腹部因啤酒瓶划伤，予以缝合治疗；否认冠心病病史；否认肝炎及结核等传染病史；否认重大外伤史及其他手术史；否认输血史。否认食物、药物过敏史。饮酒30余年，吸烟史30余年(1~2包/日)。

(二)入院查体

体温36.6℃，脉搏168次/分，呼吸45次/分，血压105/60mmHg。中年男性，极度呼吸困难，意识模糊，全身皮肤黏膜黄染，花斑样改变，皮肤湿冷，双侧臀部可见3cm×3cm色素沉着和脱屑，右大腿肿胀，局部压力明显增高，皮温增高，大片皮下水疱(病例54图2)，骶尾部可见10cm×10cm发红。肛周皮肤破损，有渗血。双侧巩膜黄染。双侧瞳孔等大等圆，对光反射灵敏。双肺呼吸音粗，未闻及明显干湿性啰音，心率168次/分，律不齐，各瓣膜听诊区未闻及病理性杂音。腹部膨隆，腹柔软，肠鸣音4次/分。双侧肌张力正常，双侧右侧巴宾斯基征阴性。

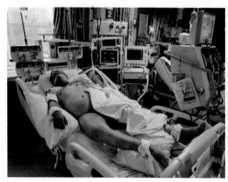

病例54图1　EICU收入院

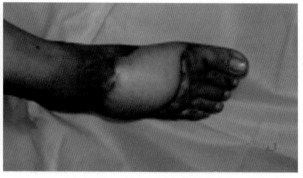

病例54图2　大片皮下水疱

(三)辅助检查(急诊抢救室)

血常规：白细胞31.8×10⁹/L，中性粒细胞百分比93.5%，中性粒细胞计数29.7×10⁹/L，血小板35×10⁹/L；血浆D-二聚体5.05mg/L，PT活动度54.6%；钠128mmol/L，尿素44.5mmol/L，肌酐533μmol/L，总蛋白48g/L，白蛋白25g/L，总胆红素328.5μmol/L，肌酸激酶459U/L，乳酸脱氢酶1295U/L，肌红蛋白>4000ng/ml；B型钠尿肽前体12 407pg/ml；降钙素原93ng/ml，酮体(＋＋)；血气分析：pH 7.13，动脉血氧分压110mmHg，动脉二氧化碳分压20mmHg，碳酸氢根4.0mmol/L，乳酸5.4mmol/L，吸氧分数40%。

尿常规：酮体(－)，尿葡萄糖(－)，尿胆红素(＋＋)。

影像学检查：①双侧股骨头缺血坏死，右侧为著；②右侧髋关节退行性变；③右大腿软组织肿胀，考虑软组织内积气。

超声学检查：①右侧股静脉附壁血栓，右侧小腿肌间静脉血栓；②左侧小腿肌间静脉血流瘀滞；③左心室舒张功能减低，极度心率过快。

（四）诊疗经过

1. 入院诊断

（1）脓毒症。

（2）多器官功能损害：心功能不全；肝肾功能损害；凝血异常。

（3）横纹肌溶解症。

（4）代谢性酸中毒。

（5）快心室率房颤。

（6）血小板减少症。

（7）原发性高血压（3 级，高危组）。

（8）2 型糖尿病。

（9）股骨头坏死。

（10）下肢静脉血栓。

2. 治疗过程

1）抢救室快速处置

（1）通气保障：气管插管、呼吸机辅助通气。

（2）快速补液：晶体液、人血白蛋白。

（3）标本送检：血、尿培养及药敏试验。

（4）备血液制品：备冰冻血浆、血小板、红细胞。

（5）收入急诊监护室（EICU）。

2）入院后一般支持治疗

（1）血流动力学：CVP、动态血压监测。

（2）升压：去甲肾上腺素 80μg/min［1μg/（kg·min）］，至 12 日。

（3）补液：人血白蛋白 20g、1 次/12 小时 + 晶体液 + 血浆。

（4）抗炎性反应：乌司他丁 20g、1 次/8 小时。

（5）保肝：还原性谷胱甘肽 1.2g、1 次/12 小时。

3）积极抗感染治疗：亚胺培南西司他丁钠 1g、1 次/8 小时 + 青霉素 640 万 U、1 次/12 小时，后联合利奈唑胺 0.6g、1 次/12 小时，8 月 16 日根据药敏结果调整为头孢哌酮钠舒巴坦钠 3g、1 次/12 小时。

4）心律失常：艾司洛尔 + 胺碘酮。

5）提高免疫力：免疫球蛋白 15g、1 次/日。

6）促乳酸代谢：维生素 B_1 200mg、肌内注射。

7）持续床旁血液净化治疗，治疗模式胆红素吸附、CVVHDF，全身抗凝。

8）床旁右侧大腿切开清理坏死肌肉组织、持续负压引流（病例 54 图 3）。

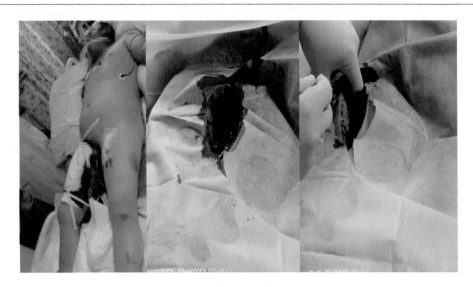

病例 54 图 3　患肢处切开引流

（五）护理措施

1. 严格执行危重患者急危重症监护室护理常规。

2. 加强各路管道护理，积极抗感染，治疗原发病，预防呼吸机相关性肺炎的发生，预防泌尿系统等的感染。

3. 做好创面的护理（病例 54 图 4），VSD 负压引流的护理：①维持有效负压 0.02 ~ 0.06MPa，引流管固定于床旁，检查负压源是否正常，各接头处半透膜粘贴处是否漏气，翻身时避免牵拉、压迫、折叠，避免按压 VSD 敷料；②保持管道的密闭和无菌：检查引流装置的封闭性能，各衔接处是否密闭，并及时更换引流瓶。

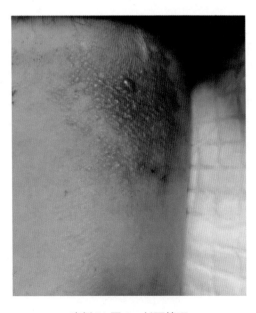

病例 54 图 4　创面护理

4. 准确记录出入量，观察有无水、电解质紊乱情况。

5. 加强营养支持，进食高热量、高蛋白饮食。

6. 康复训练，协助患者进行患肢关节的功能运动。

7. 心理护理，帮助患者树立战胜疾病的信心。

（六）患者转归情况

1. 治疗结果

（1）血气分析（入院当日至次日，病例54表1）

病例54表1　入院当日至次日血气分析

时间	1950	2050	2250	次日055	次日730
pH	7.13	7.23	7.26	7.30	7.36
碳酸氢根（mmol/L）	4	8	8.5	12	16
乳酸（mmol/L）	5.4	2	1	1.5	1.5

（2）肝功能（病例54图5）。

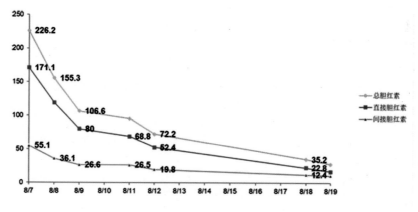

病例54图5　肝功能

（3）感染、炎性指标（病例54图6）。

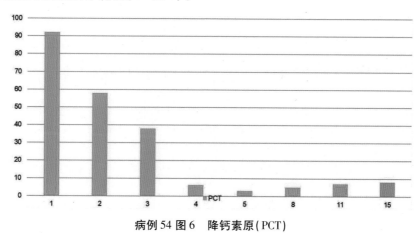

病例54图6　降钙素原（PCT）

2019 年 8 月 10 日脏器功能明显好转;

2019 年 8 月 13 日自主呼吸稳定,停用呼吸机治疗;

2019 年 8 月 23 日神志清楚,精神正常,各项指标趋于正常,右下肢水肿明显减轻,转山东济南军区总医院继续治疗。

三、治疗过程经验总结

1. 液体复苏 尽早液体复苏对于脓毒性休克至关重要。对脓毒症所致的低灌注,及早进行初始复苏,应在拟诊为脓毒性休克起 3 小时内输注至少 30ml/kg 的晶体溶液[1],根据动态评估血流动力学状态以指导下一步的液体使用[2]。

2. 乳酸水平 患者预后与血乳酸水平密切相关,早期动脉血乳酸过高和 24 小时内乳酸清除率过低往往提示预后不良[3]。该患者 24 小时内血乳酸降至 1.5mmol/L,提示预后明显改善。

3. 早期经验性抗微生物治疗非常重要 患者为脓毒性休克,重症感染,早期在不知道感染病原菌的情况下选择多种抗生素联用广泛覆盖可能的感染致病菌。待病原学检查结果出来后调整抗生素应用。抗菌药物在入院后或判断脓毒症以后尽快使用,最佳在 1 小时内,延迟不超过 3 小时[4];对于脓毒症休克患者推荐经验性使用可能覆盖所有病原体的抗菌药物[2,5,6]。

4. 关键 早期外科干预,控制感染源。

5. 血液净化 稳定内环境、炎性介质清除。

6. 内分泌系统激素的应激变化 对于脓毒症及脓毒性休克患者,如果存在消化道出血危险因素,推荐进行应激性溃疡的预防。

(山东第一医科大学第二附属医院:谢 伟)

参 考 文 献

[1] Rivers E, Nguyen B, Havstad S, et al. Early goal directed therapy in the treatment of severe sepsis. The New England Journal of Medicine, 2001, 345(19): 358 - 362.

[2] 曹钰,柴艳芬,邓颖,等. 中国脓毒症/脓毒性休克急诊治疗指南(2018)[J]. 临床急诊杂志, 2018, 9: 6 - 27.

[3] Levy B. Lactate and shock state: the metabolic view[J]. Current Opinion in Critical Care, 2006, 12(4): 315 - 321.

[4] Leone M, Bechis C, Baumstarck K, et al. De - escalation versus continuation of empirical antimicrobial treatment in severe sepsis: A multicenter non - blinded randomized noninferiority trial[J]. Intensive Care Medicine, 2014, 40(10): 1399 - 1408.

[5] Guo Y, Gao W, Yang H X, et al. De - escalation of empiric antibiotics in patients with severe sepsis or septic shock: A meta - analysis[J]. Heart Lung, 2016, 45(5): 454 - 459.

[6] Levy M M, Evans L E, Rhodes A. The surviving sepsis campaign bundle: 2018 Update[J]. Crit Care Med, 2018, 46(6): 997 - 1000.

病例 55 MRSA 腰椎感染 1 例

一、概述

原发性化脓性脊柱感染在临床上相对少见，最常见的病原体是金黄色葡萄球菌，其次是大肠埃希菌。根据脊柱感染的原发部位，可分为骨髓炎、椎间盘炎、硬膜外脓肿三类。脊柱的解剖比较复杂，尤其腰椎，兼备稳定性及灵活性，及时有效的抗生素应用是治疗化脓性脊柱炎的基础。

二、病例报告

（一）病史摘要

1. 主诉　患者女性，20 岁，因"发热伴腰痛 1 个月余"于 2019 年 4 月 15 日入院。

2. 现病史　患者于 2019 年 3 月 12 日不慎扭伤后出现腰痛，伴左下肢疼痛，应用拔罐等中医保守治疗后症状不缓解，遂至某三甲医院骨科门诊就诊，行腰椎磁共振 MRI 示：$L_{4\sim5}$椎体、$L_{4\sim5}$椎间盘及周围软组织异常信号。考虑患者腰椎感染的可能性大，遂入院后经验性给予哌拉西林钠他唑巴坦钠 4.5g、1 次/12 小时静脉滴注。入院当日患者开始出现发热，体温最高达 38℃，伴畏寒寒战。行血培养结果提示：表皮葡萄球菌（药敏不详）。调整抗生素为万古霉素 1.0g、1 次/12 小时静脉滴注后，患者腰痛症状有所好转，但仍有发热，体温波动于 37.2～39.6℃，考虑表皮葡萄球菌为定植菌。经传染病专家会诊，考虑布氏杆菌感染不除外，患者于 4 月初转入当地专科医院。入院后给予利福平 0.6g、1 次/日联合多西环素 0.1g、2 次/日口服治疗。治疗 5 天后，患者体温降至正常，腰痛症状略有缓解。用药第 7 天，患者体温再次升高，考虑常规二联抗布病治疗对控制椎体病灶力度不够，遂加用阿米卡星 0.4g、1 次/日治疗 7 天，患者体温和腰痛症状均无明显好转。住院期间，患者多次血培养和布鲁菌凝集试验均为阴性。为进一步诊疗转入我院感染病科。患者自发病以来，饮食、睡眠尚可，大小便正常，体重略有减轻。

3. 既往史　既往体健，无慢性疾病史以及传染病接触史，否认食物、药物过敏史。

（二）入院查体

体温 37.8℃，脉搏 90 次/分，呼吸 18 次/分，血压 111/75mmHg。发育正常，营养中等，急性热病容，神志清楚，问答切题，查体合作。全身皮肤未见皮疹，无皮下结节，全身皮肤无黄染，无皮下出血点。浅表淋巴结未触及肿大。双眼睑无充血，巩膜无黄染，瞳孔等大等圆，对光反射灵敏。鼻腔通畅，口唇淡红，牙龈无溢血、萎缩，舌苔厚白，伸舌居中、无震颤，口腔黏膜完整，咽部充血，扁桃体无肿大。颈部软，运动无受限，无颈静脉怒张，气管居中，甲状腺不肿大，无结节、震颤。胸廓无畸形，运动无受限，胸壁无水肿，肋骨无压痛，双乳对称，无红肿、压痛，无肿块，呼吸运动对称，语颤两侧相称，两肺叩诊呈清音，听诊呼吸音清，双下肺未闻及啰音，无胸膜摩擦音。心尖冲动有力，心前区无异常搏动，无抬举性冲动及细震颤，心界不扩大，心率 90 次/分，律齐，心音有力，心脏各瓣膜听诊区未闻及杂音，无心包摩擦音。腹平坦，无腹壁静脉曲张，腹软，全腹无压痛及反跳痛，未触及肿块，肝右肋、剑突下未触及，脾左肋下未触及，墨菲征阴性，肝上界右锁骨中线第五肋间，肝脾区轻叩痛，移动性浊音阴性，肠鸣音 3 次/分。肛门及外阴未见异常。脊柱无畸形，$L_3 \sim L_5$ 棘突水平棘突叩击痛。直腿抬高试验不能配合检查。双肾区无叩痛，四肢关节无红肿及运动障碍，双下肢无水肿。生理反射存在，病理反射未引出。

（三）辅助检查

血常规：白细胞计数 $8.17 \times 10^9/L$、中性粒细胞比率 60.4%、红细胞计数 $5.49 \times 10^{12}/L$、血小板计数 $181 \times 10^9/L$；炎症指标：血沉 120mm/h、降钙素原 <0.20ng/ml、C反应蛋白 10.59mg/l；T – SPOT.TB（–）；布鲁菌凝集试验（–），虎红平板凝集试验（–）。磁共振：腰椎及软组织感染性病变，L_4、L_5 椎体内见片状等 T_1 长 T_2 信号影，FS $– T_2WI$ 呈高信号，边缘不清；$L_{4\sim5}$ 椎间盘变窄，T_2WI 序列信号减低。（病例 55 图 1）结核待排。

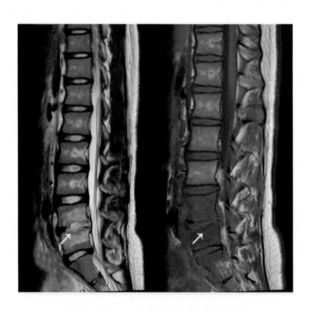

病例 55 图 1　患者入院时腰椎磁共振

（四）诊疗经过

1. 诊断依据

1）病情特点

（1）青年女性，既往体健。

（2）发热腰痛起病，无流行病学史。

（3）查体：$L_{3\sim5}$ 棘突水平棘突叩击痛。

（4）腰椎 MRI：$L_{4\sim5}$ 椎体、$L_{4\sim5}$ 椎间盘及周围软组织异常信号，考虑感染性病变。

2）诊断思路：根据患者的临床表现和辅助检查，考虑腰椎感染。腰椎感染常见的病因多为结核性、化脓性以及布氏杆菌病脊柱炎。结核性脊柱炎多为慢性进展，主要发生于胸腰段，患者常无相应程度的腰背痛或仅有轻微胀痛，且60%的骨结核患者有骨外结核的证据。而化脓性脊柱炎病原菌以金黄色葡萄球菌为主；其次为大肠埃希菌、肺炎克雷伯菌，发病部位以腰椎最常见；若为血源性感染，患者可表现为畏寒、高热、神志不清、昏迷、呕吐、腹胀等症状。布氏杆菌脊柱炎患者多有布病流行区居住史，病变部位多位于腰椎，以 L_4 发病率最高，临床表现为持续性颈、胸、腰背部疼痛。本阶段在缺乏病原学依据的情况下，始终未明确病原体，初始按照腰椎感染常见菌进行治疗，随后按照布氏杆菌病脊柱炎治疗，然而患者对经验性抗感染治疗反应欠佳。考虑导致腰椎感染的病原体众多，需采取进一步的组织培养和病理检查，以明确患者腰痛和发热的原因。

2. 初步诊断　腰椎感染。

3. 治疗经过　在征得家属和患者同意后，对该患者进行 CT 引导下腰椎脓肿穿刺和病理活检。穿刺液送细菌培养，同时送二代测序。2 天后二代测序结果回报：金黄色葡萄球菌（病例 55 图 2）。1 天后穿刺液培养和药敏结果回报：耐甲氧西林金黄色葡萄球菌（MRSA），万古霉素 MIC 2，详细药敏结果见病例 55 表 1。组织病理活检示：腰椎少量碎骨、死骨及渗出物。渗出物中查见少量中性粒细胞，腰椎脓肿不能排除（病例 55 图 3）。根据培养药敏和测序结果，考虑存在万古霉素敏感性下降，遂给予达托霉素 8mg/kg、1 次/日静脉滴注抗感染治疗。患者体温逐渐趋于稳定（病例 55 图 4），腰痛缓解，血沉逐渐降至正常。经过 2 周达托霉素静脉治疗后，患者一般情况好转，体温恢复正常，继续院外口服药物巩固治疗 4 周，复查腰椎 MRI（在当地医院做的磁共振，我们无法获取原始影像资料），病变组织明显好转。

1. 病毒筛查结果				
名称	Name	检出序列数	基因组覆盖度	估测浓度[copies/mL]
-	-	-	-	-
2. 细菌筛查结果				
名称	Name	检出序列数	基因组覆盖度	估测浓度[copies/mL]
金黄色葡萄球菌	Staphylococcus_aureus	4257760	2554883 bp / 89.45%	1.5E+05
3. 真菌、寄生虫筛查结果				
名称	Name	检出序列数	基因组覆盖度	估测浓度[copies/mL]

病例 55 图 2　穿刺液二代测序结果

病例 55 表 1　穿刺液培养和药敏结果　　　　　　单位：MIC 法（μg/ml）

抗生素	方法	测量值	敏感度	抗生素	方法	测量值	敏感度
头孢西丁筛选	MIC	>4	POS	复方新诺明	MIC	≤0.5/9.5	S
青霉素 G	MIC	>8	R	克林霉素	MIC	>4	R
苯唑西林	MIC	>2	R	达托霉素	MIC	1	S
庆大霉素	MIC	≤1	S	红霉素	MIC	>4	R
利福平	MIC	≤1	S	利奈唑胺	MIC	2	S
莫西沙星	MIC	≤0.5	S	万古霉素	MIC	2	S
左旋氧氟沙星	MIC	≤0.5	S	氯霉素	MIC	16	I
环丙沙星	MIC	≤1	S	四环素	MIC	≤1	S
奎奴普丁/ 达福普汀	MIC	0.5	S				

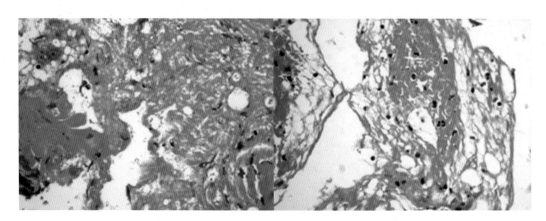

病例 55 图 3　病理活检

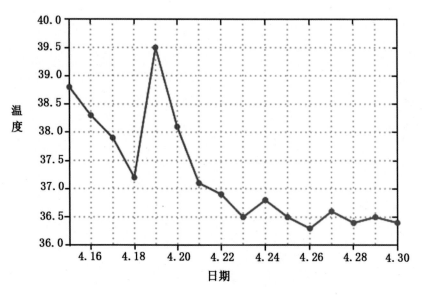

病例 55 图 4　患者体温曲线图

4. 出院诊断　耐甲氧西林金黄色葡萄球菌腰椎感染。

三、经验总结

椎体感染是指病原菌侵入椎体和椎间盘引起的感染。最常见的部位是腰椎,其次是胸椎和颈椎。金黄色葡萄球菌是引起化脓性椎体骨髓炎最常见的微生物,其次是大肠埃希菌[1,2]。

美国感染病学会(infectious diseases society of america, IDSA)[3]推荐,当患者存在背痛以及发热或者血沉、C反应蛋白升高时应当怀疑椎体感染。MRI对椎体感染的诊断有较高准确率,约为90%[4]。对于神经检查正常、血流动力学稳定但尚无相关微生物学诊断的患者,IDSA建议在使用抗生素之前进行穿刺活检及有氧和厌氧培养。万古霉素治疗MRSA感染时,IDSA建议,如果$1mg/L < MIC \leq 2mg/L$,可以根据患者临床治疗反应决定是否继续使用;若$MIC > 2mg/L$且临床治疗反应不佳,则采用替代治疗[5]。抗生素的使用应根据细菌培养和药敏的结果。由于骨组织结构的特殊性,因此发生感染时既要考虑体外致病菌的敏感性,更要考虑药物在骨组织中的浓度。IDSA推荐抗生素的疗程为4~6周,手术干预仅限于处理并发症或抗生素治疗失败。

达托霉素作为一种新型环脂肽类抗生素,在体外对大多数革兰阳性菌具有快速杀菌活性,包括对苯唑西林、万古霉素和利奈唑胺耐药的菌株[6,7]。一项欧洲真实世界研究表明,达托霉素对治疗骨髓炎或骨科器械感染患者的临床成功率为85.8%。81.3%的患者保持无复发,直至2年随访期结束[8]。一项药代动力学研究测量了不同抗生素在骨和关节组织中的穿透能力。其中达托霉素以$6mg/(kg \cdot d)$的剂量给予4~5次后,药物浓度远超过骨髓炎和脓毒性关节炎中革兰阳性细菌的MIC90[9]。

由于腰椎感染潜在病原菌数量多,需按照培养结果对患者进行有效的抗生素治疗。本病例在前期治疗中,始终未明确病原体。这与血培养易受经验性抗菌药物使用影响而导致假阴性有关[10]。活检标本的培养比血液培养具有更高的诊断率[11]。同时利用二代测序可以提高培养阴性骨关节感染病原体检出率。

(山东大学齐鲁医院:王　刚)

参 考 文 献

[1] Tsantes A G, Papadopoulos D V, Vrioni G, et al. Spinal Infections:An Update[J]. Microorganisms, 2020, 8(4):476.

[2] McHenry M C, Easley K A, Locker G A. Vertebral osteomyelitis:Long－term outcome for 253 patients from 7 Cleveland－area hospitals[J]. Clin Infect Dis, 2002, 34(10):1342－1350.

[3] Berbari E F, Kanj S S, Kowalski T J, et al. 2015 Infectious Diseases Society of America(IDSA) Clinical Practice Guidelines for the Diagnosis and Treatment of Native Vertebral Osteomyelitis in Adults[J]. Clin Infect Dis, 2015, 61(6):26－46.

[4] Palestro C J, Love C, Miller T T. Infection and musculoskeletal conditions:Imaging of musculoskeletal in-

fections[J]. Best Pract Res Clin Rheumatol, 2006, 20(6): 1197 – 1218.

[5] Liu C, Bayer A, Cosgrove S E, et al. Clinical practice guidelines by the infectious diseases society of a-merica for the treatment of methicillin – resistant staphylococcus aureus infections in adults and children: Executive summary[J]. Clin Infect Dis, 2011, 52(3): 285 – 292.

[6] Barry A L, Fuchs P C, Brown S D. In vitro activities of daptomycin against 2789 clinical isolates from 11 North American medical centers[J]. Antimicrob Agents Chemother, 2001, 45(6): 1919 – 1922.

[7] Fuchs P C, Barry A L, Brown S D. Evaluation of daptomycin susceptibility testing by etest and the effect of different batches of media[J]. J Antimicrob Chemother, 2001, 48(4): 557 – 561.

[8] Malizos K, Sarma J, Seaton R A, et al. Daptomycin for the treatment of osteomyelitis and orthopaedic de-vice infections: Real – world clinical experience from a European registry[J]. Eur J Clin Microbiol Infect Dis, 2016, 35(1): 111 – 118.

[9] Thabit A K, Fatani D F, Bamakhrama M S, et al. Antibiotic penetration into bone and joints: An updated review[J]. Int J Infect Dis, 2019, 81: 128 – 136.

[10] Malekzadeh D, Osmon D R, Lahr B D, et al. Prior use of antimicrobial therapy is a risk factor for culture – negative prosthetic joint infection[J]. Clin Orthop Relat Res, 2010, 468(8): 2039 – 2045.

[11] Mylona E, Samarkos M, Kakalou E, et al. Pyogenic vertebral osteomyelitis: A systematic review of clini-cal characteristics[J]. Semin Arthritis Rheum, 2009, 39(1): 10 – 17.

第四章　急救技术

病例56　一例暴发性心肌炎病例
报告及 ECMO 的应用

一、概述

ECMO 是体外膜肺氧合（extracorporeal membrane oxygenation）的英文缩写，它是以体外循环系统设备为基础，采用体外循环技术进行操作和管理的一种辅助治疗手段。EC-MO 是将静脉血从体内引流到体外，经膜式氧合器氧合后再用血泵将血液灌入体内。临床上主要用于呼吸功能不全和心脏功能不全的支持。ECMO 能使心脏和肺脏得到充分的休息，有效地改善低氧血症，避免长期高氧吸入所致的氧中毒及机械通气所致的气道损伤；心脏功能得到有效支持，增加心输出量，改善全身循环灌注，为心肺功能的恢复赢得时间。早在 20 世纪 30 年代，Gibbon 等人发明了体外循环机，并在 50 年代应用于临床而开创了心脏外科。1956 年第一个膜式氧合器诞生并在临床上应用，使得长时间使用 ECMO 成为可能。近年来，ECMO 在我国发展迅速，救治成功率高，但需要大量的人力、物力、财力，需要团队紧密合作。随着 ECMO 的广泛应用，积累了很多 ECMO 的救治经验，其中 ECMO 在新生儿呼吸功能不全、中毒、心肌炎、感染性休克、先天性心脏病术后、心脏移植、肺移植患者中都取得了良好的效果，大大提升了对危重疾病的救治水平。ECMO 对暴发性心肌炎的救治作用已得到大量临床数据支持，报道中位 ECMO 治疗时间为 5～9 天，治愈出院率为 55%～66%[1~3]。

二、病例报告

（一）病史摘要

1. 主诉　栾某某，女性，31 岁。因"发热、乏力 3 天，加重伴胸闷半天"于 2018 年 3 月 20 日入院。

2. 现病史　患者 3 天来无诱因出现发热，最高体温 38℃，伴乏力、纳差、恶心、呕吐，呕吐物为胃内容物，非喷射性，腹泻 1 次，为黄色稀便，自服退热药等药物治疗，体温可降至正常。半天前患者乏力加重，出现胸闷；病程中无畏寒寒战，无头痛头晕，无咽痛流涕，无咳嗽咳痰，无胸痛及呼吸困难，无腹痛腹胀，无意识障碍，无大小便失禁。在当地医院检查提示"甲亢""心肌损伤",具体诊断不详。给予辅酶 Q$_{10}$、美托洛尔、丙硫氧嘧啶、阿司匹林、泮托拉唑等药物治疗,患者病情无好转,为进一步诊治遂来我院就诊,急诊以"暴发性心肌炎?"收住院。患者自发病以来,饮食减少,睡眠欠佳,小便量少(具体不详),大便未解,体重无减轻。

3. 既往史　既往体健,无烟酒嗜好;否认高血压、心脏病病史;否认糖尿病、肝炎、结核病史;否认外伤史,否认药物、食物过敏史。

（二）入院查体

体温 36℃,脉搏 105 次/分,呼吸 24 次/分,血压 70/40mmHg;神志清楚,反应迟钝,急性面容,表情痛苦,自主体位,查体合作。肢端湿冷、发绀;气管居中,甲状腺弥漫性Ⅱ度肿大。听诊双肺呼吸音清,右肺呼吸音偏低,未闻及干湿性啰音和胸膜摩擦音。心率 105 次/分,律齐,听诊心音低钝,可及第 3 心音,其他瓣膜听诊区未及杂音,未闻及心包摩擦音。腹部柔软,无压痛、反跳痛,未触及包块,肝脾脏未触及,墨菲征阴性,双下肢无水肿,四肢肌力 3 级,肌张力正常,病理征阴性。

（三）外院辅助检查

血常规:白细胞计数 4.87 × 10^9/L,中性粒细胞百分比 60%,红细胞计数 4.47 × 10^{12}/L,血红蛋白 128g/L,血小板计数 206 × 10^9/L。

甲状腺功能:血清游离三碘甲腺原氨酸 36.53pmol/L,游离甲状腺素 >100pmol/L,促甲状腺激素 0.01μIU/mL,抗甲状腺球蛋白抗体 536.8U/ml,抗甲状腺过氧化物酶抗体 198.7U/ml。

甲状腺彩色超声:双侧甲状腺弥漫性肿大、血流丰富。

心电图:窦性心动过速(132 次/分),ST - T 改变。

（四）入院诊断

1. 暴发性心肌炎?心源性休克。

2. 甲状腺功能亢进症 甲亢危象?

（五）入院诊疗计划

1. 高流量吸氧,加强气道管理,必要时呼吸机辅助呼吸。

2. 立即行中心静脉置管,应用血管活性药物提升血压。

3. 予甲强龙、丙种球蛋白抗炎、调节免疫,磷酸奥司他韦及连花清瘟胶囊、膦甲酸钠氯化钠抗病毒,磷酸肌酸钠应用心肌治疗。

4. IABP + ECMO 辅助循环、改善心功能,减轻心脏负荷;CVVH 去除毒素、细胞因子、维持水及电解质平衡治疗。

5. 预防性应用抗生素、保护胃黏膜、保护肝肾功能及营养支持治疗。

6. 请心内科、内分泌科会诊,协助诊治。

7. 完善相关化验检查。

（六）入院辅助检查

血分析 + C 反应蛋白(2018 - 3 - 20):大致正常。

肌钙蛋白 T、前脑利钠肽(2018 – 3 – 20)：肌钙蛋白 T 4.62ng/ml；前脑利钠肽 22537pg/ml。

血气分析(2018 – 3 – 20)：pH 7.246，PaO_2 151.7mmHg，$PaCO_2$ 17.5mmHg，碳酸氢根 7.4mmol/L，碱剩余 – 17.55mmol/L。

凝血功能 + D – 二聚体(2018 – 3 – 20)：D – 二聚体 0.8mg/L，凝血酶原时间 16 秒，PT 活动度 56%，国际标准化比值 1.5，纤维蛋白原含量 3.52g/L，活化部分凝血活酶时间 27.4 秒，凝血酶时间 15.9 秒。

床旁胸片 1(2018 – 3 – 20)：双肺未见明显异常，心影增大及上腔静脉段膨隆。

床旁胸片 2(2018 – 3 – 20)：有创胸腔积液、心影增大及提示上腔静脉及奇静脉扩张，主动脉内球囊反搏植入术后状态。

床边彩色超声(2018 – 3 – 20)：双侧胸腔积液，右侧明显。

巨细胞病毒定量，单纯疱疹病毒定量(2018 – 3 – 21)：巨细胞病毒 IgG 81.30U/ml，单纯疱疹病毒定量 11.10Index。

甲功六项(2018 – 3 – 21)：血清游离三碘甲腺原氨酸 14.12pmol/L，游离甲状腺素 > 100pmol/L，促甲状腺激素 < 0.005μIU/ml，抗甲状腺过氧化酶抗体 127.60U/ml，促甲状腺素受体抗体 19.18U/L，抗甲状腺球蛋白抗体 268.00U/ml。

降钙素原(2018 – 3 – 21)：1.26ng/ml。

生化全套、心肌酶谱(2018 – 3 – 21)：总蛋白 47.6g/L，白蛋白 24.4g/L，谷丙转氨酶 389.6U/L，谷草转氨酶 973.2U/L，总胆红素 43.12μmol/L，直接胆红素 14.75μmol/L，间接胆红素 28.37μmol/L，肌酸激酶 1785.0U/L，肌酸激酶同工酶 92.1U/L，乳酸脱氢酶 1375.8U/L，空腹血糖 10.28mmol/L，尿素氮 21.86mmol/L，肌酐 83.3μmol/L，尿酸 745.4μmol/L。

尿液分析(2018 – 3 – 21)：白细胞 24.3 个/μl，红细胞 983.30 个/μl，红细胞(高倍) 176.99 个/HPF，尿蛋白(+)0.3，隐血(2 +)80。

心脏彩超多普勒超声(2018 – 3 – 21)：右心扩大，室壁运动弥漫性减低，主动脉瓣少量反流，二尖瓣少量反流，三尖瓣大量反流，左室收缩功能减低，少量心包积液。估测射血分数 35%。

EB 病毒衣壳抗体检测(2018 – 3 – 22)：抗 EB 病毒衣壳抗原 IgG 64.00RU/ml。

呼吸道病原抗体谱(2018 – 3 – 22)：阴性。

血清学(2018 – 3 – 22)：未见异常。

(七)最后诊断

1. 暴发性心肌炎，心源性休克。

2. 甲状腺功能亢进症，甲亢危象？桥本甲状腺炎。

3. 胸腔积液(双侧)。

4. 肝功能异常。

5. 低蛋白血症。

三、诊治思路

(一)诊断依据

1. 暴发性心肌炎　①青年女性，急性病程。②有病毒感染的前驱症状，发热、乏力、腹泻表现。③低血压，心动过速。④心脏相关体征：心音低钝，可及第三心音。⑤其他表现：肢端湿冷、发绀，反应迟钝。⑥辅助检查：肌钙蛋白、肌酸激酶、肌酸激酶同工酶、谷草转氨酶、前脑利钠肽显著升高，心电图提示 ST – T 改变。胸片提示心影增大及上腔静脉段膨隆。心脏超声提示弥漫性室壁运动减低，心脏收缩功能异常。

2. 其他诊断　甲状腺功能提示甲亢诊断明确。生化检查提示肝功能异常、低蛋白血症。床旁 B 超提示双侧胸腔积液。

3. 病情评估　①患者起病急骤，进展迅速，很快出现心力衰竭、循环衰竭、肝功能损伤，使用血管活性药物提升血压。②早期给予了激素、免疫球蛋白、抗病毒、生命支持治疗。病情危重、循环难以维持的情况下及时给予 IABP + ECMO 治疗。③患者合并有甲状腺功能亢进症、甲状腺毒症，给予积极的甲硫咪唑治疗，并予 CVVH 积极清除毒素及炎症因子。

4. 出院情况　患者乏力明显好转，可直立坐起，体温恢复正常，无胸闷、胸痛，无心慌，无呼吸困难。查体：血压 110/60mmHg，神志清，精神可，双肺呼吸音略低，未及干湿性啰音，心率 78 次/分，律齐，各瓣膜听诊区未及杂音，腹软，无压痛及反跳痛，双下肢无水肿。

(二)鉴别诊断

1. 冠心病　急性大面积心肌梗死可出现肺淤血水肿导致循环衰竭、休克，心肌标志物可显著升高，暴发性心肌炎需与其鉴别。主要通过冠状动脉造影进行鉴别。另外冠心病患者彩色超声心动图可见明显心肌局限性运动异常。

2. 病毒性肺炎　重症肺炎合并脓毒症休克时也可出现心肌标志物轻度一过性升高，但随休克及血氧饱和度的纠正而显著改善。

3. 脓毒血症性心肌炎　严重细菌感染休克时毒性损害也可致心肌损伤而加重休克，并可出现明显的心脏抑制性表现。早期出现的感染灶及全身其他表现有助于鉴别。

4. 应激性心脏病　应激性心脏病又称心尖球形综合征，好发于绝经期后女性，有胸痛、心电图 ST – T 改变以及心肌损伤标志物升高。常有强烈精神刺激等诱因。左心室造影可见阶段性室壁运动异常，超过单一冠状动脉供血范围，最常见的是心尖部室壁引动异常，呈特征性章鱼篓样改变。冠状动脉造影阴性或轻度冠状动脉粥样硬化。左心室功能恢复快，常仅需支持治疗。

5. 普通急性心肌炎　暴发性心肌炎通常有前期感染史，起步急骤、发展迅速、病情重且心功能损害明显，治疗后迅速好转并恢复正常，长期预后好。相反，急性心肌炎上述特点并不突出，病情长期迁延而成为慢性或持续性心肌炎或心肌病改变。

6. 非病毒性暴发性心肌炎　包括自身免疫性疾病、药物毒性和药物过敏等所致的急性暴发性心肌炎，临床上通常没有病毒感染的前期表现，而有自身免疫疾病史，使用毒性药物尤其是抗肿瘤药物或致过敏药物史，疾病发生同样迅速凶险。临床治疗除不用抗病毒药物外，其他与本病相似。

（三）治疗措施与方案

根据成人暴发性心肌炎诊断与治疗共识[4]，采取"以生命支持为依托"的综合救治方案。

1. 严密监护 尽快收治有呼吸循环支持的重症监护病房。

（1）严密监测和控制出入量。每小时记录作为病情变化和补液治疗参考。

（2）严密监测心电、血氧饱和度和血压。

（3）监测血常规、心肌酶、肝肾功能、电解质、凝血功能、血乳酸、血气等实验室指标。

（4）行床旁胸片，评估病情。

（5）床旁超声心动图，评估心腔大小、室壁运动及左室射血分数改变。

（6）有创血流动力学监测：有创血压、CVP、PICCO 等。

2. 积极的一般对症及支持治疗

（1）绝对卧床休息，避免情绪波动。

（2）可进食时，给予清淡、易消化、富含营养的饮食，少食多餐。

（3）鼻导管、面罩吸氧或机械通气正压给氧。

（4）改善心肌能量代谢（可给予磷酸肌酸、辅酶 Q_{10} 等），曲美他嗪有助于改善心脏功能[5]。

（5）补充水溶性和脂溶性维生素。

（6）液体补充，应量出为入，匀速补充，切记液体快进快出。

（7）使用质子泵抑制剂预防应激性溃疡和消化道出血，特别是使用糖皮质激素的患者。

（8）高温时可物理降温或糖皮质激素治疗，不建议应用非甾体类抗炎药。

3. 抗病毒治疗、尽早给予联合抗病毒治疗。磷酸奥司他韦胶囊推荐在需要时使用（75mg，口服，2 次/天）；帕拉米韦为静脉给药的神经氨酸酶抑制剂，推荐 300～600mg 静脉滴注，1 次/天，连续使用 3～5 天。鸟苷酸类似物常用阿昔洛韦对 EB 病毒等 DNA 有效，而更昔洛韦（0.5～0.6g/d，静脉滴注）对巨细胞病毒有效。对于肠道病毒感染，可试用干扰素[6]。

4. 免疫调节治疗

（1）糖皮质激素：建议开始每天 200mg 甲基泼尼松龙静脉滴注，连续 3～5 天后依情况减量。对于重症患者，推荐早期、足量使用。可选用地塞米松 10～20mg 静脉推注后，立即给予甲基泼尼松龙静脉滴注使其尽快发挥作用。

（2）免疫球蛋白（IVIG）：建议每天 20～40g 使用 2 天，此后每天 10～20g 持续应用 5～7 天。IVIG 的治疗宜尽早足量应用。

5. 生命支持治疗：包括循环支持、呼吸支持和肾脏替代 3 个方面。

（1）循环支持：①IABP：对血流动力学不稳定的暴发性心肌炎应尽早使用 IABP 治疗。②体外膜肺氧合（ECMO）：对血流动力学不稳定的暴发性心肌炎应尽早使用 ECMO

治疗。在使用 IABP 仍然不能纠正或不足以改善循环时立即启用 ECMO 或直接启用 EC-MO 治疗。ECMO 通常与 IABP 结合使用，可让心脏得到充分休息，为其功能恢复赢得时间。

（2）呼吸支持：暴发性心肌炎如存在呼吸功能障碍均推荐尽早给予呼吸支持治疗。

（3）血液净化机连续肾脏替代治疗（CRRT）：所有暴发性心肌炎患者均应尽早给予血液净化治疗。有条件的可以尝试免疫吸附疗法。

6. 休克和急性左心衰竭的药物治疗。为生命支持治疗的辅助治疗手段或过渡治疗措施。

7. 心律失常的治疗。针对不同的心律失常并结合患者血流动力学状况相应处理。

（四）治疗结果

本例患者 2018 年 3 月 20 日入院后即给予高流量吸氧，迅速建立中心静脉，IABP。然而患者循环不能维持，征得家属同意立即行股动静脉切开直视下 ECMO 置管术，采取 V－A 模式，行 CVVH，同时给予甲强龙、丙种球蛋白、磷酸奥司他韦、磷酸肌酸钠、质子泵抑制剂、血管活性药物等综合支持治疗。同时监测心肌酶学、凝血功能、甲状腺功能、肝肾功能、超声等进一步评估病情。治疗措施迅速果断，多措并举。治疗过程中出现凝血功能异常、大量胸腔积液、贫血等并发症，积极给予输血、胸腔闭式引流对症支持治疗。2018 年 3 月 23 日心脏超声提示射血分数提升至 41%。2018 年 3 月 24 日患者病情明显好转，顺利撤除 ECMO，停用 CVVH。2018 年 3 月 25 日顺利撤除血管活性药物多巴胺，并停用 IABP。2018 年 3 月 27 日病情稳定，转入普通病房。2018 年 4 月 12 日心脏超声提示射血分数 56%，2018 年 4 月 13 日出院，后期随访生活质量良好，无并发症。

四、启示及相关进展

1. 从病例中得到的启示　暴发性心肌炎更多的是一个临床诊断，而非组织学或病理学诊断，需结合临床表现、实验室及影像学检查综合分析。当患者出现发病突然，有病毒感染前兆，如感冒、腹泻、乏力等继而出现严重血流动力学障碍，实验室检查显示心肌严重损失，超声心动图可见弥漫性室壁运动减弱时，即可考虑这一疾病的临床诊断。所有相关的治疗措施均需尽早实施，才能取得良好的临床效果。治疗过程中有较多的有创操作，需严密观察，提前关注到可能的并发症，加强管理，才能保证临床疗效。

2. 相关研究进展

（1）暴发性心肌炎的特点是起病急骤、病情进展极其迅速，患者很快出现血流动力学异常，并出现其他脏器的衰竭，早期病死率极高[7,8]。值得注意的是，本病症早期病死率虽高，但一旦度过急性危险期，长期预后良好。一项长达 11 年的随访研究显示，暴发性心肌炎生存率远显著高于普通心肌炎，分别为 93% 和 45%，长期生存率几乎与普通人无异[9]。

（2）糖皮质激素：2013 年发表的"Cochrane 荟萃分析"总结了应用糖皮质激素治疗病毒性心肌炎的 8 个有效临床试验共计 719 例患者[10]，在 1～3 个月的随访中，治疗组左心功能明显优于对照组。对于糖皮质激素应用于暴发性心肌炎尚未见大样本临床研究，Bjelakovic 等报道两例儿童应用大剂量激素治疗后病情明显改善[11]。国内也有研究显示大剂量激素治疗有效[12]。

(3)免疫球蛋白:日本一项关于41例急性心肌炎患者的多中心临床对照研究显示大剂量IVIG(1~2g/kg,应用2天),可显著改善患者生存情况[13]。我国广东一项关于58例暴发性心肌炎患者的回顾性研究显示,应用IVIG 400mg/kg治疗5天,4周后可显著改善患者左心室射血分数和左心室舒张末期内径显著减少恶性心律失常,且有降低死亡率的趋势[14]。

(4)CVVH:美国一项针对急性心力衰竭患者使用CRRT或利尿剂治疗的对比研究显示,CRRT能显著减轻体重、缩短心脏重症监护室治疗时间、增加心输出量及每搏量、降低肺毛细血管楔压,并有降低30天内死亡率的趋势[15]。

(5)ECMO:ECMO主要在呼吸支持方面发挥作用,而循环支持只占总量的25%,但近年来ECMO循环支持却越来越多,主要是因为:导管技术可使循环衰竭得以及时治疗;肝素涂层技术、膜肺和泵的性能不断完善,可明显减少长期循环支持中的血液破坏;ECMO治疗中出、凝血并发症发生率显著降低。循环支持均采用V-A ECMO方式,股动静脉插管是最常见的方式。ECMO运用越来越广泛,在急性心肺衰竭的病例中,应抓住时机,尽早进行ECMO辅助以免出现心脏和肺脏以致出现其他脏器的不可逆损伤。但值得注意的是,体外生命支持组织在2012年的指南明确指出下列情况不要建立ECMO:①心脏功能无恢复可能,同时没有心脏移植和安装心室辅助器的可能;②颅内出血;③严重不可逆的脑损伤;④终末期的肿瘤患者;⑤主动脉瓣关闭不全;⑥长时间心肺复苏;⑦不确切的心肺复苏,如心搏骤停时间不详、复苏方法不当;⑧不可逆的多脏器损伤。从现有资料看,ECMO循环支持对心肌炎的效果最佳。据2018年体外生命支持组织数据,急性暴发性心肌炎是ECMO支持的所有疾病类型中存活率较高的一类,平均存活率60%~75%。2020年余岸峰等研究显示[16],ECMO辅助治疗后患者心功能、肝肾功能、凝血功能、全身器官灌注等各项指标均有好转,恢复正常值左右。ECMO是成人暴发性心肌炎的有效急救方案,对患者的恢复及预后有良好的效果。

(烟台市烟台山医院:张　艳　杨海燕)

参 考 文 献

[1] Pozzi M, Banfi C, Grinberg D, et al. Veno-arterial extracorporeal membrane oxygenation for cardiogenic shock due to myocarditis in adult patients[J]. Journal of thoracic disease, 2016, 8(7): E495-502.

[2] Lorusso R, Centofanti P, Gelsomino S, et al. Venoarterial extracorporeal membrane oxygenation for acute fulminant myocarditis in adult patients: A 5-year multi-institutional experience[J]. The annals of thoracic surgery, 2016, 101(3): 919-926.

[3] Hsu K H, Chi N H, Yu H Y, et al. Extracorporeal membranous oxygenation support for acute fulminant myocarditis: Analysis of a single center's experience[J]. European journal of cardio-thoracic surgery: Official Journal of the European Association for Cardiothoracic Surgery, 2011, 40(3): 682-688.

［4］中华医学会心血管病学分会精准医学学组,中华心血管病杂志编辑委员会,成人暴发性心肌炎工作组.成人暴发性心肌炎诊断与治疗中国专家共识［J］.中华心血管病杂志,2017,45(9):742-752.

［5］Chen J, Lai J, Yang L, et al. Trimetazidine prevents macrophagemediated septic myocardial dysfunction via activation of the histone deacetylase sirtuin［J］. Br J Pharmacol, 2016, 173(3): 545-561.

［6］Kühl U, Lassner D, Von S J, et al. Interferon - beta improves survival in enterovirus - associated cardiomyopathy［J］. J Am Coll Cardiol, 2012, 60(14): 1295-1296.

［7］Ginsber F, Parrillo J E. Fulminant myocarditis［J］. Crit Care Clin, 2013, 29(3): 465-483.

［8］Maisch B, Ruppert V, Pankuweit S. Mangement of fulminant myocarditis: A diagnosis in search of its etiology but with therapeutic options［J］. Curr Heart Fail Rep, 2014, 11(2): 166-177.

［9］McCarthy R E, Boehmer J P, Hruban R H, et al. Long - term outcome of fulminant myocarditis as compared with acute (nonfulminant) myocarditis［J］. N Engl J Med, 2000, 342(10): 690-695.

［10］Chen H S, Wang W, Wu S N, et al. Corticosteroids for viral myocarditis［J］. The Cochrane database of systematic reviews, 2013, (10): CD004471. DOI: 10.1002/14651858. CD004471. pub3.

［11］Bjelakovic B, Vukomanovic V, Jovic M, et al. Fulminant myocarditis in children successfully treated with high dose of methyl - prednisolone［J］. Indian Journal of Pediatrics, 2016, 83(3): 268-269.

［12］毛玉琳,纪军,何胜虎.主动脉内球囊反搏联合大剂量糖皮质激素救治暴发性心肌炎一例［J］.中华临床医师杂志(电子版), 2019, 13(10): 795-797.

［13］Kishimoto C, Shioji K, Hashimoto T, et al. Therapy with immunoglobulin in patients with acute myocarditis and cardiomyopathy: Analysis of leukocyte balancee［J］. Heart vessels, 2014, 29(3): 336-342.

［14］Yu D Q, Wang Y, Ma G Z, et al. Intravenous immunoglobulin in the therapy of adult acute fulminant myocarditis: A retrospective study［J］. Experimental and Therapeutic Medicine, 2014, 7(1): 97-102.

［15］Badawy S S, Fahmy A. Efficacy and cardiovascular tolerability of continuous veno - venous hemodiafiltration in acute decompensated heart failure: A randomized comparative study［J］. Journal of Critical Care, 2012, 27(1): 106. e7-13.

［16］余岸峰,王志维,张敏,等.体外膜肺氧合在成人暴发性心肌炎中的应用［J］.武汉大学学报(医学版), 2020, 41(2): 296-300.

第五章　护理集锦

病例 57　锁喉夺命的"咽痛"
——急性会厌炎死亡 1 例

一、概述

急性会厌炎又称声门上喉炎，是主要累及喉部声门上区的会厌及其周围组织（包括会厌谷、杓状会厌襞等）的急性炎性病变，以会厌高度水肿为主要特征，是耳鼻咽喉头颈外科常见的急危重症之一[1]。该病发病急骤、来势凶猛、进展迅速，常会在短时间内发展至喉梗阻而毫无征兆；如处理不及时，对病情不重视而延误了最佳救治时机，常可导致窒息死亡[2]。

成人急性会厌炎病因以上呼吸道炎症、烧伤、异物、外伤及烟酒过量刺激为多见[3]；患者多见于成年男性，发病无明显的季节性[4]。死亡原因主要是由于会厌舌面的黏膜下结缔组织疏松，易引起水肿。当呼吸困难的患者用力吸气时，水肿的杓状会厌襞内翻致使喉入口更加狭窄；如滞留的分泌物被吸入狭小的声门裂时，可发生急性喉梗阻以致于窒息死亡[5,6]（病例 57 图 1）。因此，对急性会厌炎早期诊断、及时治疗，尤为重要。

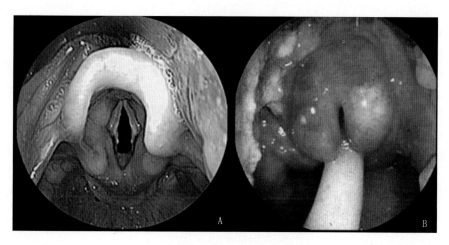

A—正常会厌；B—急性会厌炎

病例 57 图 1　正常会厌及急性会厌炎

二、病例报告

（一）病史摘要

1. 现病史　患者张某，男性，39 岁。因"发热半天"于 2019 年 12 月 1 日 17：41 骑电动车入院，并自行前往发热门诊就诊。当日下午患者开始发热，最高体温 38.2℃，伴咽喉肿痛、耳痛、声音嘶哑，在家口服药物，药物名称不详后来诊。

2. 既往史　体健，有饮酒及吸烟史，药物过敏史不详。

（二）查体及辅助检查

一般情况尚好，体温 38.2℃，脉搏 89 次/分，呼吸 19 次/分，血压 136/96mmHg。神志清楚、呼吸平稳；咽部充血，两侧扁桃体Ⅱ度肿大，见白色脓性分泌物，颈部无特殊；双肺查体（－），心率 89 次/分，节律规整；四肢活动正常。

急查血常规＋C 反应蛋白示：白细胞计数 15.20×10^9/L，中性粒细胞百分比 81.4%，淋巴细胞百分比 12.8%，中性粒细胞百分比 12.37×10^9/L，血红蛋白浓度 157g/L，红细胞分布宽度变异系数 11.6%，血小板计数 250×10^9/L，C 反应蛋白（全血）4.58mg/L，其余正常。

（三）初步诊断

1. 发热原因待查。

2. 急性化脓性扁桃体炎。

（四）治疗经过

给予药物医嘱，自行门诊取药去输液室输液治疗。① 0.9% 氯化钠注射液 250ml ＋左氧氟沙星 0.6g，静脉滴注，1 次/日。② 5% 葡萄糖氯化钠注射液 250ml ＋维生素 C 2.0g ＋地塞米松磷酸钠注射液 5mg，静脉滴注，1 次/日。③ 复方对乙酰氨基酚片（Ⅱ）1 片，prn，口服。并嘱患者不适随诊。

患者携药物到达输液室。18：50 给予地塞米松组药物静脉滴注治疗，输液期间曾述嗓子痒并喝水，面色、言语均无异常，无胸闷气急，无呼吸困难征象；责任护士告知患者尽量少讲话，可进食流质食物，并指导咳嗽方法。19：23 患者去卫生间途中突然倒地，意识丧失，立即将患者送至抢救室，急请耳鼻咽喉科医师会诊，并在床边行环甲膜穿刺，置入 50ml 粗针头 3 根。同时行可视喉镜下经口麻醉插管术；术中见喉咽黏膜弥漫性充血水肿，并伴大量分泌物；会厌舌面弥漫性充血肿胀，上举困难，堵塞声门，声门暴露欠佳（病例 57 图 2）。气管插管插入困难，预计划行气管切开术；最终在肿大的会厌与咽后壁之间留有一丝缝隙，以 6.5 号加强型气管导管插入气管，插管操作获得成功。此时患者呈昏迷状态，意识不清，呼之不应。双侧瞳孔散大，颈动脉搏动消失；口唇及面部皮肤青紫，无自主呼吸。值班人员立即上报院领导、行政总值班，组织了多学科联合会诊积极抢救，多次向患者及家属沟通病情，持续抢救 9 小时，终因病情严重抢救无效于 12 月 2 日 4：29 宣布临床死亡。

死亡原因：急性会厌炎致喉梗死引起窒息而死亡。

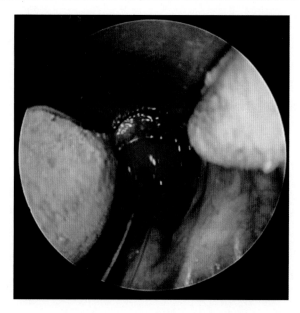

病例 57 图 2　会厌舌面弥漫性充血肿胀

三、患者家属诉讼材料

当晚，患者家属提出异议：①诊疗错误，怀疑接诊医师的就医资格；②医患沟通不到位，未及时告知风险；③未按照"指南"使用治疗急性会厌炎的药物，做好急性会厌炎紧急处置和防备工作；④患者出现意外情况未就地抢救，抢救流程不合规范；⑤要求提供抢救人员资质。在医院总值班的协调下，将患者尸体置入停尸房冷藏，引导患者家属走司法程序。

四、讨论

1. 引发纠纷的原因

（1）经治医师对该疾病的危险性认识不足。这为急诊所有医护人员敲响警钟。综合医院设置急诊科包括发热门诊，是要时刻应对不同系统危重患者的临床科室，要求值班医师具备全面的医学知识、敏捷的临床思维。本例患者发病急，表现为咽喉肿痛、耳痛、声音嘶哑、发热。咽部检查：一般情况尚好，咽部充血，两侧扁桃体Ⅱ度肿大，见白色脓性分泌物。由于经治医师临床知识和对疾病认识的局限性，认为只是化脓性扁桃体炎，未请耳鼻咽喉科医生会诊行喉镜检查会厌情况。结合血常规结果，尽管患者不伴呼吸困难，但其临床特点仍符合急性会厌炎诊断。经治医师给出的治疗方案虽符合急性会厌炎的药物治疗原则，但由于对此病变化的危急特性认识不足，未及时请耳鼻咽喉科医师会诊或及时转诊等措施，致使患者在出现危及生命情况的时候，失去了得到最佳救治机会的可能。

（2）医患沟通过程存在不足。严谨、适度、规范的医患沟通过程，是避免医患纠纷的重要手段之一。沟通不到位是产生医疗纠纷的首要问题。但在现实临床实践中，特别是在急诊科，由于工作繁忙，同时，大多医师受以治疗为主导的经验思维模式的影响，往往将沟通过程简单化，由此造成患者难以全面、正确地理解医师要表达的信息。就本例患者而言，患者家属曾在化验前后 2 次向医师询问病情，得到的回答没有明确表达病情危急可能危及生命的信息，使毫无医疗知识的患者对自身症状放松警惕。因此，作为临床医务人员需要更强的沟通能力，应具备用最简练、最通俗的语言，用最能打动患者和家属的行为或举止来与患者或家属沟通；目的是取得患者和家属的充分信任和理解，使患者和家属真正明白其所患疾病的实质和危险程度。

2. 患者死亡的主要原因　患者就医前中午食用火锅，咽痛后进食辛辣刺激性食物，加重了对会厌的刺激，使会厌短时间内肿胀，出现急性喉梗阻致严重窒息；加之患者对急性会厌炎知识不了解，对疾病的严重程度未引起足够重视。当患者出现明显吞咽痛时，值班医师未常规行喉镜检查而漏诊，错过最佳治疗时机，最终抢救无效死亡。在临床诊疗过程中，对以咽喉痛、吞咽痛为主要症状的患者，在口咽黏膜无明显病变时，均应常规行间接喉镜检查，排除是否存在急性会厌炎等疾病，以便确诊后采用强有效的治疗预防措施，避免出现严重的并发症。

3. 预判断评估方法　设计急性会厌炎预判断会厌肿胀程度、呼吸困难程度及原因评估及处置表，根据是否有吞咽困难、言语不清、咽部充血、三凹征、会厌肿胀程度，判断会厌肿胀程度、呼吸困难分度，采取一体化救治流程，譬如开放气道、气囊辅助呼吸、循环按压、保护颈椎、静脉通道、通知相关科室及手术室准备等。值得注意的是，有研究显示成人患该病以咽痛、吞咽痛和吞咽困难为主要症状；而部分患者仅主诉咽痛而没有呼吸困难或上气道梗阻的征象，患者早期临床表现往往仅感到喉部不适而能自主行动。因此，临床医师对急性会厌炎的及时诊断和适宜治疗是患者生存、治愈的关键，对于有咽部症状的患者，喉镜检查应该成为常规。

4. 治疗方法　急性会厌炎治疗应以抗感染、消肿及保持呼吸道通畅为主要措施。成人急性会厌炎症状中喉鸣、流涎、言语含糊不清是喉梗阻的重要体征；间接喉镜检查是了解会厌肿胀程度最快和较可靠的方法；救治的重点是保持呼吸道通畅，迅速消除会厌肿胀。一旦确诊，立即给予半卧位，患者肩下垫枕，保持下颌前伸，利于通气，从而减轻呼吸困难。面罩给氧，以改善缺氧症状，氧流量为 2~3L/min；建立静脉通道，遵医嘱给予足量抗生素和糖皮质激素联合应用，配合雾化吸入；密切观察患者意识、面色、生命体征的变化，严密监测血氧饱和度、及时吸痰；床旁备气管切开包、简易呼吸器等急救药品器材；做好心理护理，减少患者恐惧心理，配合医护人员的治疗。

5. 科普宣传　由于急性会厌炎是一常见的急危重症之一，可能突然窒息致死。发病早期常以咽部异物感就诊，早期症状无特异性，常被漏诊、误诊，按照感冒、咽炎、"上火"等治疗。临床医务人员应予以高度重视，做好健康教育，社会上予以科普。凡遇到急性喉痛、吞咽疼痛、呼吸困难的患者，应注意急性会厌炎的可能。出现咽痛等轻微症状应保持安静以降低耗氧量，禁声使会厌休息，有利于水肿消退；进食流食或半流食，忌食辛辣，食物温度以温凉为宜，减少对会厌的刺激；患者尽快到医院专科就诊。如出现吞咽及呼吸困难等严重症状应立即拨打急救电话，由 120 医生一路陪护，护送到医院。途中如出现喉梗阻窒息，医生应尽可能在最短的时间保持患者气道的通畅，是防止患者窒息死亡发生及提升抢救成功率的关键。对于病情危急，需要立即抢救者，可先行环甲膜穿刺或切开,待呼吸困难缓解后,再做常规气管切开。

(山东大学第二医院:王兴蕾 陈长静 张 颖)

参 考 文 献

[1] 张海霞,刘国旗,段文瑜,等.预判断及一体化救治急性会厌炎临床分析[J].中国耳鼻咽喉头颈外科,2015,(12):637-638.

[2] 王春燕,王烁.急性会厌炎不良预后的危险因素分析[J].中华急诊医学杂志,2016,25(7):915-919.

[3] 刘委,刘娟.1例急性会厌炎患者并发Ⅳ度喉梗阻的护理体会[J].中华医学护理杂志,2010,20(1):78-79.

[4] 向元俤,王陈荣,李春丽,等.106例成人急性会厌炎患者的回顾性研究[J].临床急诊杂志,2016,(10):789-791.

[5] 吴士凡,张海东,邱鑫罡,等.急性会厌炎致喉阻塞死亡2例[J].法医学杂志,2019,35(3):368-370.

[6] Sato S, Kuratomi Y, Inokuchi A, et al. Pathological characteristics of the epiglottis relevant to acute epiglottitis[J]. Auris Nasus Larynx, 2012, 39(5): 507-511.

病例 58 1 例失禁性皮炎患者的护理

一、概述

失禁性皮炎是重症监护病房最常见的皮肤难题之一,国内发生率高达近 50%[1]。且随着对肠内营养的重视和普及,失禁性皮炎的发生率在逐渐增高。失禁性皮炎会给患者造成极大的痛苦,增加压疮的发生率,延长住院时间,加重患者的经济负担,而且大大增加了护理难度和工作量[2]。失禁性皮炎发生的原因主要是皮肤暴露于潮湿的环境,受到大小便的刺激[3,4]。我国多次更新失禁性皮炎相关护理指南[5]以不断提高临床护理对失禁性皮炎的早期干预,改善患者预后。

二、病例报告

(一)病史摘要

1. 主诉 李某某,女性,88 岁。因"意识模糊 3 天"于 2020 年 4 月 10 日入院。

2. 现病史 患者因 3 天来进食炸馒头片后出现恶心呕吐 2 次,腹泻 1 次,逐渐出现意识模糊,少言语,伴四肢乏力。1 天前诉头痛,无明显诱因,遂于 4 月 10 日来院。

3. 既往史 既往患高血压 40 余年;肾囊肿史 4 年。

(二)体格检查及辅助检查

体温 36.4℃,脉搏 99 次/分,呼吸 22 次/分,血压 186/100mmHg。老年女性,意识模糊,呼之可应,刺痛可睁眼,可回答名字,体型消瘦,双侧瞳孔等大等圆,直径约1.5mm,对光反射灵敏。腹部膨隆,左上腹可触及一约5cm×5cm的包块,质软,边界不清,不活动;腹部无压痛、反跳痛,肝脾肋下无触及,肝区、肾区叩痛(-),移动性浊音(-),肠鸣音正常。双下肢无明显水肿,四肢肌张力稍高,肌力Ⅳ级,右侧巴宾斯基征(+),左侧巴宾斯基征(-)。

颅脑+胸腹盆CT示:蛛网膜下隙出血、脑室积血、多发腔隙性脑梗死,脑萎缩;右肺中叶结节,双肺间质性改变、炎性索条;甲状腺异常改变,主动脉及冠状动脉硬化;双侧胸膜增厚;胆囊结石并胆囊炎;右肾囊肿。心电图示窦性心律伴多源性室性期前收缩,广泛ST-T异常。化验室检查:白细胞 12.92×10^9/L,血红蛋白145g/L,血小板 191×10^9/L,肌酐128.3μmol/L,尿素19.0mmol/L,钾2.9mmol/L,淀粉酶465U/L;心肌损伤标记物:肌钙蛋白Ⅰ 0.034ng/ml,肌酸激酶同工酶4.7ng/ml,肌红蛋白489.7ng/ml,D-二聚体11 400ng/ml。

(三)诊疗经过

1. 入院诊断

(1)蛛网膜下隙出血。

(2)高血压(3级)。

(3)心律失常。

(4)肾功能不全。

(5)电解质紊乱(低钾血症)。

(6)脑萎缩。

(7)多发腔隙性脑梗死。

(8)右肺中叶结节。

(9)肝多发囊肿。

(10)肾囊肿。

2. 诊疗经过 入院后完善辅助检查,2020年4月11日化验室检查示:淀粉酶344U/L,胰淀粉酶74U/L,脂肪酶116U/L;白介素6 25.55pg/ml,降钙素原0.102ng/ml;B型钠尿肽153.3pg/ml;尿常规+沉渣:隐血(2+),尿红细胞数223个/μl,尿蛋白(1+)。颅脑MRI示:蛛网膜下隙出血、脑室积血表现;外侧裂池及环池处多发流空小血管信号影;多发脑梗死、少许软化灶;脑萎缩;鼻窦炎;乳突炎;SWAN序列示颅内多发低信号,提示出血信号;颅脑动脉粥样硬化MRA表现。给予止血、脱水降颅压、脑保护、纠正电解质紊乱、营养心肌、改善循环、抗感染等治疗。主要用药有吡拉西坦、磷酸肌酸、稳心颗粒、头孢哌酮钠舒巴坦钠、七叶皂苷钠、复方氨基酸、缬沙坦氨氯地平片和乙酰半胱氨酸泡腾片等。

2020年4月14日实验室检查示:淀粉酶124U/L,白蛋白30.2g/L,C-反应蛋白53.0mg/L,白介素6 15.31pg/ml,降钙素原0.392ng/ml;心肌损伤标志3项:肌红蛋白100.0ng/ml,超敏肌钙蛋白Ⅰ 0.07ng/ml,B型钠尿肽105.3pg/ml;白细胞计数 6.94×10^9/L,红细胞计数 3.39×10^{12}/L,血红蛋白104g/L,血小板 82×10^9/L,D-二聚体17 355.00ng/ml,活化部分凝血活酶时间23.2秒。

2020 年 4 月 16 日化验室检查示：白蛋白 29.4g/L，C - 反应蛋白 29.2mg/L，红细胞计数 3.17 × 10^{12}/L，血红蛋白 96g/L，血小板 82 × 10^9/L。

患者高龄，双上肢水肿，皮肤菲薄松弛，血小板低，血管条件差，穿刺困难。住院期间曾在上肢多次行静脉穿刺，导致不同程度皮下瘀斑。患者住院期间自 4 月 16 日起出现腹泻，大便次数增多，每日 6 ~ 7 次，肛周皮肤淹红伴皮肤破损，考虑为失禁性皮炎。遵医嘱应用蒙脱石散及枯草杆菌二联活菌肠溶胶囊药物对症治疗。同时肛周皮肤应用造口粉及液体敷料保护。住院期间，4 月 19 日起患者大便次数较前明显减少，肛周皮肤较前好转。

患者住院 12 天，病情好转，上肢皮下瘀斑及失禁性皮炎问题较前好转，但未痊愈。于 4 月 22 日转其他医院继续治疗。

三、病例分析及讨论

1. 病例分析

（1）上肢皮下瘀斑原因分析：从患者化验室检查可知，入院后患者出现血小板下降，凝血功能异常，加上患者高龄，血管脆性增加，上肢穿刺输液等因素，逐渐出现四肢散在皮下瘀斑。血小板下降趋势见病例 58 图 1，皮下瘀斑见病例 58 图 2。

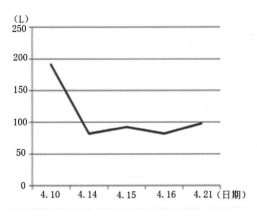

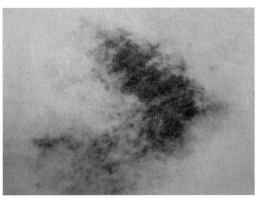

病例 58 图 1　血小板下降趋势　　　　　病例 58 图 2　皮下瘀斑

（2）肛周失禁性皮炎原因分析：患者淀粉酶、胰淀粉酶、脂肪酶高，入院早期暂禁饮食，4 月 14 日淀粉酶下降至 124U/L，胰淀粉酶及脂肪酶恢复正常，开始进食，但患者发病以来食欲差，消化功能紊乱，于 4 月 16 日起出现腹泻，每天 6 ~ 7 次黄色水样稀便，肛周出现失禁性皮炎。患者发病以来因营养失调出现贫血及低蛋白血症，加之患者血小板低，凝血功能障碍等因素进一步加重了失禁性皮炎的发展，最终导致患者出现了中重度失禁性皮炎。血红蛋白发展趋势见病例 58 图 3，失禁性皮炎见病例 58 图 4。

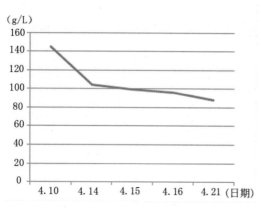

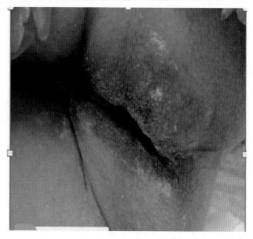

病例 58 图 3　血红蛋白发展趋势　　　　　病例 58 图 4　失禁性皮炎

2. 讨论

(1) 失禁性皮炎的定义：失禁性皮炎(incontinence – associated dermatitis，IAD)是大小便刺激皮肤，导致皮肤损伤的炎症，主要表现为红疹、红斑、浸渍、糜烂及皮肤破损，伴或不伴有继发感染[6,7]。IAD 在 ICU 的发病率可高达近 50%，给患者和护理人员带来极大的困扰。

(2) 失禁性皮炎发生的原因：此患者腹泻水样便，水样便呈碱性，且含有大量蛋白水解酶和脂肪分解酶，削弱了皮肤角质层的防护作用，粪便中还含有大量的大肠杆菌和各种真菌(如假丝酵母菌)，易引起继发性感染。

(3) 失禁性皮炎的预防：IAD 的预防胜于护理，最重要措施是减少皮肤接触刺激物。早期发现有 IAD 风险的患者，给予足够的重视，严格交接班，提高护理人员对 IAD 的重视程度，同时加强对患者和家属的沟通和健康教育。

(4) 失禁性皮炎的评估：每班或每次大便后给予肛周皮肤状况评估，并做好护理记录，如皮肤发红范围、程度，糜烂范围及深度等[8]。加强观察巡视，及时发现和解除排泄物对皮肤的刺激。必要时提醒医生调整治疗方式，关注各种增加腹泻的高危因素，如饮食不当、低蛋白血症和抗生素的应用等。

(5) 失禁性皮炎的护理：IAD 的护理主要包括清洗、润肤和隔离保护[9]。患者大便后采用一次性柔性湿巾移除脏物，不可擦拭皮肤，尽量采用冲洗或轻拍式清洁。清洗液可选用生理盐水或温水，水温不可过高；湿巾选择不含酒精的无香型柔性湿巾，且不可使用碱性肥皂液清洗臀部。清洁后用柔软的毛巾或干布吸净肛周水分，保持皮肤处于干燥状态，也可涂护臀软膏或糊剂。隔离保护是使用保护剂或护理用具来减少摩擦、潮湿及大小便对皮肤的刺激。根据最新失禁性皮炎防治指南，使用造口粉和液体敷料护理肛周，形成一层或多层保护膜[10,11]从而减少大便对皮肤的刺激。腹泻长期不止的可于肛周应用造口袋收集大便。

四、小结

随着肠道营养的普及，ICU 患者失禁性皮炎的发生率可高达近 50%，皮肤护理是重症患者护理工作重要的一部分，稍有不慎可能引起护理纠纷。尤其是在新冠疫情期间，ICU 病房禁止家属探视，更应该和家属做好沟通，可通过拍照或视频等方式让家属及时了解患者存在的皮肤问题，如上肢的皮下瘀斑和肛周的失禁性皮炎等，避免留下安全隐患。

（山东大学第二医院：党　珍　高广会　王兴蕾）

参 考 文 献

［1］甘华秀,朱瑶,龚妍,等. 失禁患者皮肤破损状况调查分析［J］. 护理学杂志,2018,33(1):44 - 45.

［2］陈洁、李贤连、曹拂晓,等. ICU 患者大便失禁相关性皮炎的发生特点和影响因素［J］. 浙江医学,2015,37(2):164 - 166.

［3］王念坚、王一清、赵宁玲. 重症监护室病人失禁性皮炎发生现状及相关因素分析［J］. 全科护理,2020,18(18):2265 - 2268.

［4］益伟清,张翠红,黄慧佳. 老年失禁相关性皮炎护理研究进展［J］. 全科护理,2020,18(3):290 - 293.

［5］王泠,郑小伟,马蕊,等. 国内外失禁相关性皮炎护理实践专家共识解读［J］. 中国护理管理,2018,18(1):3 - 6.

［6］Beeckman D,Van Damme N,Scboonboven L,et al. Interventions for preventing and treating incontinence - associated dermatitis in adults［J］. Cocbrane Database SystRev,2016,11(11):CD011627.

［7］Gray M, Beeckman D, Bliss D Z, et al. Incontinence - associated dermatitis: A comprehensive review and update［J］. J Wound Ostomy Continence Nurs, 2012, 39(1): 61 - 74.

［8］仲骏,徐建鸣. 成人失禁相关性皮炎评估与分类工具新进展［J］. 解放军护理杂志,2016,33(7):47 - 49.

［9］蒋琪霞、Lepper S、郑美春,等. 美国伤口造口失禁专科护理特色与启示［J］. 中华护理杂志,2012,47(9):853 - 855.

［10］徐燕华,袁阿珍. 皮肤保护膜联合造口粉治疗重症患者失禁性皮炎的疗效观察［J］. 护理实践与研究,2013,10(19):91 - 92.

［11］张凤枝. 造口粉联合液体敷料治疗失禁性皮炎效果观察［J］. 皮肤病与性病,2019,41(1):142 - 143.

病例 59　新型布尼亚病毒感染 1 例的护理体会

一、概述

新布尼亚病毒感染的临床症状与某些病毒性疾病相似，容易发生误诊。我们在对某男性新布尼亚病毒感染患者的护理过程中体会到护患沟通的重要性，成熟的护患沟通能够帮助提高患者的治疗依从性，利于患者康复的同时提高患者满意度，改善医护患关系。近年来，随着信息技术的飞速发展，人们可以从各种途径获得新布尼亚病毒感染病例的信息，而过分夸大的信息同时给患者带来恐慌等心理压力。面临这种现状，针对本例新布尼亚病毒感染患者，总结护理方法和经验，充分认识在临床工作中为患者提供正确专业的治疗护理、细致详尽的沟通与心理护理非常关键。

二、病例报告

（一）病史摘要

1. 主诉　齐某某，男性，60 岁，已婚，因"发热 5 天，腹泻伴乏力、纳差 4 天余"于 2019 年 10 月 12 日来诊。

2. 现病史　患者 5 天来出现发热（体温自测，具体温度不详），无咳嗽、咳痰，无腹痛、腹泻、呕吐，未行治疗后发热好转。家属诉 4 天前进凉食后出现腹泻，排稀水样便，伴一过性心慌、胸闷、伴乏力，纳差，口服黄连素、庆大霉素不缓解后于我院急诊就诊。（2019 - 10 - 10）生化离子 + 肝功 + 肾功 + BNP + D - 二聚体 + 血常规 + C 反应蛋白 + 心肌损伤标志三项示：谷草转氨酶 62.2U/L，总蛋白 83.3g/L，尿素 7.2mmol/L，钠 128.7mmol/L，氯 95.1mmol/L，B 型钠尿肽 227pg/ml，D - 二聚体 1500ng/ml，白细胞计数 2.68×10^9/L，淋巴细胞百分比 18.3%，肌钙蛋白 10.066ng/ml，肌红蛋白 128.6ng/ml。CT 示：左肺下叶小结节，双肺间质性改变，双肺炎性条索；心脏增大，冠脉及主动脉硬化；脂肪肝。心电图示：窦性心律，左心室肥厚，侧壁 ST - T 异常，可能由肥厚和/或心肌缺血引起。门诊以"腹泻原因待查"收入院。患者自发病以来，神志嗜睡，精神萎靡，纳差，睡眠质量一般，小便无异常，近期体重减轻 2.5kg。

3. 既往史　既往冠心病 4 年余；否认其他传染病病史及密切接触史；否认手术、重大外伤、输血史；否认过敏史。

（二）入院查体及辅助检查

体温 38.3℃，脉搏 97 次/分，呼吸 20 次/分，血压 108/75mmHg。嗜睡状态，精神欠佳，缄默，发育正常，营养中等，自主体位，查体合作。右侧大腿根部皮肤红肿可触及包块，余皮肤黏膜无黄染及出血点，右侧腹股沟淋巴结肿大[1]。腹部平坦，触诊软，无压痛、反跳痛；右上腹叩击痛，墨菲征可疑阳性，肝肾区无叩痛，移动性浊音（-），肠鸣音亢进，10 次/分。脊柱、四肢无畸形，可正常活动，双下肢轻度水肿。

血常规示（2019 - 10 - 13）：白细胞计数 1.69×10^9/L，中性粒细胞计数 1.25×10^9/L，淋巴细胞计数 0.34×10^9/L，血小板计数 66×10^9/L。

（三）护理问题

排便异常：与腹泻有关。

体温过高：与感染有关。

电解质紊乱：与发热、多汗、进食、喝水少有关。

焦虑、恐惧。

活动无耐力。

自理能力受限。

有出血的风险。

有皮肤完整性受损的风险等。

（四）护理过程

患者入院后，按病重给予一级护理；持续心电监护、完善各项检查。遵医嘱给予抗炎、止泻、营养心肌、补液等治疗。监测体温变化，掌握体温曲线，给予物理降温（必要时药物降温）；加强心理护理，改善患者治疗态度。2019 年 10 月 14 日腹泻症状消失，每日下午体温仍可高至 38.5℃左右。通过沟通详细了解患者生活、工作环境，患者述疑似曾被蜱虫叮咬，结合患者右大腿内侧红肿结节、右腹股沟淋巴结肿大及血液内科专家会诊意见，行病毒检测（市传染病医院），（2019 - 10 - 18）布尼亚病毒核酸检测：阳性。患者被确诊为新型布尼亚病毒感染；发热伴血小板减少综合征。遵医嘱应用利巴韦林抗病毒治疗。加强消毒隔离，观察病情变化，为患者提供衣着、饮食、休息、疾病相关知识等方面积极正确的护理[2]。10 天后（2019 - 10 - 21）血常规示：白细胞计数 4.41×10^9/L，中性粒细胞计数 2.51×10^9/L，淋巴细胞计数 1.27×10^9/L，血小板计数 291×10^9/L。至此，患者好转出院，给予出院后饮食、休息、用药、复查等内容宣教。

（五）出院诊断

发热伴血小板减少综合征（新布尼亚病毒感染）[3]。

三、小结

由于新型布尼亚病毒有可能通过接触急性期患者血液、呼吸道分泌物感染，在整个治疗护理过程中我们严格执行手卫生。使用过的非一次性物品，用含氯消毒剂溶液擦拭消毒；对患者日常用品、食具采用含氯制剂擦拭或浸泡消毒；患者的床单、被褥、垃圾等按丙类传染病用物处理[4]。同时，有针对性地观察患者发热、出血等情况，观察消化系统、呼吸系统、神经、精神症状的变化，并及时报告医师处理。

患者因疾病、心理等因素入院后缄默，治疗依从性差。我们反复、多次与患者及家属进行沟通，了解患者发病前后的生活细节，为疾病的诊断提供了依据[5]。现今有媒体、网络报道发热伴血小板减少的病例，病情凶险，死亡率高，存在传染性，从而引起患者及家属的心理恐慌。我们积极地为患者及其家属进行宣教工作，具体讲解新型布尼亚病毒感染的相关知识，包括好发季节、易感人群、传染源和传播途径、临床表现、治疗护理和消毒预防措施等。患者情绪得到稳定，在提高了治疗依从性的同时也获得了患者及家属的信任。热情、全面的心理护理有助于提高患者治疗积极性，加快患者康复。

（山东大学第二医院：毛　冉　隋文娟　赵丽娟）

参 考 文 献

[1] 宁玲，金坤，刘磊. 新型布尼亚病毒感染的临床流行病学特点及死亡危险因素分析[J]. 安徽医学，2019，40（10）：1107 - 1111.

[2] 龙志国，陈菊，汪香，等. 新型布尼亚病毒感染的治疗及护理[J]. 护士进修杂志，2012，27（8）：

704－705.

［3］陶文元,陶欣.新型布尼亚病毒感染致发热伴血小板减少综合征8例报告［J］.江苏大学学报(医学版),2011,21(1):91－92.

［4］中华人民共和国卫生部.发热伴血小板减少综合征防治指南(2010版)［EB/OL］.［2010－10－09］.中华临床感染病杂志,2011,4(4):193－194.

［5］宋红艳.浅谈细节管理在临床护理工作中的重要性［J］.中外健康文摘,2012,(33):328－329.

病例 60　针灸后气胸护理体会

一、概述

急性胸痛是急诊科最常见的症状之一,是以胸痛为主要表现的一组异质性疾病。不同疾病导致的胸痛既可相似,又有不同特征,表现为不同的部位、性质和疼痛的程度不同。近年来,我国人口老龄化加剧,急性胸痛就诊的患者逐年增多。胸痛的早期评估、危险分层、正确分流和合理救治至关重要,可避免高风险患者的漏诊,使其得到及时救治。

二、病例报告

(一)病史摘要

1. 主诉　杨某某,女性,74岁。因"胸闷伴后背痛1个月、加重1天"于2019年7月14日入院。

2. 现病史　患者1个月来无明显诱因出现胸闷伴后背痛,憋喘,不能平卧。平素规律口服溴吡斯的明3次/日、60mg/次,近2～3天傍晚出现左眼睑下垂,晨起好转。

3. 既往史　近期无感冒病史;患高血压、重症肌无力2年。

(二)入院查体及辅助检查

体温36.7℃,心率122次/分,呼吸22次/分,血压210/101mmHg,血氧饱和度97%。心内科医师查体:老年女性,半坐卧位,神志清楚,精神欠佳,左肺呼吸音明显减低,心律齐,无杂音,双下肢无水肿。神经内科医师查体:语言流利,颅神经无异常,四肢肌力、肌张力正常,病理征阴性。胸部CT结果示左侧气胸(病例60图1)。追问病史,患者近1个月有针灸史。

心电图示正常。实验室检查:pH 7.40,氧分压80mmHg,二氧化碳分压37mmHg,血氧饱和度96%,钾3.4mmol/L,B型钠尿肽27pg/ml,D－二聚体415ng/ml(0～500),肌红蛋白、肌钙蛋白正常,降钙素原<0.04ng/ml。

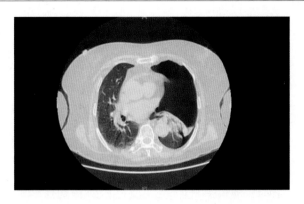

病例 60 图 1　2019 年 7 月 14 日胸部 CT

（三）诊疗经过

1. 诊断思路　患者胸闷伴后背痛，憋喘，不能平卧，怀疑心力衰竭，心内科医师接诊，相关体格检查，实验室检查无心衰相关的指标。因患者有重症肌无力转神经内科，查无相关阳性指标，胸部 CT 示左侧气胸。追问患者近 1 个月内有针灸史，考虑为针灸导致的气胸。

2. 临床诊断　左侧气胸。

3. 治疗与转归　给予胸腔闭式引流[1]，患者疼痛及憋喘明显好转，可以平卧。后转入呼吸内科进一步治疗，复查胸片明显好转（病例 60 图 2）。

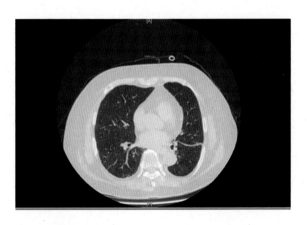

病例 60 图 2　2019 年 7 月 16 日胸部 CT

三、相关护理问题与护理措施

1. 护理问题　气体交换障碍与胸部损伤气胸后肺不张、组织损伤疼痛有关；胸腔或肺部感染、皮肤完整性受损也有一定影响。针对这些护理问题，制订我们的护理目标：患者能维持正常的呼吸功能，呼吸平稳；疼痛得到缓解或控制，自述疼痛减轻；感染得到及时处理；心态较前平缓；皮肤完整、无压疮形成等[2]。

2. 护理措施　①取半坐卧位，保持呼吸道通畅，给予氧气吸入；②帮助患者有效咳嗽、排痰，及时清理口腔内分泌物和痰液等，保持呼吸道通畅，预防窒息；③应用祛痰药物，超声雾化吸入，稀释痰液，利于痰液排出；④有效缓解疼痛，因为疼痛，患者常不敢咳嗽咳痰，可以指导患者及家属双手按压疼痛部位，减少震荡产生的疼痛[3]。

动态观察患者的生命体征和意识变化，重点观察呼吸的频率、节律和幅度，有无缺氧加重的表现，保持胸腔闭式引流通畅，鼓励患者咳嗽和深呼吸。预防感染，及时、正确地应用抗生素。

心理护理。由于呼吸困难、疼痛，患者及家属会出现恐惧心理。向患者和家属介绍疾病相关知识，理解患者的异常心理反应并耐心解答患者和家属的问题，以缓解其焦虑和恐惧[4]。加强皮肤护理，落实翻身制度，每2小时进行翻身、扣背一次。保持皮肤的清洁和干燥。妥善固定管道，防打折、堵塞、脱出。

胸腔闭式引流的护理。保持管道密闭，水封瓶始终保持直立，长管没入水中3~4cm。更换引流瓶或搬动患者时应用止血钳双向夹闭引流管，随时检查引流装置的密闭性。严格无菌操作。保持引流装置无菌，及时更换引流瓶，严格遵守无菌技术操作原则，保持引流口处敷料清洁、干燥，及时更换。引流瓶低于胸壁引流口平面60~100cm。保持引流通畅，定时挤压引流管，防止引流管受压、扭曲和阻塞。患者取半卧位，鼓励患者咳嗽和深呼吸[5]，以利于瓶内气体排出，促进肺复张。观察记录引流，密切注意水封瓶长管中水柱波动情况[6]。

四、总结

随着我国民众对针灸医疗的需求日益增加，近几年掀起了一股针灸热潮。但是很多针灸师水平良莠不齐，因此引起了一系列针灸后的问题。例如气胸（尤其老年人）。针灸治疗时患者（尤其消瘦的老年患者[4]）常常有进针处疼痛不适感，或胸部有刺痛感，常常被误认为是刺针皮肤的疼痛或针眼反应或针刺疲劳[7]，而疏忽了发生气胸的可能。患者出现气胸后，裂口会立即闭合，常无明显胸闷、胸痛及呼吸困难等不适，通常被漏诊[8]。如果患者继续接受同一部位的反复针刺，原裂口被持续穿透和牵拉，肺内气体逸出更多，慢慢积聚，从而加重了气胸的发展，直到临床出现症状才被发现。在此提醒大家，如果进行针灸治疗，请找专业医生施针。

（山东大学第二医院：段晶晶　陈宝玲）

参 考 文 献

[1] 余志华，韩宏伟，程光辉，等. 锁骨下静脉穿刺致47例气胸原因分析[J]. 介入放射学杂志，2017，(11)：975－977.

[2] 张玮. 1例反复双侧气胸23次诊治体会[J]. 现代医药卫生，2006，(4)：86.

[3] 李乐之，路潜. 外科护理学[M]. 北京：人民卫生出版社，2017：312－313.

[4] 万里红，余葱葱，彭柳，等. 从消费者角度分析针灸致气胸伤害案例危机应对策略[J]. 医学信息，2014，(15)：432－433.

[5] 孙丽珍,邓中防,袁艳珍,等. 呼吸训练联合常规呼吸训练在肺叶切除围手术期应用的疗效观察[J]. 护士进修杂志,2009,24(10):937-938.

[6] 曾娟琴,周燕红,高露,等. 胸腔闭式引流患者应用集束化护理的效果研究[J]. 护士进修杂志,2017,32(12):1059-1062.

[7] 吴建辉,邓新宇,刘志新,等. 针灸致双侧大量气胸诊治体会[J]. 中国中西医结合急救杂志,2019,26(6):739-742.

[8] 张劲,赵亮. 针刺肩井穴导致气胸的分析与处理[J]. 湖北中医杂志,2012,34(11):60-61.

病例 61　心源性晕厥抢救 1 例

一、概述

晕厥是指一过性全脑血液低灌注导致的短暂意识丧失(transient loss of consciousness,TLOC),特点为发生迅速、一过性、自限性并能够完全恢复。发作时因肌张力降低、不能维持正常体位而跌倒。晕厥发作前可有先兆症状,如黑矇、乏力、出汗等[1]。

晕厥的病理生理核心是血压下降、全脑灌注降低。按病因分类,目前认为晕厥可以分为 3 大类:神经介导的晕厥;直立性低血压(orthostatic hypotension,OH)诱导的晕厥;心源性晕厥[2]。心源性晕厥,是指心指数降低、血流受阻、血管扩张或急性血管夹层导致的心动过缓、心动过速或低血压引起的晕厥[3]。心源性晕厥危险性最高,临床预后最差,有些可能是心源性猝死的先兆。研究表明心源性晕厥患者死亡率是无晕厥患者死亡率的 2 倍[4]。

急诊工作中,医护人员应根据患者临床表现和体征及时查明并确认晕厥原因,并给予合理有效的对症治疗和处理措施。治疗过程中应密切关注患者生命体征的变化,以改善预后,保障患者的生命安全和生活质量[5]。

二、病例报告

(一)病史摘要

1. 主诉　王某某,男性,82 岁。因"突发意识不清 1 小时"于 2019 年 5 月 17 日 8:05 由急救车送入我院。急诊预检分诊 Ⅱ 级,送入抢救室,神经内科医生接诊。

2. 现病史　患者于 1 小时前无明显诱因突然出现心前区烧灼样不适,伴恶心,未呕吐,伴便意,随后出现意识模糊,摔倒在地。约 5 分钟后自行苏醒,无肢体活动障碍。

3. 既往史　高血压病史 40 余年、冠心病病史 30 余年、阵发性房颤 20 余年,平时口服阿司匹林。否认过敏史。偶有吸烟、饮酒,已戒除 20 余年。

(二)入院查体及辅助检查

脉搏 53 次/分,呼吸 19 次/分,血压 137/84mmHg。老年男性,神志清楚,言语清晰。头颅无畸形,双侧瞳孔等大等圆,对光反射正常,颅神经无异常。胸阔对称无畸形,听诊双肺呼吸音清，未闻及干湿性啰音。心前区无隆起，心浊音界不大，心率53次/分，心律整齐，各瓣膜听诊区未闻及病理性杂音。腹软，无压痛及反跳痛，肝脾肋下未及肿大，墨菲征阴性，肠鸣音正常。四肢肌力Ⅴ级，共济正常，双下肢无水肿。

急行心电图检查：窦性心动过缓（56次/分），Ⅰ、AVB、右束支传导阻滞。氧饱和度100%，机测血糖7.7mmol/L。血常规、心梗三项、肝肾功能、生化离子、BNP、凝血功能均未见明显异常。颅脑CT：少许腔隙性脑梗死（建议必要时MRI检查），脑萎缩（病例61图1）。

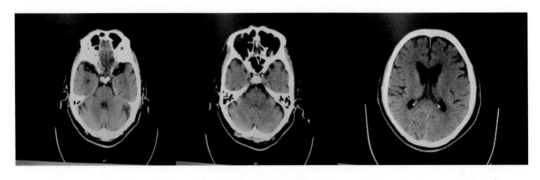

病例61图1　颅脑CT

（三）初步诊断

晕厥原因待查。

（四）治疗经过

常规输液过程中，心电监护显示患者心率不稳，在35~60次/分之间波动。请心内科医生会诊，予生理盐水250ml＋环磷腺苷葡胺90mg静脉滴注，嘱密切监测心率、血压变化；每20分钟复查心电图；注意复查监测肌钙蛋白Ⅰ、生化；建议排除脑血管病，必要时行冠脉造影检查，并随诊观察。

10:46患者突然出现意识丧失、肢体抽搐，心电监测示室颤，立即给予胸外按压、电击除颤，并给予肾上腺素、碳酸氢钠、利多卡因、血管活性药物等治疗；患者室颤反复发作，给予可达龙泵入，约20分钟后心律逐渐稳定，意识转清；血压仍偏低，给予升压药持续泵入维持。复查心电图：窦性心动过速、完全性右束支传导阻滞、前壁T波高尖、ST段抬高。

与患者及家属沟通，患者室颤复苏后，不排除急性心肌梗死，目前心源性休克状态，经家属同意后行IABP植入术，术后患者生命体征逐渐平稳，行急症冠脉造影检查示：左冠主干及各分支无阙如，由近及远逐渐变细，血管内膜尚光滑，未见明显狭窄，血流TI-MI Ⅲ级；右冠近中段未见明显狭窄，远段轻度局限性狭窄，考虑冠脉内血栓自溶（病例61图2）。

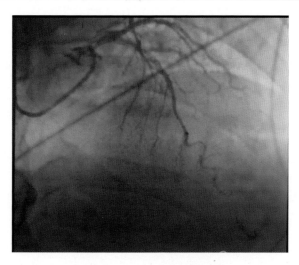

病例61 图2　冠脉造影检查

患者入住 CCU（冠心病重症监护室），嘱绝对卧床，予低流量氧气吸入，持续心电监测，给予抗血小板、抗凝、扩冠、营养心肌等药物及对症治疗，未诉明显不适，于2019年6月7日14：00好转出院。

三、病例分析

晕厥是一种常见的经典症状，发病机制复杂，常涉及多个学科；晕厥患者往往得不到全面的诊断和治疗。针对晕厥的诊断与治疗，《晕厥诊断与治疗中国专家共识（2018）》中对包括晕厥的分类和病理生理、初步评估与危险分层、辅助检查、诊断及治疗等内容，进行了详细的阐述。

1. 心源性晕厥的原因　患者系老年男性，晕厥前有心前区烧灼样不适，伴恶心欲吐，有便意症状。老年人心血管反射、血容量调节、自主神经调节等机制逐渐减退，同时合并多种慢性疾病，比如高血压、高血脂、糖尿病等，导致动脉粥样硬化性血管病发生风险增加，加之同时服用多种治疗基础疾病药物，如血管扩张剂、利尿剂、抗抑郁药物等，可引起心输出量减少、脑灌注血流量降低，导致晕厥的发生[6,7]。老年人晕厥发病率高，以心源性晕厥多见，且复发和病死率高；高龄、合并冠心病、心源性晕厥、无前驱症状是影响患者预后的危险因素。

2. 心源性晕厥的护理　晕厥发生时，应立即通知医生，同时将晕厥者放置于仰卧位或下肢抬高位，这样可增加脑血流量。松解紧身衣服，特别是衣领。同时将头转向一侧，以免舌后坠堵塞气道。保持患者周围空气流通，配合医生进行急救，如氧气吸入；建立静脉通道，第一时间通知各科室医生会诊；详细了解患者的病史，做好心电监护，针对病因给予药物治疗，保持患者的心率＞60次/分，准备好各类急救药物，将患者转运到心血管内科就诊[8]。

晕厥后期护理主要是针对心理指导。患者因患病而产生不良情绪，造成自信心降低，严重者会导致以后身体局部产生障碍。因此，应鼓励患者、开导患者，使患者对未来生活有美好的期待，有自信面对未来。医护人员也可多加鼓励患者参加社会活动，做一些力所能及的事,减少自身的抑郁情绪[9]。

晕厥患者的延续性护理。走访了解其身体状况、用药情况、生活习惯及行为、家庭环境、经济条件等,对不合理饮食、用药等情况给予纠正。健康宣教:定期进行健康宣教,提高其疾病认知及对疾病的重视程度,指导患者避免危险因素。答疑解惑:安排专人负责与患者保持联系,及时就患者提出的问题、疑惑等进行解答。心理辅导:护理人员应及时了解其心理状态,给予情感支持[10]。

四、小结

对于晕厥患者尤其是心源性晕厥患者寻找病因必须集中注意力,始终注意患者的生命体征和变化,同时准备抢救,迅速了解患者的初始状况、伴随症状和终止状态,并注意一些有价值的诊断要点。治疗方法一般采用仰卧位,患者头部侧卧,防止患者因呕吐而窒息,采用氧气吸入、静脉输液、心电监测和根据不同的情况进行处理。综上所述,护理人员必须熟悉晕厥的原因、临床表现及鉴别诊断,详细了解急性晕厥患者的一般情况,做好各项检查工作,加强评估及监测,筛选高危患者进行急诊救治,有效改善临床与预后,才能确保患者的健康状况和生活质量[11]。预防心血管不良事件的发生,尤其是预防心脏猝死的发生。做好患者的健康宣教,要教会患者如何避免晕厥发生时造成外伤,指导患者及家属如何在有晕厥预兆或晕厥发作时及时自测脉率,掌握是否有心律失常发生,以便帮助医生查找、分析晕厥的病因,将晕厥的发生率和由晕厥所致的后期损害降到最低[12]。

(山东大学第二医院:陈长静　陈宝玲　王兴蕾)

参 考 文 献

[1] 中华心血管病杂志编辑委员会,中国生物医学工程学会心律分会,中国老年学和老年医学学会心血管病专业委员会,等. 晕厥诊断与治疗中国专家共识(2018)[J]. 中华心血管病杂志,2019,47(2):96-107.

[2] 刘平,姜树军. 晕厥原因识别及处理原则[J]. 北京医学,2019,41(9):835-837.

[3] 中国心律学会中国老年学学会心脑血管病专业委员会. 晕厥诊断与治疗中国专家共识(2014年更新版)[J]. 中华内科杂志,2014,53(11):916-925.

[4] Soteriades E S, Evans J C, Larson M G, et al. Incidence and prognosis of syncope[J]. N Engl J Med, 2002,347(12):878-885.

[5] 贾海娟. 急诊晕厥患者常见原因分析及治疗对策[J]. 中国实用神经疾病杂志,2016,19(19):9-10.

[6] 蔡高军,翁伟进,师干伟,等. 直立倾斜试验在老年人不明原因晕厥中的临床应用[J]. 中国老年学杂志,2016,36(22):5723-5724.

[7] 孙庆华,高丹,尹琳. 131例老年性晕厥的病因分析[J]. 中华老年心脑血管病杂志,2016,18(11):1178-1181.

［8］于学梅．对急诊门诊患者发生注射晕厥原因的分析及防护方法［J］．当代医药论丛，2015，13（13）：126－127.

［9］赵丽．急诊患者晕厥的临床观察及护理思考研究［J］．临床医药文献电子杂志，2019，6(38)：136.

［10］闫琪．延续性护理对心律失常伴心源性晕厥患者自我效能、心理弹性及生活质量的影响［J］．包头医学，2019，43(2)：63－66.

［11］张洪林．急诊晕厥患者的临床特征探讨［J］．中国现代医生，2019，57(22)：20－22.

［12］冯明．浅论急诊晕厥的救治与护理［J］．中国中医药咨讯，2010，2(32)：110.

病例62　1例静脉输液导致皮神经损伤引发纠纷的处理

一、概述

静脉穿刺是临床上最基本的护理技术操作之一，也是医院救治患者重要手段，静脉穿刺的安全问题受到越来越多的关注。静脉穿刺技巧不熟练、穿刺部位不合适、输注药品特殊性等都会引起不良反应。神经损伤是少见的静脉穿刺并发症之一，一旦引发容易增加患者痛苦，导致医疗纠纷。因此熟练的穿刺技巧、密切观察与沟通，才能保障临床工作顺利开展。

二、病例报告

（一）病史摘要

1. 主诉　王某，男性，35岁，因"右下腹痛2天余"于2020年5月10日急诊就诊。

2. 现病史　患者2天多来无明原因及诱因突然出现腹部疼痛，呈持续性隐痛，开始以脐周为著，无明显阵发性加剧，无腰背部放射，感轻度恶心，未呕吐，无发热，无寒战，无头痛头晕，无胸闷憋气，无腹胀腹泻，无尿频、尿急、尿痛。患者自发病以来，神志清楚，饮食、休息欠佳，大小便未见明显异常，体重未见明显变化。在院外门诊抗炎治疗，症状无明显缓解，遂即来我院就诊。

3. 既往史　既往体健，否认肝炎、结核病史及密切接触史，否认心脏病病史，无重大外伤及手术史，无输血史。否认药物及食物过敏史。否认疫区旅居史，无毒物接触史。

（二）查体及辅助检查

体温36.8℃，脉搏90次/分，呼吸17次/分，血压120/78mmHg，体重78kg。青年男性，一般情况良好，神志清，精神可，痛苦貌，主动体位，查体较合作。腹部检查：腹部平坦，未见肠型及蠕动波，右下腹腹肌稍紧张，右下腹压痛，以麦氏点为重，有轻反跳痛，墨菲征阴性，肝脾未触及肿大，未及其他包块，肝、肾区叩击痛阴性，移动性浊音未叩出，肠鸣音稍弱。

腹部CT：阑尾增粗、最大直径1.5cm。血常规：白细胞13.01×10^9/L，C反应蛋白

＞200.0mg/L。

（三）诊疗经过

1. 临床诊断　阑尾炎。

2. 鉴别诊断

（1）静脉炎：由于长期输注浓度过高、刺激性较强的药物如化疗药、甘露醇等，或静脉内放置刺激性大的塑料管时间太长，或在输液过程中无菌操作不严格，而引起局部静脉感染造成静脉炎。表现为沿静脉走向出现条索状红线，局部出现发红、肿胀、灼热、疼痛，严重时累及整个穿刺侧手臂。

（2）尺神经损伤：主要为小指、无名指侧皮肤感觉障碍，以麻木为主，手指间夹力减弱或消失，严重者可以出现小指不能与无名指并拢，对精细活动的影响比较明显。

（3）桡神经损伤：表现为手背桡侧以及三个半手指近侧指间关节近端感觉障碍，患者的虎口部位感觉功能消退以及完全丧失。

（4）皮神经损伤：是指皮下的浅表神经受损，患者可能会有感觉异常，如麻木疼痛等症状，有的患者还会出现肢体乏力等表现。

3. 治疗过程　医生建议手术治疗，患者拒绝手术治疗，要求门诊输液治疗。医嘱用"左氧氟沙星、甲硝唑注射液"静脉输注。护士配置液体后为患者输液，患者要求左手打针，护士反复看了左手手部血管较细，不易穿刺成功。与患者沟通，护士给予患者右手背穿刺。护士刚一穿刺进针，患者立即大叫，手部回抽，针头仍在皮肤内，未入血管。护士立即询问患者有何不适，是否继续穿刺。患者自述手麻但害怕再次穿刺，拒绝拔针，护士继续穿刺成功。护士用胶布固定针头过程时，患者情绪激动大哭，仍诉手部不适，护士观察穿刺处没有外渗，回血良好，再次与患者及家属商议是否更换部位，家属及患者都拒绝。护士告知输注左氧氟沙星容易刺激血管，容易引发疼痛，患者及家属表示理解，但仍然拒绝更换穿刺部位。护士电话告知患者主管医生，医生床前查看患者，检查手指活动，无异常。当班其他 2 位护士分别多次到患者床边查看输液情况，询问疼痛是否缓解，安抚患者。患者及家属表示穿刺部位疼痛及麻木减轻，害怕再次穿刺疼痛，仍然拒绝更换输液部位。5 月 11 日凌晨患者输液完毕，离开留观室。5 月 12 号患者仍感手背疼痛，就诊本院手足外科，医生诊断皮静脉损伤，遂来门诊部投诉。门诊部邀请手足科、骨科、皮肤科专家会诊。患者自诉穿刺点疼痛明显，穿刺处周边感觉麻木，手指感觉、运动无异常。医生检查：患者右手背面穿刺点发红，周边皮肤、血管未见异常，各手指活动正常。医生考虑为静脉针穿刺及输入刺激性药物导致皮神经损伤有关，建议应用"喜疗妥"外敷，"弥可保"口服，局部热敷等措施，观察效果。此后定期电话随访患者，一周后穿刺点疼痛缓解，一个月后手背感觉麻木消失。

三、病例分析

患者自诉穿刺点疼痛明显，穿刺手背穿刺处感觉麻木，手指感觉、运动无异常，手背皮肤无红、肿胀、灼热，考虑皮神经损伤。分析如下：

1. 手背浅静脉丰富，管径粗大，是临床上静脉输液的常规穿刺部位；同时手背的皮神经分布较丰富、感觉灵敏，若穿刺不当易致皮神经损伤。

2. 手背主要由尺神经和桡神经所支配，手背皮神经有桡神经浅支和尺神经手背支各发出 5 条指背神经分布于手背桡侧半和尺侧半，行程较静脉直，恒定地走行于浅静脉深面；第 1、第 4 掌骨间隙处的静脉与皮神经呈伴行关系，第 2、第 3 掌骨间隙处的静脉与皮神经呈交叉关系；由尺骨茎突至第 3、第 4 指蹼和由桡骨茎突至第 1、第 2、第 3 指蹼的连线为掌背皮神经的体表投影[1]。神经损伤的患者，轻者感觉丧失或减弱，重者可造成骨间肌萎缩、不能内收，各指不能靠拢，掌指关节过伸等。

3. 左氧沙星氯化钠注射液具有强烈的刺激性。临床应用其进行干预治疗的过程中，0.8% ~2.3% 的患者会出现静脉炎[2]。《静脉输液》指南指出，pH > 11 或 pH < 4.3 都会明显增加静脉炎的风险。正常人的 pH 为 7.35 ~ 7.45，而左氧氟沙星的 pH 是酸性的，这会干扰血管内膜的正常代谢和功能，引起静脉或毛细血管痉挛，导致局部组织缺血、缺氧，从而引起液体外渗及静脉炎的发生。

4. 患者输液穿刺时就发生穿刺处疼痛、麻木等不良反应，因为害怕再次穿刺，导致损伤不能及时终止，疼痛进一步发展。

四、经验教训

1. 心理护理 由于患者偶然发生这种情况容易造成高度的紧张恐惧感，担心因此会带来不良的后果甚至致残，因此做好心理护理非常重要。在积极处理的同时做好心里疏导，向患者解释疼痛与神经分布有关，通过治疗会痊愈的，让患者放松。

2. 熟悉解剖结构，提高穿刺技巧 掌握手背部静脉血管与神经走向的关系，提高穿刺技术；在选择静脉时尽量从血管远端开始，穿刺时动作应轻、巧、稳、准。依据不同的血管情况，把握好进针角度，进针的深度应根据患者体型胖瘦及血管显露情况而定，以有效避免或减少神经损伤的发生。

据报道：由于尺神经手背支和桡神经浅支在腕关节分别经尺骨茎突和桡骨茎突由屈侧转向背侧并斜行走向手背远侧，这样在尺骨茎突、桡骨茎突和第三掌骨头围成的三角形区域内皮神经分布较少，形成浅静脉与皮神经呈交叉关系而非伴行关系的静脉穿刺相对"安全区"；由于掌背皮神经和拇指桡侧指背神经大多数位于同名静脉的桡侧，故可将掌背静脉和拇指桡侧指背静脉桡侧作为其穿刺时的相对"危险侧"；对于小指尺侧指背静脉而言，据其与同名神经的位置关系，则尺侧为"危险侧"[3]。

穿刺时要认真察看被穿刺浅静脉与皮神经体表投影的关系，选择"安全区"内的静脉，以及避开掌背静脉和指背静脉"危险侧"进行穿刺；如果不清楚神经与血管的伴行关系，主张采用头皮针从血管正中刺入法，把握好进针的角度和力度，不穿透对侧血管壁而损伤神经。

3. 正确评估 静脉输液前先评估患者血管情况，按照基础护理的要求，静脉穿刺选择血管应避开关节、炎症、疾病、硬结及瘢痕部位，防止损伤神经和血管。对于老年患者静脉易滑动者：左手拉紧皮肤以固定血管，以 15°角从血管正面或右侧快速进皮刺入血管易成功；若未成功，不宜在同一部位（偏左或偏右）反复穿刺。对于肥胖、水肿的患者：用拇指沿血管走行按压使之暴露，消毒后快速进针易成功；若未成功，也不宜反复穿刺。对于脱水或血管充盈不足的患者：可在穿刺前给予热敷，穿刺时手臂下垂扎止血带，这样手背浅静脉充盈度最佳。对于消瘦患者：进针不可过深。总之，对于血管条件差的患者，应仔细了解血管的特点，看清走向，摸清深浅和粗细，进针前比一下针体与血管长度决定进针长短，可提高穿刺成功率。

4. 严格输液观察 穿刺过程中，注意观察、询问有无特殊不适，重视患者的主诉，告知患者如有不适及时表达；如遇患者主诉疼痛剧烈、麻木等症状，应立即停止穿刺，并注意观察穿刺部位情况。穿刺失败后应正确按压，减少因穿刺失败按压不当导致的血肿发生。国外有文献报道，外伤性静脉穿刺导致的血肿，可使外部神经受压的受损发生率为24%。

（山东大学第二医院：赵丽娟　王兴蕾　陈宝玲）

参 考 文 献

[1] 柏树令. 系统解剖学(第9版). 北京：人民卫生出版社，2018.

[2] 孙敏，肖敏，潘邵连，等. 硫酸镁湿敷对左氧沙星氯化钠注射液减少静脉炎发生的效果观察. 健康之友，2019，(20)：91.

[3] 周玲，杨朝鲜，邹树芳，等. 手背皮神经的分布对浅静脉穿刺部位选择的影响[J]. 护士进修杂志，2005，20(12)：1085－1086.

病例63　苯胺中毒患者救护体会

一、概述

苯胺为芳香族氨基化合物，易挥发的油状液体，广泛应用于染料、制药、农药、塑料、橡胶等化学工业中。苯胺中毒是苯胺进入人体所致疾病，主要通过皮肤或呼吸道进入机体。在体内的代谢物，具有氧化血红蛋白为高铁血红蛋白的能力，引起高铁血红蛋白血症，造成缺氧和中枢神经抑制。中毒早期表现为发绀，重症时神志恍惚、步态蹒跚，甚至抽搐昏迷，伴有发绀、贫血和肝大。除一般急救措施外，根据病情可用适量特异性解毒剂如美蓝治疗[1]。

二、病例报告

（一）病史摘要

1. 主诉　王某某，男，45岁，因"苯胺中毒2小时余"于2019年6月28日14：30分入院。

2. 现病史　患者因2小时前在工作场地(卖化工材料)，不慎苯胺泄露染湿衣物，随后出现意识模糊、呼吸困难，伴恶心呕吐，全身皮肤黏膜发绀，遂来诊。

3. 既往史　不详。

（二）诊疗经过

中年男性，意识模糊，不能正确回答问题，憋喘貌，全身皮肤黏膜发绀，双肺呼吸音粗，未闻及啰音，脉搏 84 次/分，呼吸 21 次/分，血压 108/67mmhg，血氧饱和度 84%，全腹无压痛、无水肿。

诊断为急性苯胺中毒。入抢救室，立即给予多参数心电监护，鼻导管氧气吸入 6L/min，立即开放静脉通路；脱光衣物，75% 酒精擦洗皮肤。急查血气分析示：pH 7.42，氧分压 141mmHg，二氧化碳分压 32mmHg，钠 140mmol/L，钾 3.0mmol/L，乳酸 5.4mmol/L，血氧饱和度 99%，遵医嘱给予亚甲蓝解毒，补钾保肝等药物治疗，意识渐转清晰。16：30 分复查动脉血气分析：pH 7.43，氧分压 96mmHg，二氧化碳分压 36mmHg，钠 139mmol/L，钾 3.5mmol/L，乳酸2.4mmol/L，血氧饱和度 100%，高铁血红蛋白 39.4%，氧合血红蛋白 57.1%，一氧化碳结合血红蛋白 - 0.9%；急查血结果示：白细胞计数 12.43×10^9/L，中性粒细胞百分比 10.74×10^9/L，B 型钠尿肽 91pg/ml，谷丙转氨酶 8.3U/L，尿素 8.6mmol/L，钾 3.2mmol/L，活化部分凝血活酶时间 24.9 秒，D - 二聚体 81ng/L。18：42 分遵医嘱亚甲蓝重复给药，继续给予解毒药物口服静脉补钾保肝导泻等药物治疗。20：59 分复查动脉血气分析示：pH 7.49，氧分压 108mmHg，二氧化碳分压 38mmHg，钠 133mmol/L，钾 4.1mmol/L，乳酸 1.0mmol/L，高铁血红蛋白 48.4%，氧合血红蛋白 49.3%，一氧化碳结合血红蛋白 - 1.0%。收入 EICU，继续给予保肝、解毒剂、营养等药物治疗，住院 7 天好转出院。

三、苯胺中毒的抢救与治疗

1. 迅速脱离现场，脱去污染的衣物，用肥皂水或 5% 醋酸或酒精彻底清洗污染的皮肤，再用肥皂水清洗，应特别注意手、足和指甲等部位；如眼受污染，可用大量生理盐水冲洗，然后滴入泼尼松眼药水及抗生素眼药水或涂眼膏；误服者应立即洗胃，并灌服活性炭 20 ~ 30g[2]。

2. 治疗高铁血红蛋白血症　给予亚甲蓝、葡萄糖和维生素 C 也有辅助治疗作用。

3. 治疗急性血管内溶血　尽早使用糖皮质激素有助于缓解症状和防止急性溶血反应；同时可内服碳酸氢钠，以碱化尿液，防止血红蛋白在肾小管内凝聚。血液净化疗法如血浆置换可清除血液中的毒物，游离血红蛋白；出现急性肾损伤少尿或无尿者，则应及早进行血液透析，以及时排出代谢废物，维持肾脏功能。当血红蛋白低于 60g/L 时，应酌情输注新鲜血液[3]。

4. 保护重要器官功能　肝损伤可给予葡糖醛酸内酯、还原型谷胱甘肽、复方甘草酸单胺、能量合剂静脉滴注，还可口服肌苷、B 族维生素等；心肌损伤可给予极化液、能量合剂、丹参注射液、门冬氨酸钾镁液等治疗；有呼吸困难、缺氧症状者，可给予吸氧。

5. 慢性中毒　适当休息，对症治疗，或暂时调离原工作岗位，可逐渐获得自然恢复[3]。

四、临床护理

1. 护理观察要点

（1）观察神志、心率、血压、氧饱和度及呼吸变化。

（2）观察面色、口唇及皮肤黏膜颜色。

（3）化验指标：生化肾功能、高铁血红蛋白、心功能、血气分析等指标。

（4）观察尿量及颜色、性状。

（5）观察解毒剂使用后的反应（注意鉴别亚甲蓝使用过量与肾功能损害反应）。

2. 护理措施

（1）脱离中毒环境，保持良好通风，使用酒精或脱脂肥皂、温水清洗皮肤。

（2）氧疗：鼻导管或面罩高流量氧气吸入，必要时可行高压氧治疗。

（3）解毒剂应用：遵医嘱应用亚甲蓝，鉴于此药颜色特殊，向患者及家属解释此药物药理作用及使用必要性，遵医嘱用药解毒保肝纠正电解质紊乱。

（4）记录患者出入量，观察尿液颜色及性质。

（5）注意鉴别亚甲蓝使用过量与肾功能损害反应。

（6）做好患者心理护理工作及健康知识宣教[3]。

五、心得体会

苯胺在装卸及生产中皮肤直接或间接接触会吸收中毒。苯胺进入人体后，其代谢产物可将血红蛋白中的二价铁氧化为三价铁，形成高铁血红蛋白而失去携氧能力，造成组织缺氧，引起重要器官的一系列损伤，其症状严重程度与体内高铁血红蛋白含量呈正比。救治原则：①彻底清洗皮肤，以阻断毒物继续吸收。②迅速畅通气道，及时氧疗，可改善缺氧。必要时可行气管插管，机械通气治疗。③尽早应用小剂量亚甲蓝纠正高铁血红蛋白，可以减轻或避免溶血的发生及脏器损害。④配合使用增强疗效的药物，维生素C针能直接作用于高铁血红蛋白，使之还原血红蛋白。葡萄糖液有稀释体内毒物和促进排泄作用。辅酶A、维生素B_{12}能加强亚甲蓝疗效。⑤同样，生命体征的监测及高铁血红蛋白、血气分析、肝肾功能、血清电解质等各项指标的化验也是必不可少的。⑥做好患者的心理护理，讲解避免中毒的知识[4]。

（山东大学第二医院：李　超　纪日玲　王兴蕾）

参 考 文 献

［1］彭晓波，刘仲英，龙剑海，等. 急性苯胺中毒四例救治体会[J]. 中华劳动卫生职业病杂志，2015，33（12）：919－920.

［2］鲁晓霞，赵强，刘相兵，等. 皮肤接触苯胺中毒至重度溶血性贫血并MODS 1例报道[D]. 中国中毒救治首都论坛暨第八届全国中毒及危重症救治学术会议，2016.

［3］高进炬. 急性苯胺中毒的临床救治[J]. 医药前沿，2018，8（12）：166－167.

［4］宋平平，李西西，闫永建. 急性苯的氨基硝基化合物中毒病例的文献分析[J]. 中国劳动卫生职业病杂志，2014，32（5）：366－369.

病例 64　1 例 PICC 置管术后并发症的护理实践

一、概述

经外周静脉穿刺置入中心静脉导管（peripherally inserted catheter，PICC）具有安全可靠、操作方便、留置时间长等优点，是癌症患者及危重症患者最理想的静脉通路。随着 PICC 广泛使用，PICC 相关性上肢静脉血栓发生率增加，造成治疗费用增加、治疗中断的可能，若栓子脱落易造成严重后果，危及生命。针对 PICC 静脉血栓形成的原因和护理对策进行原因分析，需要科学选择导管型号与材质，提高置管穿刺成功率，加强科学维护、功能锻炼、风险评估、预防干预等护理措施，均能够有效降低 PICC 血栓形成发生率。

二、病例报告

（一）病史摘要

1. 主诉　张某某，男性，92 岁。因"反复发热伴咳嗽、咳痰 1 年余，尿痛 1 周"于 2020 年 11 月 30 日就诊。

2. 现病史　患者反复发热伴咳嗽，多次住院治疗，1 周前患者出现尿道疼痛，排尿时明显，无尿频、尿急，无发热，无恶心、呕吐，尿量可，为进一步诊疗，以"肺部感染"收入我科监护室。

3. 既往史　患者既往矽肺病 30 余年；前列腺增生病史 20 余年（曾长期留置尿管，现已拔出）。

（二）体格检查

体温 36.5℃，脉搏 78 次/分，呼吸 17 次/分，血压 121/75mmHg。老年男性，气管切开状态。神志清楚，精神正常，发育正常，营养一般，正常面容，查体合作。全身皮肤黏膜无黄染及出血点，浅表淋巴结未触及肿大。头颅无异常，眼睑无水肿，睑结膜无充血，巩膜无黄染。瞳孔等大等圆，大小约 3mm，对光反射可。腹部平软，全腹无压痛及反跳痛，肝脾肋下未及，墨菲征阴性，无移动性浊音，肠鸣音正常。肛门、外生殖器未查。脊柱、四肢无畸形，双下肢无水肿。四肢肌力Ⅳ级，肌张力正常，双侧浅深感觉正常；腹壁反射，肱二头肌、肱三头肌、膝腱反射正常。脑膜刺激征阴性，右侧巴宾斯基征阴性，左侧巴宾斯基征弱阳性；右侧查多克征征阴性，左侧查多克征征弱阳性。

（三）诊疗经过

1. 初步诊断

（1）肺部感染。

（2）矽肺。

（3）泌尿道感染。

（4）腔隙性脑梗死。

（5）前列腺增生。

（6）下肢动脉粥样硬化闭塞症。

（7）下肢静脉肌间血栓形成。

（8）左侧腹股沟疝。

（9）右肾盂囊肿。

（10）气管切开术后拔管困难。

2. 治疗过程

（1）入院后完善相关辅助检查：血酮体＋胰腺检测＋生化离子＋血脂＋肾肝功：谷丙转氨酶 317U/L（↑），谷草转氨酶 293U/L（↑），二氧化碳结合力 29.5mmol/L（↑），白蛋白 30.5g/L（↓），钙 1.96mmol/L（↓）；C 反应蛋白 28.6mg/L（↑），白介素 614.69pg/ml（↑），降钙素原 0.086ng/ml（↑）。男性肿瘤标记物：鳞状上皮细胞癌抗原 5.91ng/ml（↑），糖类抗原 242 22.68U/ml（↑），糖类抗原 19－9 46.93U/ml（↑），铁蛋白 1112.0ng/ml（↑），胃蛋白酶原 I 42.52ng/ml（↓）；心肌损伤标志三项＋甲功三项：超敏肌钙蛋白 I 0.17ng/ml（↑），游离三碘甲状腺原氨酸 3.25pmol/L（↓）；B 型钠尿肽 1208.4pg/ml（↑）；血常规：中性粒细胞计数 7.09×10^9/L（↑），红细胞计数 4.00×10^{12}/L（↓），血红蛋白浓度 124g/L（↓），血细胞比容 38.1%（↓）；血凝五项：凝血酶原时间 14.90 秒（↑），凝血酶原时间比值 1.33（↑），国际标准化比值 1.32（↑），D－二聚体 11 985.00ng/ml（↑）；传染病系列：乙型肝炎表面抗体 12.27mIU/ml（↑）；呼吸道病原体谱抗体：流感病毒 B 抗体 IgM 阳性（↑），肺炎支原体 IgM 弱阳性（↑）；尿常规＋沉渣：尿白细胞数 314.00/μl（↑），隐血 2＋（↑），尿红细胞数 104.00 个/μl（↑），尿蛋白 1＋（↑）；13 种病原体核酸检测：肺炎克雷伯菌（＋）（↑），铜绿假单胞菌（＋）（↑）；糖化血红蛋白、内毒素、真菌 D－葡聚糖检测、曲霉菌半乳甘露聚糖检在正常范围内。胸部平片示：双肺炎症表现（建议治疗后复查）；双侧胸腔积液。双上肢血管超声示：左上肢 PICC 置管后并血栓形成，右上肢浅静脉未见明显异常，右侧锁骨下动脉斑块。双下肢血管超声：①双下肢动脉粥样硬化斑块形成；②右下肢胫后动脉闭塞；③右下肢胫前动脉狭窄；④左下肢胫后动脉中段节段闭塞。

（2）患者有胸腔积液，分别于 2020 年 2 月 4 日、2020 年 3 月 22 日在局麻下行胸腔穿刺置管引流术，过程顺利。给予积极抗感染、祛痰平喘、改善循环、营养心肌、利尿、营养支持等治疗；患者未再发热，间断呼吸机脱机。给予积极抗感染、化痰、改善心功能、改善循环、营养支持等治疗。注射用比阿培南 1 支静脉滴注、1 次/8 小时（8 月 16 日至24 日）、头孢哌酮钠舒巴坦钠 1.5g×2.00 支静脉滴注、1 次/12 小时（8 月 20 日），替加环素 50mg×2.00 支静脉滴注、1 次/12 小时（8 月 20 日），哌拉西林钠他唑巴坦钠 50mg×2 支静脉滴注、1 次/12 小时（8 月 20 日），利奈唑胺葡萄糖注射液 0.2g、1 次/12 小时（8 月 20 日）、盐酸左氧氟沙星注射 0.1g×6 支、1 次/日，乙酰半胱氨酸 600mg 胃管内注入、3 次/日，非那雄胺片 5mg 胃管内注入、1 次/日，芪苈强心胶囊 0.3g 胃管内注入、3 次/日，盐酸坦索罗辛缓释胶囊 0.2mg 胃管内注入每晚一次，吸入用布地奈德混悬液 1mg 雾化吸入、2 次/日，吸入用乙酰半胱氨酸溶液 0.3g 雾化吸入、2 次/日，小檗碱 3 片胃管内注入、3 次/日，枯草杆菌二联活菌肠溶胶囊 250mg 胃管内注入、3 次/日，甲硝唑片 0.2g 胃管内注入、4 次/日，泮托拉唑钠肠溶胶囊(泮立苏)40mg、2 次/日。

三、病例分析

1. 患者入院后检查结果示 D - 二聚体高，凝血功能异常，加上患者营养差，输注脂肪乳、氨基酸等高渗性药物时，冲管不及时或不规范也会导致血栓的形成。

2. 患者病情危重，长期卧床，肢体活动严重受限，血流速度减慢；患者胃肠道蠕动减慢，进食进水少，血液浓缩，是导致 PICC 血栓形成的因素。

3. PICC 穿刺置管时也会造成血管内皮损伤，导管作为异物留置在血管内，血管管腔相对变小，血流速度减慢，同时血管壁与导管摩擦，增加血管壁的损伤。

四、PICC 相关血栓

1. PICC 操作方法　选择合适的血管，嘱患者平卧，术侧手臂外展 90°，暴露穿刺区域，扎止血带，用超声查看选择适宜置管的血管(首选贵要静脉)，做好标记，松止血带；测量置管长度并做好记录；选择与血管深度符合的导针架紧密安装到探头上放置穿刺针，针尖斜面朝向探头；边看超声屏幕，边缓慢穿刺，观察针鞘中的回血；见回血后轻轻分离探头，降低穿刺针角度，松止血带，松拳，将导丝送入血管，导丝体外至少保留 10 ~ 15cm；回撤穿刺针，导丝保留血管中；从穿刺点沿导丝向外上扩皮；将扩张器与导入鞘沿导丝缓慢送入血管，并在下方垫无菌纱布；按压穿刺点及导入鞘前方，将导丝及扩张器一同撤出；将导管沿导入鞘缓慢，匀速送入，至 10 ~ 15cm 将患者向穿刺侧转头，并将下颌抵向肩部，以防止导管误入颈内静脉；送至预计长度，嘱患者头恢复原位，退出导入鞘，用生理盐水注射器回抽，见回血后，注入生理盐水，确保通畅；安装减压套筒，输液接头，正压封管；清理穿刺点，固定导管，无张力粘贴透明敷料；再次核对，整理；X 线拍片导管尖端位置，做好记录。

2. PICC 相关性血栓定义　是指 PICC 导管外壁或血管内壁血凝块的形成，作为血管内异物，会直接引起血管内膜损伤，从而诱发血栓形成。

3. 时间　在置管后 2 周内为血栓高发期。

4. 临床表现

(1)疼痛：常是最早出现的症状，多为胀痛、疼痛性痉挛。

(2)肿胀：最主要或唯一的症状常为单侧肢体肿胀。

(3)浅静脉曲张及皮温皮色变化：血液回流受阻，患肢皮肤多成紫红色。

(4)颈部不适或颜面水肿。

(5)其他：穿刺点渗血或愈合不良，类似静脉炎症状。

5. 护理措施　严格交接班，观察体温变化，观察患肢肿胀和浅静脉扩张的程度、皮温、色泽和感觉等；每班测量双侧臂围并做好记录[1]。有无肺动脉栓塞的症状：观察有无呼吸困难、胸痛、咯血、咳嗽等[2]。患肢制动，抬高 20 ~ 30°，取健侧卧位，以促进血液循环，不得按摩。注意心理护理。保管抗凝药物治疗，低分子肝素钠 60mg，皮下注射，每 12 小时 1 次[3]。抗凝药物的使用与观察：治疗期间定期复查 B 超、血常规、凝血功能，如有头痛、牙龈出血、皮肤瘀斑立即报告医生[4,5]。警惕：勿急于拔管，避免产生活动性栓子，引起肺栓塞[6]。

6. 预防措施　PICC 功能锻炼操：曲肘运动，每日 2 次，每次 3～5 分钟；上肢环抱挤压，每 1 平面挤压 3～5 次，左右交替，各做 10 遍；双手梳头运动，每日 2 次，每次 3～5 分钟。置管后 4 小时行五指依次伸屈活动，24 小时后行五指同时伸屈活动，每日 2 次，每次 3～5 分钟。旋腕活动，每日 2 次，每次 3～5 分钟[7,8]。

五、小结

PICC 作为近年来兴起的一种临床输液途径，适用于长期静脉输液的患者及化疗患者，减轻了反复静脉穿刺给患者带来的痛苦。但 PICC 相关性血栓的形成不仅影响了患者的治疗和护理，同时也增加了医疗费用，还可能危及生命[6]。因此，通过这次案例我们在置管前要了解患者 D - 二聚体值，做好抗凝预防；置管后指导患者适当运动，多饮水，密切观察置管肢体的变化。应积极预防 PICC 相关性血栓，做到早发现、早处理，从而延长 PICC 留置时间，使其发挥更大的价值，更好地为临床服务[9,10]。

（山东大学第二医院：张文英）

参 考 文 献

[1] 石芸，赵锐祎，盛叶. PICC 导管相关性血栓的护理研究进展[J]. 护士进修杂志，2018，33(23)：34 - 36.

[2] 廖珍. PICC 相关性血栓形成影响因素临床分析[J]. 现代诊断与治疗，2018，29(21)：3527 - 3529.

[3] 卫建宁，王志敏，胡小芳. 不同肝素浓度封管液在预防肿瘤患者 PICC 相关性血栓形成中的应用[J]. 齐鲁护理杂志，2019，25(3)：116 - 118.

[4] 王鑫宁，李芸，马雪宏，等. PICC 导管相关性静脉血栓的危险因素及预防护理方法[J]. 实用临床护理学(电子版)，2019，4(27)：93 - 101.

[5] 刘美玲，张蓓蕾，张兰. 肿瘤患者 PICC 导管血栓形成相关因素分析及护理对策[J]. 齐鲁护理杂志，2020，26(1)：54 - 57.

[6] 徐林玉，卢道云，李冬云，等. 高龄患者 PICC 术后上肢静脉血栓形成危险因素分析[J]. 人民军医，2019，62(9)：836 - 839.

[7] 惠慧，马燕兰，郭艳艳，等. 不同握球运动方式对 PICC 置管患者静脉血流及相关性血栓的影响[J]. 中华现代护理杂志，2018，24(12)：1391 - 1398.

[8] 张莹，李爱敏，关晨阳，等. 不同活动方式预防 PICC 导管相关性血栓的效果评价[J]. 中华护理杂志，2019，54(9)：1390 - 1393.

[9] 李晶. PICC 置管后并发症的处理及护理体会[J]. 中西医结合心血管病电子杂志，2019，7(2)：123 - 123.

[10] 张娟，陶蕾，潘玉芹. PICC 相关症状性血栓形成保留导管的护理体会[J]. 齐鲁护理杂志，2018，24(21)：111 - 113.

病例 65　尘肺并 Ⅱ 型呼吸衰竭患者 成功救治与心理干预 1 例

一、概述

2020 年 7 月 10 日至 2020 年 7 月 19 日，我院成功救治了一例尘肺并 Ⅱ 型呼吸衰竭患者。值新冠肺炎疫情防控常态化期间，我们针对患者病情发展及预后，随时作出护理方案的调整。同时，患者系家庭主要劳动力，发病期间，心理压力大，因此，针对患者心理问题、监护室不留陪人的特点，我们制定了个体化优质心理护理方案，取得了良好的效果，为患者成功救治、等待肺源争取了宝贵的时间。现报告如下。

二、病例报告

（一）病史摘要

1. 主诉　王某，男性，31 岁，大理石场工人。因"活动后憋喘 1 年，加重 2 天"于 2020 年 7 月 10 日入院。

2. 现病史　患者 1 年来活动后感憋喘，伴咳嗽、咳痰，痰为白色黏痰，不伴发热，不伴胸痛，无咯血，无恶心呕吐，无腹痛腹泻等。外院诊为"尘肺"，予以百令胶囊及雾吸药物治疗，并自行口服中药，效果欠佳，2 天前患者晚饭后出现憋喘较前加重，呼吸困难，面色发青，伴出汗，休息后无缓解，立即拨打 120 于我院就诊。查血气分析示：pH 7.29、二氧化碳分压 62mmHg、氧分压 33mmHg、钠 128mmol/L、钾 4.1mmol/L、乳酸 3.6mmol/L、血氧饱和度 55%。血常规：白细胞计数 11.44×10⁹/L、中性粒细胞百分率 75.6%，红细胞计数 5.5×10¹²/L，血红蛋白浓度 160g/L，血小板计数 251×10⁹/L，C - 反应蛋白 56.56mg/L；D - 二聚体 2150.00ng/ml；肾功：尿酸 517μmol/L；生化离子：钠 136.0mmol/L↓，磷 1.70mmol/L↑；心肌损伤标志 3 项：肌红蛋白 366.40ng/ml；B 型钠尿肽正常。给予平喘、激素抗炎、抗感染、化痰等治疗。2020 年 7 月 9 日患者胸部 CT 示：双侧大量气胸，双肺炎症表现，纵隔间隙内多发淋巴结显示，部分淋巴结肿大。考虑患者存在气胸；请胸外科会诊后行胸腔闭式引流。2020 年 7 月 9 日夜间患者出现憋喘较前加重，端坐呼吸，呼吸困难，急查血气分析示：pH 7.20、二氧化碳分压 83mmHg、氧分压 38mmHg、钠 134mmol/L、钾 5.3mmol/L、乳酸 4.8mmol/L、血氧饱和度 58%。考虑患者存在呼吸衰竭，危及生命，经家属同意后行气管插管，连接呼吸机辅助通气，后复查血气示：pH 7.31、二氧化碳分压 59mmHg、氧分压 453mmHg、钠 133mmol/L、钾 4.2mmol/L、乳酸 2.4mmol/L。为行进一步治疗，我科以"尘肺"收入院。患者自发病以来神志模糊，精神萎靡，食纳一般，睡眠质量差，大小便无异常，近期体重无变化。

3. 既往史　患者既往体健，否认高血压、糖尿病、冠心病等慢性病病史；否认肝炎、结核等传染病病史及其密切接触史；否认重大手术、外伤、输血史；否认食物、药物、花草、毛皮、化学制品等过敏史；预防接种史随社会。有 10 年"大理石"接触史；偶吸烟、饮酒，现已戒烟戒酒。

（二）入院查体

体温 36.1℃，脉搏 103 次/分，呼吸 15 次/分，血压 117/77mmHg。青年男性，镇静状态，精神差，发育正常，营养中等，被动卧位，查体欠合作。全身皮肤黏膜无黄染及出血点，颈部、锁骨上、腹股沟等浅表淋巴结未触及肿大。头颅无畸形，眼睑无水肿、充血及苍白，双侧瞳孔等大等圆，对光反射灵敏。耳鼻未见畸形，口唇无发绀，扁桃体无肿大及化脓。颈软，气管居中，甲状腺无肿大，无颈静脉怒张。双侧胸廓对称无明显畸形，双侧可见胸腔闭式引流管，引流通畅；双侧呼吸运动减弱，听诊双肺呼吸音低，可闻及干湿性啰音。心前区无隆起，心率 103 次/分，律齐，各瓣膜听诊区未闻及病理性杂音。腹部平坦，未见肠型及蠕动波，无腹壁静脉曲张，腹软，腹部无压痛及反跳痛，肝脾肋下未及，墨菲征阴性，腹部未触及明显包块。腹部叩诊呈鼓音，移动性浊音阴性，振水音阴性，肠鸣音 2~3 次/分，未闻及血管杂音。脊柱、四肢无畸形，四肢肌力检查不配合。

（三）诊疗经过

1. 入院诊断

（1）尘肺。

（2）双侧气胸：双侧胸腔闭式引流术后。

（3）肺部感染。

（4）Ⅱ型呼吸衰竭。

（5）代谢性酸中毒。

（6）电解质紊乱：低钠血症。

2. 治疗经过　2020 年 7 月 10 日，根据患者入院血气分析：pH 7.20、二氧化碳分压 83mmHg、氧分压 38mmHg、钠 134mmol/L、钾 5.3mmol/L、乳酸 4.8mmol/L、血氧饱和度 58%；胸部 CT 结果：双侧大量气胸，给予患者气管插管连接呼吸机辅助通气，联合胸外科为患者行胸腔闭式引流术；7 月 11 日，为满足患者营养和治疗需要，为其右锁骨下静脉置管；7 月 12 日患者体温升高至 37.8℃，应用头孢西丁联合阿奇霉素予以抗感染；7 月 13 日给予复查胸部 CT 并尝试脱呼吸机；7 月 14 日为患者成功拔除气管插管；7 月 15 日再次复查胸部 CT 较前明显好转；7 月 16 日为患者夹闭胸腔闭式引流管；7 月 17 日为患者拔除胸腔闭式引流管；7 月 19 日患者拟行肺移植手术，转无锡医院治疗。整个救治过程中给予了呼吸机辅助通气，抗感染、化痰、抑酸、平喘、营养心肌、保肝及对症处理等综合治疗。

三、病例分析

尘肺病是由于在职业活动或生活环境中长期吸入无机矿物质粉尘，粉尘在肺内潴留而引起以肺组织弥漫性结节状或网格状纤维化为特征的一组疾病[1]。

尘肺最常见的临床表现：主要症状是劳力性呼吸困难、慢性咳嗽。一般来说，早期尘肺多无明显症状和体征，或有轻微症状，往往被患者忽视。随着病情的进展，尘肺病的症状逐渐加重，主要有咳嗽、咳痰、气促的症状。大多数情况下，病程呈慢性进展。该患者有 10 年的大理石接触史，主要症状为活动后憋喘 1 年，此病因和症状都与尘肺病的特征非常吻合，因此该患者的尘肺病诊断比较明确。

尘肺病的治疗原则，是加强全面的健康管理，积极开展临床综合治疗，包括对症治疗、并发症/合并症治疗和康复，达到减轻患者痛苦、延缓病情进展、提高生活质量和社会参与程度、增加生存效益、延长患者寿命的目的。具体的治疗措施：缺氧者，采用氧疗；对症治疗，包括应用平喘、化痰和止咳；并发症和合并症的治疗；康复治疗；终末期患者采用肺移植等。

四、救治与心理干预措施

1. 救治　在本例患者的救治过程中，我科发挥了多学科多专业交叉融合的优势，采取了综合救治措施，实行了以呼吸内科为主，联合胸外科、外科，共同确定治疗方案的诊疗模式。2020 年 7 月 11 日由外科医生为患者实施右侧锁骨下深静脉置管，满足治疗需求与肠外营养供应。医护协同密切配合保证了患者平稳脱呼吸机及拔除气管插管，具体实施方案如下。

(1)2020 年 7 月 13 日复查血气分析：pH 7.47、二氧化碳分压 47mmHg、氧分压 92mmHg、钠 135mmol/L、钾 4.2mmol/L。复查胸部 CT：双侧气胸引流术后复查，较前明显好转；双肺炎症表现；纵隔间隙内多发淋巴结显示，部分淋巴结肿大；双侧少量胸腔积液；右侧颈根部及右侧胸壁皮下软组织少量积气。结合血气及 CT 复查结果，医疗团队全面评估患者呼衰改善，胸腔引流量逐渐减少，调节呼吸机参数，降低支持力度，予以试脱呼吸机。护理团队实施连续性严密观察患者生命体征变化，给予身体实施保护性约束，以避免患者自我伤害、非计划性拔管、坠床等[2]。

(2)2020 年 7 月 14 日复查血气结果：pH 7.43、二氧化碳分压 54mmHg、氧分压 85mmHg、钠 134mmol/L、钾 4.5mol/L、乳酸 0.9mmol/L。结合前日复查胸部 CT 提示双侧气胸较前明显好转，患者试脱呼吸机耐受可，血氧饱和度维持在 95% 以上，氧分压大于 60%，患者无明显胸闷、憋喘，确立拔除气管插管方案。

(3)拔管前应用地塞米松，预防喉头水肿、二次插管以及其他并发症[3]。责任护士先用一根吸痰管，按照气管插管、口腔、鼻腔的顺序吸引痰液、分泌物；再用另一根吸痰管，伴随放气囊，一边拔出气管插管，一边吸引，以防止气囊上分泌物落入气管，引发吸入性肺炎。

(4)拔除气管插管后，给予患者高流量面罩吸氧，异丙托溴铵 + 布地奈德雾化吸入，密切观察患者生命体征，逐步过渡到鼻导管吸氧。

2. 心理干预措施　两班责任制整体护理模式保证了患者治疗与护理的连续性、系统性。根据患者年龄、家庭、社会角色等特点，制定了个体化优质心理护理，实施人文护理方案[4]。具体方案为：

(1)患者出于对自身疾病的关注，加之新冠肺炎疫情暴发这一特殊时期，患者更易出现抑郁、焦虑情绪[5]。责任护士及时发现患者低落情绪，组织护工、护士、主管医生、科主任，不同层面、多角度地予患者心理疏导，激发患者求生欲望，增强治疗信心，取得患者良好的依从性。

(2)新冠肺炎疫情期间，监护室执行严禁探视制度，患者进入封闭的监护病房，与外界产生实质性的隔离，从而导致患者生活习惯发生改变。朱玲[6]等人的研究表明：生活习惯是影响睡眠质量的独立相关因素，睡眠质量是影响焦虑、抑郁情绪的独立相关因素。责任护士定时帮助患者与家属视频通话，极大缓解了患者的焦虑、恐惧、孤独情绪。

（3）气管插管期间，针对患者不能发声，运用马斯洛需要层次论，护士设计制作了指认式沟通手册，包括生理需求12项和心理需求12项，让患者指认出自己的需求，缩短了有效沟通的时间，减少了患者焦虑和忧郁情绪；医护人员的热情和精心护理让患者顺利度过了心理忧郁期。设计指认式沟通手册，实现无障碍沟通[7]。

在此新冠肺炎疫情防控常态化期间，医疗团队针对患者病情发展预后，及时作出医疗方案的调整；针对患者年纪轻、家庭主力、监护室不留陪人的特点，制定了个体化优质心理护理方案，取得了良好的效果，为患者成功救治、等待肺源争取了宝贵的时间。

（山东大学第二医院：李兴国　徐洪云　吕绪鲁）

参 考 文 献

[1] 蒋春兰，朱林平，吴棘，等. 尘肺病患者超声心动图肺循环血流动力学指标分析[J]. 中国职业医学，2016，43（3）：285－288.

[2] Miu T, Joffe A M, Yanez N D, et al. Predictors of reintubation in critically ill patients[J]. Respir Care, 2014, 59(2): 178－185.

[3] 赵慧婷，卜林明. 地塞米松对预防拔管后喉水肿的研究进展[J]. 甘肃医药，2017，36（4）：255－257.

[4] 肖苑飞. 人文关怀在尘肺患者中的应用[J]. 中国医药科学，2019，9（6）：175－181.

[5] Hill A L, Rand D G, Nowak M A, et al. Emotions as infectious diseases in a large social network: the SISa model[J]. Proceedings of the Royal Society B: Biological Sciences, 2010, 277(1701): 3827－3835.

[6] 朱玲，陈梦婷，张涛，等. 新冠肺炎疫情期间睡眠与情绪现状及影响因素研究[J]. 中风与神经疾病杂志，2020，37（3）：196－200.

[7] 上官美琴，李蕾，应康，等. 急诊重症监护病房患者ICU综合征的影响因素分析[J]. 中西医结合护理（中英文），2017，3（6）：55－57.

病例66　1例肺炎合并胸腔积液
患者的护理心得体会

一、概述

肺炎是一种急诊就诊患者中常见的呼吸系统疾病，患者常有发热、咳嗽、咳痰、胸痛等症状。由于病原微生物侵入机体，导致肺组织通透性增加，可出现胸腔积液[1]。大多数胸腔积液通过有效的抗生素，也可自行吸收，但是10%的患者还需要手术干预。因此,在肺炎的治疗过程中,给予其有效的临床护理干预是十分必要的。

二、病例报告

1. 病史摘要　患者任某某,男性,29 岁。因 3 天前无明显诱因突然出现左侧胸痛,以深呼吸或咳嗽时明显,用力牵拉时可加重。来院时神志清,痛苦面容,胸痛,呈间断压榨样疼痛,持续加重不缓解,伴胸闷、憋喘,症状逐渐加重,由 120 送入我院急诊科。既往体健,有高血压家族病史,否认糖尿病、冠心病等慢性病史。

2. 入院查体　体温 36.5℃,心率 90 次/分,血压 135/70mmHg,呼吸 22 次/分,血氧饱和度 97%。青年男性,神志清,精神差,痛苦貌,双肺呼吸音粗,腹平,腹部无明显压痛,心律齐,无杂音,双下肢无水肿,四肢活动可。

3. 辅助检查　肌钙蛋白 0.02ng/ml,白细胞计数 7.19×10^9/L,中性粒细胞计数 4.06×10^9/L,D 二聚体 0.12mg/L,血气分析未见明显异常。心电图:窦性心动过速。胸部上腹 CT 示:左侧肺炎,胸腔积液(病例 66 图 1、病例 66 图 2)。

4. 初步诊断　左侧肺炎合并胸腔积液。

5. 胸腔积液诊疗思路　首先确定有无胸腔积液,可以通过查体,少量积液时,体征不明显,大量胸腔积液气管可向患侧移位[2];听诊,患侧呼吸音减弱或者是消失;叩诊呈浊音;还可以行胸部的超声检查,进行胸腔积液的定位定量。再者确定存在胸腔积液之后,还需要找形成胸腔积液的原因,胸腔积液定位之后,如果比较多,建议行胸腔穿刺抽液术,一来抽取胸腔积液送检明确其性质,二来还可以减轻因为胸腔积液引起的压迫症状[3]。抽取胸腔积液送检常规、生化以及胸腔积液病理,继续引流胸腔积液。胸腔积液少可行胸部的 CT 检查,了解肺内的情况,了解有无占位、炎症等。目前内科胸腔镜检查是确诊胸腔积液原因的主要手段[4]。

6. 治疗与转归　患者来院后入抢救室,心电监护、鼻导管吸氧、心电监护,完善常规检查,急请胸外科、呼吸科会诊,建议左侧胸腔闭式引流术并定期复查胸部 CT。患者疼痛及憋喘明显好转,可平卧[5],收入呼吸科进一步观察治疗。

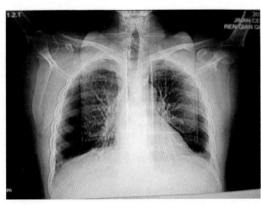
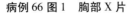

病例 66 图 1　胸部 X 片

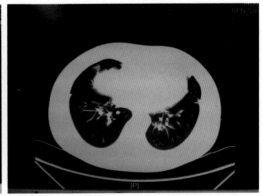

病例 66 图 2　胸部 CT

三、护理措施

针对此患者采取的护理措施如下。

1. 改善呼吸功能 ①保持室内空气新鲜，湿度适宜。②保持患者安静，避免激烈吵闹，以减少氧的消耗。③体位：半卧位，利于呼吸。④氧气吸入：根据缺氧程度选择不同的给氧方式。⑤饮食：给予易消化富有营养的食物，防止呛咳，少量多餐，避免过饱，影响呼吸[6]；⑥按医嘱准确应用抗生素，消除肺部炎症。

2. 保持呼吸道通畅 ①评估患者清理呼吸道的能力，痰液黏稠不易咳出的情况。②向患者说明咳嗽、咳痰的意义，协助患者进行有效排痰，嘱患者多饮水，协助翻身拍背[7]。③按医嘱给予抗感染及止咳、化痰治疗（雾化吸入，以稀释痰液、促进痰液排除）。

3. 胸部疼痛 ①指导患者患侧卧位。②疼痛剧烈时按医嘱给予镇疼剂[8]。

四、护理体会

护理是一门综合学科，要不断地积累临床经验，从理论到实践再升华到理论中，才能保证患者的身心健康。经过这个患者的相关护理，获取了更多胸腔积液患者的相关护理知识，总结经验如下。①取半坐卧位，保持呼吸道通畅，给予氧气吸入。帮助患者有效咳嗽、排痰，及时清理口腔内分泌物和痰液等，保持呼吸道通畅，预防窒息。②应用祛痰药物，超声雾化吸入，稀释痰液，利于痰液排出。③有效缓解疼痛。患者因疼痛不敢咳嗽咳痰，指导患者及家属双手按压疼痛部位，减少震荡产生的疼痛。④动态观察患者的生命体征和意识变化，重点观察呼吸的频率、节律和幅度，有无缺氧加重的表现，保持胸腔闭式引流通畅，鼓励患者咳嗽和深呼吸。⑤预防感染，及时、准确地应用抗生素。⑥嘱患者注意休息，给予消化营养饮食，保持大便通畅。⑦注意其胸腔引流管的固定是否在位，患者有无敷料的外渗，注意胸腔积液的引流量以及引流的速度等，向患者加强相关知识宣教，使其配合治疗。⑧心理护理。由于呼吸困难、疼痛，患者及家属会出现恐惧心理，向患者和家属介绍疾病相关知识，理解患者的异常心理反应并耐心解答患者和家属的问题，以缓解其焦虑和恐惧。⑨加强皮肤护理，落实翻身制度。每两小时进行翻身、扣背，保持皮肤的清洁和干燥。⑩妥善固定管道，防打折、堵塞、脱出。

胸腔闭式引流的护理，保持管道密闭，水封瓶始终保持直立，长管没入水中 3～4cm。更换引流瓶或搬动患者时应用止血钳双向夹闭引流管，随时检查引流装置的密闭性。严格无菌操作：保持引流装置无菌，及时更换引流瓶，严格遵守无菌技术操作原则；保持引流口处敷料清洁、干燥，及时更换。引流瓶低于胸壁引流口平面60～100cm。保持引流通畅，定时挤压引流管，防止引流管受压、扭曲和阻塞。患者取半卧位，鼓励患者咳嗽和深呼吸，以利于瓶内气体排出，促进肺复张。观察记录引流，密切注意水封瓶长管中水柱波动情况。

（山东大学第二医院：张 颖）

参 考 文 献

[1] 吴平静. 支原体肺炎合并胸腔积液临床分析[J]. 哈尔滨医药，2013，33(5)：371.

[2] 叶飒，严建平，王宏，等. 血清和胸腔积液降钙素原对肺炎旁胸腔积液病情评估和诊治的临床价值[J]. 浙江医学，2013，(9)：747-750.

[3] 俞森洋. 重症监护治疗病房中胸腔积液的诊断和治疗[J]. 中国危重病急救医学，2004，16(7)：387-389.

[4] 王素梅，刘欣. 肺炎支原体感染的流行病学研究[J]. 蚌埠医学院学报，2006，31(2)：132-133.

[5] 邓笑伟，刘长庭. 肺炎旁胸腔积液的临床诊治进展[J]. 实用心脑肺血管病杂志，2006，14(2)：169-170.

[6] 程燕. 肺炎支原体感染的免疫反应与临床[J]. 中国小儿急救医学，2006，13(4)：387-388.

[7] 邱莉. 支原体肺炎并胸腔积液13例临床分析[J]. 中国社区医师(医学专业)，2011，(34)：61.

[8] 黄艳华. 肺炎支原体肺炎的临床分析[J]. 中国中医药咨讯，2012，4(2)：239.